ULLSTEIN

Das Buch

Übersäuerung gilt heute als eine der gefährlichsten Zivilisationskrankheiten. Allergien, Osteoporose, Pilzinfektionen und Zahnschäden sind unter anderem häufig die Folge eines gestörten Säure-Basen-Haushalts. Dieser Ratgeber zeigt, wie man durch richtige Ernährung und eine Veränderung der Lebensgewohnheiten den Organismus entsäuern und langfristig harmonisieren kann.

Der Autor

Norbert Treutwein ist Journalist und arbeitet fast ausschließlich in den Bereichen Wissenschaft und Gesundheit. Er war Chefredakteur verschiedener medizinischer Fachzeitschriften.

Norbert Treutwein

Krank durch Übersäuerung?

So harmonisieren Sie Ihren Säure-Basen-Haushalt

Ullstein

Besuchen Sie uns im Internet:
www.ullstein-taschenbuch.de

Umwelthinweis:
Dieses Buch wurde auf chlor- und säurefreiem Papier gedruckt.

Ullstein Verlag
Ullstein ist ein Verlag der Ullstein Buchverlage GmbH.
4. Auflage 2004

Originaltitel: Übersäuerung. Krank ohne Grund
Umschlaggestaltung: Petra Soeltzer, Düsseldorf
Titelabbildung: Tony Stone/Joe Polollio
Lektorat: Christel Hofmann
Medizinische Fachberatung: Dr. med. Christiane Lentz

Satz: Dörlemann Satz, Lemförde
Druck und Bindearbeiten: Ebner & Spiegel, Ulm
Printed in Germany
ISBN 3-548-36474-8

Inhalt

Der »saure Mensch«

Erst stirbt der Wald und dann der Mensch

Wir stehen mitten in der Säurekatastrophe

Alle reden vom Waldsterben und vom sauren Regen. Und die Aufregung darüber ist heutzutage gar nicht einmal mehr so groß. Es ist, als hätten wir uns damit abgefunden, daß nach der neuesten Statistik des Bundesministeriums für Ernährung, Landwirtschaft und Forsten jeder zweite bis dritte Baum in Deutschland todkrank ist.

Aber wußten Sie schon, daß die gleichen Schadstoffe, die unsere Wälder zugrunde richten, auch eifrig dabei sind, unsere Gesundheit zu zerstören? Denn nicht nur der saure Regen ist ein Problem – es ist der »saure Mensch«, der sich selbst zum Verhängnis wird.

Und so alarmierend die aktuellen Zahlen über unsere Wälder auch sein mögen: Die Schätzungen über die gesundheitlichen Schäden der Menschen durch Säure sind noch viel ungeheuerlicher. Von den rund 80 Millionen Deutschen in Ost und West sind gerade mal fünf Millionen nicht säurekrank – wenn's hoch kommt. Also noch nicht einmal zehn Prozent. Und mehr als 90 Prozent aller Bundesbürger zählen zur Kategorie »saurer Mensch«.

Beschwerden durch Säure

Die meisten von ihnen haben natürlich keine Ahnung, was mit ihnen los ist. Sie klagen über Beschwerden dieser oder jener Art. Sie leiden chronisch unter Kopfschmerzen, sie fühlen sich abgespannt, sie sind chronisch müde, sie quälen sich mit saurem Aufstoßen und probieren alle möglichen Mittel gegen ihre Verstopfung. Sie haben auch keine rechte Freude am Leben mehr. Ihr Rücken schmerzt, der Nacken ist verspannt, die Haut neigt zu Ekzemen. Nasen und Augen reagieren mit Fließschnupfen und Tränen auf Blütenpollen, Parfüms, Zigarettenrauch oder Autoabgase.

Magengeschwüre, Beschwerden der Bauchspeicheldrüse, der Leber, des Zwölffingerdarms und der Gallenblase sind nicht einfach lokale, organische Krankheitsereignisse. Sie sind Anzeichen der Säurekatastrophe, in der wir Menschen uns befinden. Auf das Säureproblem in unseren Körpern deuten auch Schmerzzustände als Folge von Muskelverspannungen hin. Ein Zeichen sind die Migränen, die uns befallen, die Pilze, die in uns nisten. Krebs, so sagen die Säureforscher, ist nichts anderes als das Endstadium einer über Jahrzehnte hinweg wirkenden Säurekatastrophe im Organismus.

Säuren und Basen – was ist das?

- Säuren sind chemische Verbindungen, die Wasserstoff enthalten. Sie schmecken sauer und haben daher ihren Namen. Sie neigen dazu, mit Metallen oder mit Basen chemisch zu reagieren und neutrale Salze zu bilden. Die wichtigsten Säuren sind Salzsäure, Salpetersäure, Phosphorsäure und Schwefelsäure.
- Basen sind als chemische Stoffe sozusagen die Gegenspieler der Säuren. In Wasser gelöst, nennt man sie Laugen. Man sagt, sie sind basisch oder alkalisch. Mit Säuren reagieren sie und bilden neutrale Salze. Die wichtigsten Laugen sind Natronlauge und Kalilauge.

- Ionen sind elektrisch geladene Atome. Wenn man Säuren, Basen oder Salz in Wasser löst, werden sie in solche Ionen gespalten, und zwar in die positiv geladenen Kationen und in die negativ geladenen Anionen.
- Der pH-Wert ist der Meßwert für den Grad der sauren bzw. basischen Reaktion eines Stoffes. Das Kürzel pH steht für das lateinische »potentia hydrogenii« = Stärke des Wasserstoffes. Gemessen wird die Konzentration an Wasserstoffionen, die Auskunft gibt über den sauren oder basischen Charakter einer Lösung. Die Skala des Säuregrades reicht von 0 bis 14, wobei 0 den stärksten Säuregrad und 14 die höchste basische Reaktion bezeichnet. Bei 7 liegt der neutrale Punkt, den reines Wasser aufweist. Die pH-Skala sieht dann folgendermaßen aus:

1 2 3 4 5 6 7 8 9 10 11 12 13 14
Säure Neutral Base

Zu den Mineralstoffen, die bevorzugt Säuren bilden, zählen: Chlor, Fluor, Jod, Phosphor, Schwefel, Silizium.
Zu den Mineralstoffen, die bevorzugt Basen bilden, gehören: Eisen, Kalium, Kalzium, Magnesium, Natrium.

Das saure Jahrhundert

Unser 20. Jahrhundert hat, auch wenn das makaber klingt, durch die Notzeiten zweier Kriege einen zweifachen Aufschub dieser Säurekatastrophe bewirkt. Inzwischen haben wir – wonach wir uns natürlich gesehnt haben – seit über 50 Jahren Frieden, und seit mehr als 30 Jahren leben wir einigermaßen im Wohlstand.
Wir haben satt zu essen, wir müssen uns nicht unter Aufbie-

tung der letzten Körperkräfte Tag für Tag unser Brot verdienen. Maschinen nehmen uns das Gröbste ab. Wir müssen nicht mehr viel laufen, um von zu Hause zum Arbeitsplatz oder zum Kino zu gelangen, denn das Auto, der Bus, die U-Bahn nehmen uns auch noch diese Mühe ab.
Und das ist genau die Ursache für unsere gesundheitliche Alarmsituation. Denn so schön Frieden und Wohlstand auch sind: Wir essen noch wie zu Zeiten, als der Mensch Schwerstarbeit verrichtete. Wir essen eiweißreich, weil wir uns diesen Luxus leisten können. Wir genießen das Leben, indem wir von Genußmitteln Gebrauch machen – von Tabak und Bier, von Süßigkeiten und Wein, von Kaffee, Tee und Schnaps. Und wir haben eine Menge Ärger und Kummer durchzustehen, mit denen wir für unser modernes, flottes Luxusleben bezahlen. Genau das sind die wesentlichen Gründe für die Säureflut, die unsere Körper überschwemmt.

Der Körper ist überfordert

Am Anfang wird der Organismus noch spielend fertig mit der Versauerung. Erst nach einiger Zeit der Übersäuerung kommt es, daß es da und dort zwickt und zwackt – vielleicht ein Hexenschuß, vielleicht mal Sodbrennen, ein unerklärlicher Durchfall nach besonders üppigen Feiertagen. Und noch viel später erst stellen sich die Probleme ein, die gern zu den Zivilisationskrankheiten gezählt werden, gegen die Ärzte einfach machtlos sind, oder die man einfach dem Allerweltsfaktor Streß auf die Verursacherliste schreibt.
Krankheiten wie Rheuma oder Arthrose sind wahre Volksleiden geworden. Und kein Wissenschaftler kann ihre genaue Ursache erklären. Eine etwas zutreffendere Vorstellung haben da schon die Mediziner, die etwas vom Säure-Basen-Gleichgewicht im menschlichen Organismus verstehen.

Jede Krankheit wird von Säure gefördert

Die Säuretheorie kann natürlich nicht alle Krankheiten dieser Welt erklären. Aber zumindest ist wissenschaftlich nachgewiesen, daß bei allen Krankheiten gleichzeitig eine Übersäuerung des Organismus vorliegt. Migräne und Rheuma, Krebs, Herzinfarkt und Diabetes mellitus (Zuckerkrankheit), Psychosen und Neurosen sind grundsätzlich begleitet von einem Abrutschen des Organismus ins saure Milieu. Und es gibt inzwischen unzählige Beispiele dafür, daß sich Krankheiten erstaunlich rasch bessern, wenn das Grundübel behandelt wird: die Übersäuerung.

Fichten ersticken am Schwefel

Ein Baum versucht zunächst einmal, das Schwefeldioxid aus der Luft aus dem Verkehr zu ziehen, bevor es die schädliche Schwefelsäure bilden kann: Er wandelt das mit den Nadeln oder Blättern aufgenommene Schwefeldioxid in Sulfat um. Außerdem gibt der Baum über seine Wurzeln Säure in den Boden ab. Basenbildner wie Kalium oder Magnesium werden gebraucht, um das Sulfat zu neutralisieren. Da der saure Regen aber bereits einen Mangel an diesen Mineralstoffen verursacht hat, werden Basenbildner im Boden immer knapper. Die Fichte z.B. verweigert deshalb ihren ältesten Nadeln die Nahrungsmittelzufuhr, weil sie diese Nadeln noch am ehesten für entbehrlich hält. Und nicht nur dies: Der Baum pumpt sogar aus den alten Nadeln das vorhandene Kalzium, Kalium oder Magnesium ab, um die jungen, neuen Triebe vor der Säure zu schützen.
Hier sehen wir schon die Parallele zur Knochenschwäche Osteoporose beim Menschen: Um die Säure im Körper zu neutralisieren und dadurch die lebenswichtigen Organe wie Herz, Gehirn und Blut vor der Säure zu schützen, zieht der Organismus Kalzium aus den Knochen ab.
Wie bei Bäumen den Waldschaden, bemerkt man auch beim

Menschen die Schädigung durch Säure erst spät. Erst wenn die Knochen so weit geschwächt sind, daß sie beim geringsten Sturz brechen, wenn Wirbelbrüche das Rückgrat erkennbar verändert haben und es zum sogenannten Witwenbuckel gekommen ist, dann spricht man von Osteoporose. In Wirklichkeit ist das ein weit fortgeschrittener Zustand.

Eine Fichte kränkelt schon jahrelang, bevor ihre Nadeln braun werden und sie sie abwirft. Es ist nicht anders als beim Menschen, dem man die Übersäuerung ja auch lange Zeit nicht anmerkt. Auch der menschliche Körper kämpft gegen die Säure, schöpft alle Reserven aus, schafft wilde Müllkippen für die Schadstoffe, bevor sich die Erkrankung sichtbar äußert. Die kahlen Äste des Nadelbaums, das Sodbrennen und der Gichtanfall beim Menschen sind dann aber nicht das erste Krankheitszeichen. Sie sind das Zeichen der fortgeschrittenen Säurekatastrophe.

Wie sauer darf der Mensch eigentlich sein?

Die Antwort ist kurz und einfach: Er darf überhaupt nicht sauer sein – mal abgesehen von dem Säureschutzmantel, den die Haut des Menschen bildet, um, wie man annimmt, Krankheitserreger abzuwehren.

Eine Ausnahme ist auch der Magen, der ein Salzsäuremilieu besitzt – aus ganz bestimmten Gründen, über die noch ausführlich zu berichten sein wird.

Ansonsten funktioniert der gesamte Organismus des Menschen am besten im neutralen oder basischen Bereich.

Beim Menschen werden in verschiedenen Bereichen des Körpers unterschiedliche Säuregrade gemessen (man nennt sie übrigens auch dann noch Säuregrade, wenn sie im basischen Bereich über pH 7 liegen):

- Das Sekret der Bauchspeicheldrüse ist mit pH 8,0 weit im basischen Bereich. Es dient dazu, die im Magen gesäuerte Nahrung im Zwölffingerdarm zu neutralisieren, damit die

Nährstoffe im Dünndarm vom Organismus aufgenommen werden können.

- Der Darm befindet sich mit Werten von pH 8 oder sogar darüber eindeutig im basischen Bereich. Wenn durch Gärungs- oder Fäulnisprozesse bei gestörter Verdauung Säuren im Darmbereich entstehen, entledigt er sich dieser störenden Substanzen durch Durchfälle.
- Das Blut ist mit pH 7,35 bis 7,45 deutlich im basischen Bereich.
- Sekrete von Leber und Gallenblase sind mit pH 7,1 leicht basisch.
- Der Speichel ist mit pH 7,1 bis 7,0 schwach basisch bis neutral. Bei schweren Übersäuerungszuständen kann er in den sauren Bereich gelangen – das schädigt die Zähne.
- Das Bindegewebe darf etwas saurer sein als das Blut. Man hat hier basische pH-Werte zwischen 7,08 und 7,29 gemessen.
- Die Muskeln und die Zellen der Organe haben mit rund pH 6,9 einen Wert im sauren Bereich. Das kommt daher, weil die Energiefabrik unserer Körperzellen rund um die Uhr tätig ist. Und bei der Verarbeitung bzw. Verbrennung unserer Nährstoffe entsteht Säure – in diesem Fall Kohlensäure. Allerdings ist es wichtig für die Zellen, daß sie ständig entsäuert werden. Wenn die Zellen unseres wichtigsten Muskels, nämlich des Herzens, auf pH 6,2 absinken, bleibt das Herz stehen.
- Der Harn liegt zwischen deutlich sauer (pH 4,8) und basisch (bis zu pH 8,0). Hier macht die Säure durchaus Sinn, denn sie wird mit dem Urin aus dem Körper abtransportiert.
- Magensaft ist der sauerste Bestandteil des menschlichen Körpers. Er liegt zwischen pH 1,2 und 3,0. Die im Magen gebildete Salzsäure wird im wesentlichen zur Verdauung von Eiweiß mit Hilfe des Magensaftenzyms Pepsin, zum

Aufschließen von sehr festen Nahrungsbestandteilen wie etwa Knorpeln oder Knochen und zum Abtöten von Krankheitserregern, die mit der Atemluft eindringen oder mit der Nahrung verschluckt werden, benötigt.

Das Säuregefälle zwischen Blut und Organen

Das Säuregefälle zwischen Blut, Bindegewebe und Organzellen ist eine sinnreiche Einrichtung. Denn es begünstigt den Abtransport der Säure aus den Zellen durch das Bindegewebe hindurch zum Blut. Und unser Blut transportiert die Säure weiter – dorthin, wo sie, gewissermaßen als Giftmüll, entsorgt werden kann: entweder zur Lunge, die in der Lage ist, die Kohlensäure mit dem Atem auszuscheiden, oder zur Niere, die Säure mit dem Harn ausscheidet. Auch über den Darm und die Schweißdrüsen können Säuren ausgeschieden werden.

Voraussetzung dafür, daß diese Müllabfuhr unseres Körpers funktioniert, ist natürlich ein gesundes Funktionieren unserer Entsäuerungsmechanismen. Dazu muß man wissen, daß mit den Lebensjahren die Fähigkeit des Körpers ohnehin nachläßt, sich seiner Säuren zu entledigen.

Wichtig für die körpereigene Giftmüllabfuhr ist auch ein zumutbares Maß an erzeugter Säure. Denn die Mechanismen, die anfallende Säuren ausschleusen, haben eine recht begrenzte Kapazität. Wird mehr Säure erzeugt, als Blut, Nieren, Atmung, Darm und Haut wieder loswerden können, nimmt der Körper die Säure auf Depot – in ein Zwischenlager, wie es beim Atommüll so schön heißt, für den womöglich niemals ein »Endlager« gefunden wird. Wie der menschliche Körper seine Zwischenlager nutzt und weshalb diese bei den meisten Menschen längst überfüllt sind, werden Sie im zweiten Kapitel erfahren.

Der »saure Mensch« – so geht es ihm

Ein mit Säure überlasteter Körper reagiert jedenfalls völlig anders als ein Mensch, bei dem sich die Körpersäfte im Säuren-Basen-Gleichgewicht befinden. Bereits in den fünfziger Jahren hat man den Einfluß des sauren Stoffwechselgeschehens auf das sogenannte vegetative Nervensystem entdeckt. Dieses steuert nicht nur Herzschlag und Verdauung, Körpertemperatur, Schlaf, Atmung und Nierentätigkeit, sondern auch unsere Spannkraft und Fröhlichkeit, unsere Energie und Leistungsbereitschaft – also alle wichtigen Körperfunktionen, die nicht vom Bewußtsein beeinflußt werden. Es belebt oder beruhigt die inneren Organe, es steuert die Hormondrüsen. Aber es arbeitet nicht völlig unbeeinflußt von Kopf und Körper. Jede seelische Stimmung, jede Aufregung, jeder Streßimpuls wirkt sich auf die Tätigkeit der Lebensnerven aus. Und das passiert über zwei entscheidende Nervensysteme, die Sympathikus und Parasympathikus genannt werden. Sympathisch – das kommt aus dem Griechischen und bedeutet u.a. »ansprechend«, »anziehend«.

- Der Sympathikus ist unser quicklebendiger Nerv. Er ist derjenige, der schleunigst auf Ereignisse in unserer Umwelt reagiert. Er läßt Streßhormone wie Adrenalin und Noradrenalin frei, er beschleunigt Herzschlag und Atmung, erhöht den Blutdruck, bereitet den Körper auf Höchstleistung vor, er reguliert beim Mann den Samenerguß und wirkt der Darm- und Blasenentleerung entgegen. Er ist beteiligt an Fieber, an Entzündungen, an Erschöpfungszuständen, an allen Krankheiten, an Übersäuerung und Schilddrüsenüberfunktion.
- Der Parasympathikus ist der genaue Gegenspieler des Sympathikus, der Abwiegler, der Beruhiger. Er steuert die gesamte Verdauung. Er läßt den Magensaft fließen und die übrigen Verdauungssäfte, er verlangsamt Herzschlag und

Atmung, er läßt die Pupillen sich verengen, ist verantwortlich für die Entleerung von Darm und Blase, er ist zuständig für die Erektion des männlichen Gliedes sowie für die Tränen- und die Speicheldrüsentätigkeit.

Wechselseitiger Einfluß

Alle die genannten Funktionen beeinflussen umgekehrt auch wieder die Tätigkeit dieser beiden Nervensysteme und dabei spielt die Säure eine entscheidende Rolle. Sie ist einer der Motoren für den Sympathikus, und nicht immer nur auf sympathische Weise. Säure sorgt für Erregungszustände, wenn eigentlich Ruhe angesagt wäre. Säure läßt Streßhormone explodieren, wenn gar kein Grund dafür vorhanden ist. Säure versetzt unser Abwehrsystem in Bereitschaft und Aktivität, wenn nur harmlose Blütenpollen oder Metallmoleküle in unseren Organismus gelangen. Säure hemmt die Verdauung und die Ausscheidung von Schadstoffen, sie begünstigt jede Form von Krankheit. Eine basische Stoffwechsellage dagegen wirkt auf den Parasympathikus. Sie sorgt für geregelte Verdauung, für Schlaf und Erholung, kurzum: für die Gesundheit.

Säure und Wohlbefinden

Säure macht also krank, und Krankheit macht sauer - ein Teufelskreis. Eine basische Stoffwechsellage dagegen verstärkt eine allgemeine positive Gemütsstimmung - und umgekehrt kann ein entspannter Geist, der sich mit positiven Gedanken abgibt, der Übersäuerung des Körpers entgegenwirken.
Hier die wichtigsten Wirkungen von Säuren und Basen auf unsere Körperfunktionen.

Was Säuren und Basen im Körper bewirken		
Auswirkung auf	**Bei Übersäuerung**	**Bei basischer Lage**
Blutdruck	Erhöht sich	Sinkt
Atmung	Beschleunigt sich	Beruhigt sich
Blutzucker	Erhöht sich	Wird herabgesetzt
Stoffwechsel	Wird angekurbelt	Verlangsamt sich
Körpertemperatur	Erhöht sich	Vermindert sich
Hormone	Vermehrte Ausschüttung von Adrenalin, Thyroxin und Östrogen	Anstieg des Insulins, des Thymussekrets und des Gallenwirkstoffs Cholin
Entzündungen	Anfälligkeit erhöht	Anfälligkeit vermindert
Lymphgewebe	Vergrößert sich	Verringert sich
Schlaf	Neigung zu Wachsein, zu Schlafproblemen	Normale Müdigkeit, gesundes Schlafbedürfnis
Leistungsfähigkeit	Antriebslos, schlapp, rasche Ermüdung	Spannkraft, erhöhte Ausdauer
Wirkung des Sonnenlichtes	Empfindlich gegen UV-Strahlen	Weniger empfindlich gegen UV-Strahlen
Vegetatives Nervensystem	Anregung des Symphatikus	Anregung des beruhigenden Parasymphatikus
Stimmung	Bedrückt, mißlaunig, depressiv	Gehoben fröhlich, gute Laune

Betrachtet man die vorstehende Tabelle, so sieht man, daß die Symptome, die bei vielen Krankheiten auftreten, allesamt von Übersäuerungszuständen begleitet sind. Auf der basischen Seite finden sich dagegen überhaupt keine Krankheitsanzeichen.

Cholin – gut fürs Herz und entspannte Muskeln

Die Wirkung der basischen Stoffwechsellage auf Gemüt, Leistungsfähigkeit und Ausgeglichenheit ist auf den ersten Blick erstaunlich, aber recht einfach zu erklären: Z.B. bewirkt eine basische Stoffwechsellage auch die vermehrte Produktion des Gallenwirkstoffs Cholin, aus dem der Körper wiederum ein sogenanntes Gewebshormon mit dem Namen Azetylcholin herstellt. Letzteres ist ein wahrer Wunderstoff, denn er wirkt der Verspannung der Muskeln entgegen, er normalisiert die Herztätigkeit, verhindert die Verkrampfung der Blutgefäße und senkt dadurch den Blutdruck, er beruhigt einen nervösen Darm – alles in allem: Er macht gründliche Entspannung und wirkliche Erholung erst möglich.

Zeigen Sie Symptome von Übersäuerung?

	Ja	Nein
Leiden Sie häufiger unter Sodbrennen und saurem Aufstoßen?	❐	❐
Treten bei Ihnen öfter Magengeschwüre auf?	❐	❐
Haben Sie Probleme mit Ihrer Verdauung, z.B. Verstopfung, Blähungen oder Durchfall?	❐	❐
Neigen Sie zu Muskelverspannungen oder -verkrampfungen?	❐	❐
Weist Ihre Haut eine unnatürliche, ungesunde Färbung auf?	❐	❐

	Ja	Nein
Bekommen Sie schnell einen Sonnenbrand?	❐	❐
Treten bei Ihnen Hauterkrankungen wie Ekzeme oder Neurodermitis auf?	❐	❐
Werden Sie häufig von Kopfschmerzen geplagt?	❐	❐
Fühlen Sie sich oft unkonzentriert und übermüdet?	❐	❐
Sind Sie häufig gereizt, und gehen Sie bei den kleinsten Anlässen gleich »in die Luft«?	❐	❐
Können Sie nur schwer einschlafen, oder finden Sie im allgemeinen nur wenig Schlaf?	❐	❐
Sind Sie anfällig für depressive Verstimmungen?	❐	❐
Leiden Sie häufiger unter Schmerzen in den Gelenken oder im Wirbelsäulenbereich?	❐	❐

Bereits eine mit Ja beantwortete Frage zeigt, daß Ihr Körper zumindest zeitweise übersäuert ist.

Was uns so sauer macht

Erhält unser Körper die richtige Nahrung und ausreichend Bewegung, so kann er leichter einer Übersäuerung entgegenwirken. Er reguliert sich dann selbst.
Die Konsequenz liegt also nahe: Tun wir was gegen die krank machende Säure!
Das ist allerdings nicht ganz einfach, denn Säuren entstehen im Körper durch vielerlei Vorgänge. Basen müssen dem Körper immer von außen zugeführt werden.

Säure in der Nahrung

Leider bilden die meisten der Nahrungsmittel, die wir gewohnt sind, reichlich zu essen, im Körper Säuren. U.a. bilden sich durch diese Säuren chemische Verbindungen wie Phosphate und Sulfate, die dem Körper basische Stoffe entziehen, damit sie neutralisiert werden können.

- Vor allem machen Süßigkeiten sauer, während saure Orangen oder Zitronen uns vom Stoffwechsel her einen basischen Schub geben.
- Die Säure nimmt auch überhand, wenn in der Nahrung allgemein zuwenig basische Mineralien enthalten sind.

Säurebildung im Körper

- Beim Verdauen von Eiweiß wird Säure gebildet.
- Jeder Energievorgang in unseren Zellen setzt Kohlensäure frei.
- Psychische Einflüsse wie Streß, Angst oder Traurigkeit bewirken starke saure Reaktionen in unserem Organismus.
- Bewegungsmangel leistet der Übersäuerung Vorschub. Denn nur ein durch Bewegung aktivierter Kreislauf, angeregte Schweißdrüsen und gut durchblutete Muskeln sind in der Lage, den Giftmüll optimal abzutransportieren.
- Zusätzliche Säure kann aber auch durch chronische Gärungsvorgänge im Darm entstehen, wenn sich falsche Bakterienstämme übermäßig vermehrt haben (Hyperbakterie).

Säurebildung durch Krankheit

- Fehlleistungen der basensteuernden Organe wie Bauchspeicheldrüse (Pankreas), Gallenblase und Leber können gleichfalls zur Übersäuerung führen.
- Bei Nierenschwäche oder Nierenkrankheiten wird die Säure unzureichend aus dem Körper ausgeschieden – auch das kann die Ursache für Übersäuerung sein.

- Erkrankungen des Magens, etwa eine Unterfunktion bestimmter Drüsenzellen, können eine Übersäuerung begünstigen.

Sicher ist sicher – zuerst zum Arzt
Eine ganze Reihe von Krankheits- oder Mangelzuständen kann also für eine Übersäuerung verantwortlich sein. Deshalb der Rat an alle Leser dieses Buches: Bevor Sie auf eigene Faust eine Entsäuerung nach Ratschlägen dieses Buches beginnen, vergewissern Sie sich bei einem Arzt Ihres Vertrauens, daß nicht etwa eine akute organische Erkrankung vorliegt.
Es kann gut sein, daß eine solche Krankheit erst einmal einer intensiven Besprechung bedarf, bevor Sie das Problem der Übersäuerung angehen können. Eine solche Behandlung gehört in jedem Fall grundsätzlich in ärztliche Hand und Überwachung.

Säure im Körper

Wohin mit der Säure?

Der Mensch ist keine Fichte. Er hat keine alten Nadeln, in die er Schadstoffe abschieben kann, weil diese Nadeln ohnehin demnächst irgendwann abfallen.
Was also tut der Körper des Menschen mit Giftstoffen, die er im Moment nicht loswerden kann, weil die Ausscheidungskapazität von Nieren, Haut, Leber oder Darm nicht ausreicht? Er bildet Zwischenlager, wilde Müllkippen, wo das Zeug erst mal hingeschoben wird, damit es bei erster passender Gelegenheit abtransportiert und ausgeschieden werden soll. Bei unserer heutigen hohen Belastung mit Schadstoffen, die aus der Umwelt, aus der Nahrung, aus Genußgiften und aus unserem eigenen Stoffwechsel stammen, kommt für viele Menschen diese erhoffte »passende Gelegenheit« aber selten oder sogar nie.
Die meisten der Giftstoffe liegen im sauren Bereich oder bilden Säuren, bis sie ausgeschieden werden können. Wo aber werden sie aufbewahrt, bis sie entsorgt werden?

Kein Herz für Säuren

In die wichtigsten Organe wie Herz, Gehirn oder Lunge dürfen die Giftstoffe aus Gründen der Selbsterhaltung nicht gelagert werden. Teilweise handelt es sich ja um bakterielle Gifte, die den Organzellen so stark schaden würden, daß die Lebensfunktion ernstlich in Gefahr geriete. Aber es gibt andere

Bereiche im Körper, die zur Not eher belastet werden können: Fettlösliche Schadstoffe z.B., etwa Holzschutzmittel oder Insektizide, werden der Einfachheit halber ins Fettgewebe abtransportiert und dort deponiert. Schwermetalle wie Blei und Kadmium lagern sich teilweise auch im Fettgewebe, teilweise in den Haaren und sonstigen Hornsubstanzen des Körpers ab, in Finger- und Zehennägeln. Wenn wir Fettgewebe abbauen, werden damit also auch belastende Stoffe freigesetzt.

Mehr als nur Füllstoff

Unser Bindegewebe galt immer als weitgehend nutzloses Füll- und Hüllgewebe. Es schien nur die Aufgabe zu haben, die Zwischenräume zwischen Knochen, Organen und Muskeln elastisch auszufüllen. Aber das Bindegewebe kann viel, viel mehr. Es ist eine höchst erstaunliche Einrichtung, sozusagen ein eigenes Organ, wie man heute weiß.

Die Säuredeponie

Und die Säuren? Denen gehört vor allem dieses Organ, die große Zwischenmülldeponie: das Bindegewebe.

Das Bindegewebe ist insgesamt zwei- bis dreimal so groß wie unser größtes inneres Organ, unsere Entgiftungsfabrik, die Leber. Es verbindet aber nicht nur die einzelnen Bestandteile unseres Körpers, es hat noch eine ganze Reihe von weiteren wichtigen Aufgaben.

- Es umhüllt und schützt z.B. unsere Nerven, indem es Nervenhüllen bildet. Viele angeblich unerklärliche Nervenschmerzen beruhen mit auf einer Schädigung dieser Nervenhüllen durch mechanischen Druck oder durch Säuren.
- Es umkleidet (neben dem Fettgewebe) die Organe in Gestalt von schützenden Organkapseln.

- Es gibt uns Stütze und Halt im Zusammenspiel mit Muskeln, Knochen- und Knorpelgewebe.
- Es hilft als wichtiger, immerfort ausgleichender Speicher, den Wasserhaushalt des Körpers zu steuern.
- Es ist als Lieferant von Nähr- und Heilstoffen beteiligt an der Wundheilung.
- Es hat als Sperr- und Kontrollbezirk für wandernde Nähr- und Abfallstoffe eine wichtige Aufgabe in der Abwehr von Krankheiten.
- Es ist schließlich unsere größte und wichtigste Zwischendeponie für Säuren.

Das Bindegewebe nimmt im Fall eines Staus erst einmal alle Stoffe des Organismus auf, die durch die Niere entsorgt werden müssen, um dieses relativ langsam arbeitende Organ nicht zu überlasten und zu schädigen. Dabei kommt dem Bindegewebe die Tatsache zugute, daß seine Zellen nicht ganz so spezifische Aufgaben haben wie die von Herz und Hirn. Sie sind robuster, und sie können auch nicht so leicht durch die Giftstoffe, die durch den Körper fluten, geschädigt werden.
Bindegewebe besteht überwiegend aus elastischen Eiweißfasern – auch Kollagenfasern genannt –, die die Zwischenzellsubstanz durchziehen. Diese Fasern und die Zwischenzellsubstanz wirken wie ein Filter, in dem Schmutzpartikel hängenbleiben. Nur, daß es sich beim Menschen nicht um irgendwelche Schmutzpartikel oder Fremdkörper handelt, sondern vielmehr um in Flüssigkeit gelöste Schadstoffe: Gifte, die z.B. Bakterien im Darm absondern, oder die erwähnten Säuren, die uns das Leben sauer machen.

Bindegewebe – so wichtig wie das Blut

Das Bindegewebe ist demnach genauso wichtig wie unser Blut. Denn das Bindegewebe schleust Sauerstoff und lösliche Kohlenhydrate ebenso wie Spurenelemente und Mineralstoffe, die in den Organzellen benötigt werden, dorthin. Und

es hat zugleich die Kontrolle darüber, wie viele Abfallstoffe – also z.B. Kohlensäure, Wasser oder Harnstoff – es dem Blut anvertrauen und zu den Ausscheidungsorganen transportieren lassen kann.
Wenn wir gerade schweißtreibenden Sport machen, wenn wir uns basenbildende Mineralstoffe zuführen oder wenn wir die Nieren durch das Trinken von reichlich säurearmem Mineralwasser aktivieren, dann wird das Bindegewebe dadurch einen ganzen Schub von Giftstoffen los.
Wenn wir dagegen durch sitzende Lebensweise, körperliche Untätigkeit, durch üppige, eiweißreiche Mahlzeiten, durch Dauerstreß, Nikotingenuß und Alkohol- oder Kaffeekonsum dafür sorgen, daß immer mehr neue Säuren im Körper gebildet werden, dann muß das Bindegewebe noch zusätzlich immer mehr Säuren speichern.

Wenn die Säuredeponie voll ist

Irgendwann aber ist auch die größte Mülldeponie überlastet. Das kann auch mit unserem Bindegewebe passieren. Aber was dann?
Dann landen die Gifte dort, wo sie nicht hingehören: beispielsweise im Bereich von Gelenken. Nicht von ungefähr äußert sich ein Gichtanfall durch das Anschwellen der Gelenke der großen Zehen oder der Fingergelenke. Dort nämlich setzen sich die Harnsäurekristalle fest, wenn die biologisch dafür vorgesehenen Speicher überfüllt sind. Und nicht von ungefähr sprechen die Säurespezialisten unter den Ärzten davon, daß Rheuma und die Polyarthritis (also die schmerzhafte Entzündung verschiedener Gelenke des Körpers) nur eine Folge der übermäßigen Ablagerung von Säuren und sonstigen biologischen Giften im Körper sind.

Der schmerzhafte Säuremuskelkater

Bei permanenter Übersäuerung werden Säuren schließlich auch in die Muskeln eingelagert. Es gibt so etwas wie eine Hierarchie, also eine Dringlichkeitsordnung für Säuredepots. Zuerst kommt das Bindegewebe, dann sind Gelenke und Sehnen (besonders die Sehnenansätze) fällig; schließlich kommen auch die Muskeln an die Reihe. Die Muskeln sind ohnehin säureempfindlich, weil in ihnen durch den Stoffwechsel auch Säure entsteht.

Jeder körperlich Arbeitende, jeder Sportler weiß, wie das tut, wenn er in bestimmten Muskeln durch Überanstrengung zuviel Milchsäure gebildet hat: Im Zusammenwirken mit mikroskopisch kleinen Verletzungen der Muskelfasern bewirkt die Säure den sogenannten Muskelkater. Leber, Herz und Nieren müssen mit Hilfe von Basenstoffen die Milchsäure abbauen.

Ein ähnlicher Zustand wird durch Einlagerung organischer Stoffwechselsäuren in die Muskulatur bewirkt. Offenbar sucht sich der Organismus für die Einlagerung von Säuren solche Muskeln oder Muskelgruppen aus, die am seltensten benötigt werden.

Die Säure bewirkt eine Versteifung des Muskels und eine Neigung zur Verkrampfung. Ein ständig verspannter Muskel aber klemmt die durch ihn verlaufenden Nerven (deren Nervenscheiden aus Bindegewebe meist auch schon durch Säure in Mitleidenschaft gezogen sind) wie mit einer Rohrzange ein – die Folge sind Verspannungsschmerzen, wie sie jeder von Rückenschmerz Geplagte zur Genüge kennt.

Weichteilrheuma und Tennisarm

Muskeln sind aber nicht gern sauer, weil sie nämlich viel lieber gut funktionieren wollen. Sie versuchen also, die Säuren, die sich in ihnen bilden, schnellstmöglich wieder loszuwerden. Je stärker der Muskel bewegt wird, desto rascher. Ein bewegter Muskel pumpt die gelösten Säuren weiter, z.B. in die

Ansätze der Sehnen, an denen er befestigt ist, oder in die Sehnen selbst. Vom Muskel aus können die Säuren auch in die Bänder gelangen, die unsere Gelenke beweglich halten, und von dort aus in die sogenannte Gelenkschmiere, die Synovia. Diese Gelenkschmiere ist aber die Nährflüssigkeit für die Gleitsubstanz der Gelenke, den Knorpel. Eine übersäuerte Gelenkschmiere kann jedoch den Knorpel nicht optimal ernähren. Der Knorpel wird allmählich defekt, die Gelenke nützen sich ab (Arthrose), entzünden sich (Arthritis). Übersäuerte Sehnen und Sehnenansätze führen zu schmerzhaften Zuständen wie etwa bei Tennisarm oder bei den übrigen Erscheinungen des Muskelrheumas. Beim Tennisarm kommt es zu einer Reizung der Sehnenansatzstellen am Rollkörper des Oberarmknochens. Die Beschwerden sind vor allem am Ellenbogen spürbar.

Das Wunder Blut

Aber weshalb zirkulieren die Säuren nicht so lange im Blut, bis sie direkt von den Nieren ausgeschieden werden können?

- Das Blut ist unser Lebensquell, unser flüssiges Transportsystem für die Zufuhr der lebenswichtigen Nähr- und Baustoffe, für den Abtransport der Schadstoffe. Das Blut hat aus diesem Grund eine immerzu fast gleiche Zusammensetzung. Aber seine Kapazität für den Transport von Säuren ist gering.
- Sein pH-Wert schwankt maximal zwischen 7,3 und 7,7; das Absinken auf den Neutralwert pH 7,0 wirkt sich ebenso wie der Anstieg auf über 7,8 bereits tödlich aus.
- Ein höherer Säuregehalt würde beispielsweise den Transport des lebenswichtigen Sauerstoffes von der Lunge in die Zellen unserer Organe zu stark behindern. Hinzu kommt, daß die roten Blutkörperchen in zu saurem Milieu leiden. Die sonst schmiegsamen Blutplättchen werden fest und hart, bringen es nicht mehr fertig, durch die haarfeinen

Blutgefäße zu schlüpfen und auch die äußersten Bereiche des Organismus mit Sauerstoff zu versorgen. Wissenschaftler sprechen dann von einer Säurestarre der roten Blutkörperchen.

- Diese Säurestarre betrifft im übrigen alle Körperzellen, die übermäßig viel Säure aushalten müssen. Und das Schlimme dabei: Übersäuerte Zellen können vom Blut schlechter mit Vitalstoffen versorgt werden. Dadurch entsteht im Inneren der Zelle vermehrt Milchsäure als Folge von Sauerstoffmangel. Die Zelle wird noch saurer – und stirbt am Ende ab. So erklären die Säurewissenschaftler übrigens auch Vorgänge wie Herzinfarkt und Schlaganfall: reine Säurekatastrophen.
- Im übrigen hat das Blut beileibe schon genug damit zu tun, die im Körper entstehende Kohlensäure fortzuschaffen. Schon eine geringe Vermehrung der Kohlensäure im Blut führt zu einer Aktivierung des Sympathikus, und der wiederum beeinflußt das Atemzentrum und den Herzschlag zu rascherer Tätigkeit. Die Lungen arbeiten so lange verstärkt, bis die überschüssige Kohlensäure in die Umgebungsluft abgeatmet ist.
- Ärzte beobachten diese Schnellatmung besonders häufig bei Diabetespatienten, bei denen das Säure-Basen-Gleichgewicht nachhaltig gestört ist. Noch bevor es zu einer akuten Übersäuerung eines Zuckerkranken kommt, ist das typische Anzeichen das heftige Atmen, das den Körper von der Säure befreien soll.
- Heftiges Atmen verhilft in einem solchen Fall aber nicht dazu, das Säure-Basen-Gleichgewicht im ganzen Körper wiederherzustellen. Es entlastet lediglich das Blut vom momentanen Säureüberschuß. Die Säure muß im Normalfall bei einem gesunden Menschen in die dafür vorgesehenen Zwischenlager gebracht werden – entweder in die Giftzentrale Leber oder in das Bindegewebe.

- Das Blut selbst ist immer nur in der Lage, eine ganz bestimmte Menge von Säuren vorübergehend zu binden, um das lebenswichtige Säure-Basen-Gleichgewicht zu halten.

Die Puffer in unserem Blut
Zu dieser Fähigkeit des Blutes, Säure zu binden, sagen Ärzte auch puffern. Im biochemischen Sinn bezeichnen Puffer diejenigen Stoffe, die in der Lage sind, den Säuregrad (oder Basengrad) von Lösungen konstant zu halten. Der Chemiker spricht von gepufferten Lösungen, wenn diese ihren pH-Wert auch dann beibehalten, wenn Säuren oder Basen zugefügt werden. D.h., eine solche Lösung muß also Mineralstoffe enthalten, die sich augenblicklich mit dem Säure- oder Basenüberschuß zu harmlosen Salzen verbinden.

Wann wir Puffer für Basen brauchen

Für den Überschuß an Basen in unserem Organismus wird ein gesunder Mensch selten einen Vorrat an Puffern brauchen. Da steht ein umfangreiches Reservoir in Gestalt des Bindegewebsspeichers zur Verfügung - ganz abgesehen davon, daß der Nachschub von Säure aus unseren Milliarden von Körperzellen rund um die Uhr funktioniert. Basenüberschuß kann eigentlich nur auftreten, wenn durch übermäßiges, rasches Atmen zuviel Kohlensäure ausgeschieden wird oder wenn durch unstillbares Erbrechen der Salzsäurekreislauf im Körper gestört wird. Bezeichnenderweise verfügt das menschliche Blut ausschließlich über solche Puffer, die Säurestöße abfangen können.

- Dazu gehört z.B. Natriumbikarbonat, eine Verbindung aus Natrium, Wasserstoff, Kohlenstoff und Sauerstoff. Mehr als die Hälfte der Pufferstoffe des Blutes werden daraus gebildet. Wenn sie starke Säuren binden, wird als schwache Säure Kohlensäure frei, die dann unschwer über die Lungen abgeatmet werden kann.

- Aus sogenanntem Hämoglobinat, einem Bestandteil der roten Blutkörperchen, besteht ein Drittel der Blutpuffer. Dieser Stoff ist im wesentlichen dafür da, die Kohlensäure zu binden, bis sie über die Atemluft aus dem Körper transportiert werden kann.

Aber diese Säurepuffer des Blutes sind insgesamt relativ schwach, sie können die Qualität des Blutes nur kurzfristig aufrechterhalten. Gehen die Pufferstoffe mit stärkeren Säuren eine Verbindung ein, so werden sie in dieser chemischen »Umarmung« aus dem Körper ausgeschieden und sind für den Organismus verloren.

Pufferstoffe zuführen

Und weil stets der Grundsatz gilt, daß Säuren fortdauernd vom Körper gebildet werden, Basen dagegen grundsätzlich von außen zugeführt werden müssen, kann man folgende Regel aufstellen:

Ohne ständige Zufuhr von basischen Mineralstoffen von außen entsteht aufgrund der nötigen Pufferung der Säuren innerhalb des Körpers ein akuter oder chronischer Basenmangel – was gleichbedeutend ist mit Übersäuerung. Und diese Regel gilt heute bereits für mehr als 90 Prozent der Bevölkerung in den sogenannten zivilisierten Ländern.

Der Magen – eine Basenfabrik

Säure kommt selten allein

Jedem Menschen, der sich ein bißchen mit dem Magen auskennt, ist bekannt, daß der Magen Salzsäure erzeugt. Magensaft hat einen Säurewert zwischen pH 3,0 und 1,2. Und das ist

ganz schön sauer, wenn man weiß, daß jeder Punktwert unterhalb der neutralen 7 eine Zunahme der Säurestärke um das Zehnfache bedeutet. Eine Zitrone mit pH-Wert 2,5 ist also zehnmal so sauer wie die Kiwi, die einen pH-Wert von 3,5 besitzt. Wie also kann das sein, daß der Magen hier als Basenfabrik bezeichnet wird? Ganz einfach: weil der Magen stets Säure und Basen gleichzeitig erzeugt. Erst wer begriffen hat, daß der Magen auch häufig nur wegen des Basenbedarfs im Körper seine Salzsäure erzeugen muß, ist der Entstehung der Säurekrankheit auf der Spur.
Denn unser Magen ist von der Natur als eine Säure-Basen-Spaltungsfabrik eingerichtet. Der Magen benutzt dazu schlichtes Kochsalz aus unserem Blutkreislauf.

Wie aus Kochsalz Säure und Basen werden

Kochsalz (chemische Formel: NaCl) ist ein natürlicher Bestandteil unseres Blutes und unserer Gewebe. An der richtigen Menge davon hält der Körper konsequent fest. In unserem Blut zirkulieren beständig ungefähr sechs Gramm Kochsalz – eine einfache Verbindung von Natrium und Chlor. Allerdings wird eine vielfache Menge Kochsalz innerhalb eines Tages im Körper verarbeitet, nämlich zwischen 30 und 40 Gramm pro Tag. Auf Mangel wie auf Überschuß reagiert unser Organismus prompt und deutlich.

- Nehmen wir mit der Nahrung zuviel Kochsalz zu uns, meldet unser vegetatives Nervensystem »Durst«. Denn die allzu konzentrierte Salzlösung unserer Körperflüssigkeit muß jedenfalls so lange entsprechend verdünnt werden, bis das Salz über die Nieren ausgeschieden werden kann.
- Bei Kochsalzmangel erteilt das vegetative Nervensystem »Ausfuhrverbot« für NaCl – das Kochsalz wird im Körper festgehalten, die Nieren dürfen nichts ausscheiden, im ausgeschiedenen Harn ist dann kein Salz mehr vorhanden.

Verdauungshilfe Salz

Die Aufspaltung von Kochsalz durch den Magen dient in erster Linie der Verdauung – und zugleich dem Säuren- und Basengeschehen im Körper. Bewerkstelligt wird die Kochsalzspaltung von mehreren kleinen Drüsen des Magens, die Belegzellen genannt werden.

Für diese Aufgabe braucht es nur ein paar Dinge, die normalerweise reichlich im Körper vorhanden sind: Kochsalz, Kohlendioxid und Wasser. Wird das Kochsalz in seine Bestandteile zerlegt, verbindet sich das Chlor mit Wasserstoff zur Salzsäure, auf der anderen Seite entsteht eine basisch reagierende Verbindung aus Natrium, Wasserstoff, Kohlenstoff und Sauerstoff, genannt Natriumbikarbonat, im Volksmund auch bekannt als »doppelkohlensaures Natron«.

Interessant ist das mengenmäßige Verhältnis der beiden entstehenden Stoffe: Wenn ein Gramm Salzsäure entsteht, bilden sich 2,3 Gramm Natriumbikarbonat.

Dieses Natriumbikarbonat tritt ins Blut über und wird so über den ganzen Körper verteilt. Später wird es wieder zum Darm zurückgeholt und verbindet sich dort mit der Magensäure zu harmlosem Kochsalz.

Was die Basen zu tun haben

Das ist der erwähnte Kochsalzkreislauf, das Entstehen von Natriumbikarbonat. Nicht weiter erwähnenswert? Im Gegenteil! Dieser Vorgang ist für unsere Gesundheit möglicherweise sogar noch wichtiger als das Entstehen der Säure im Magen. Die Magensäure macht Schwerverdauliches leichter verdaulich und wehrt Krankheitserreger ab. Das Bikarbonat hat ebenfalls eine doppelte Aufgabe: Denn während der Magen anfängt, mit Hilfe der Salzsäure zu verdauen, gehen die gebildeten Basen ihrerseits an die Verdauungsarbeit im Darm, aber zugleich im ganzen Körper ans Großreinemachen, ans »Säurefegen« im Bindegewebe.

Daß zweieinhalbmal soviel Basenstoffe wie Salzsäure entstehen, hat seine guten Gründe:

- Erstens haben die Verdauungshilfsorgane wie Bauchspeicheldrüse, Leber und Gallenblase sowie bestimmte Drüsen des Darmtraktes bei einsetzender Verdauungsarbeit einen enorm hohen Bedarf an basischen Stoffen. Man muß sich die Mengen nur einmal vorstellen: Während der Magen rund um die Uhr etwa 2,5 Liter von seinem sauren Magensaft produziert, schaffen Gallenblase, Bauchspeicheldrüse und Darmdrüsen mehr als fünf Liter basische Säfte: einen halben Liter Galle, 0,7 Liter Bauchspeichelsekret und drei Liter Darmdrüsensaft. Und schon im Vorfeld der Verdauung werden eineinhalb Liter Speichel gebildet, der die wichtige Aufgabe einer Vorverdauung und Entsäuerung der Nahrung übernimmt. Deshalb raten Entsäuerungstherapeuten ihren Patienten, ihre Nahrung gut und gründlich durchzukauen, bevor sie sie hinunterschlucken.
- Zweitens erzeugt das Natriumbikarbonat im ganzen Körper eine regelrechte Basenflut. Diese bezweckt nichts anderes, als die mit Säuren vollgelagerten Müllkippen, allen voran das Bindegewebe, von ihrer giftigen Last zu befreien – die Basenflut schwemmt den sauren Unrat aus dem Körper.

Basenstoffe sind lebenswichtig

Es versteht sich, daß zu diesem Zweck ausreichend viele Basenstoffe im Körper vorhanden sein oder ihm durch die Nahrung zugeführt werden müssen. Denn diese Basen verbinden sich ja mit den Säuren aus dem Bindegewebe zu neutralen Salzen, die das Blut zu Darm, Nieren oder Haut abtransportieren kann. Also gehen Basen, die aus der Kochsalzspaltung stammen, mit den gebundenen Säuren dem Körper verloren. Und Basen entstehen nicht im Körper. Sie werden dort immer nur gebraucht und verbraucht, müssen also in ausreichendem Maß von außen zugeführt werden.

Was bei Basenmangel passiert

Was passiert aber nun, wenn zuwenig Basenstoffe in der Nahrung enthalten sind? Es wird jedenfalls unmöglich sein, die am Anfang gestartete Basenflut komplett für die Kochsalzrückbildung zurückzuholen. Immerhin hat die Basenflut inzwischen Säuren unschädlich gemacht, die in inniger Umarmung mit den Basenmineralien als neutrale Stoffe auf dem Weg zur Entsorgung sind. Außerdem werden in dieser Zeit auch basische Stoffe mit dem Harn ausgeschieden. Nur ein Teil der Basenflut steht also zur Verfügung, um wieder Kochsalz zu bilden. Wenn also auch die Nahrung den inzwischen gewachsenen Bedarf an Basenstoffen nicht decken kann, wird die Bauchspeicheldrüse erneut in die Pflicht genommen. Die kann aber immer nur so viele Basenstoffe liefern, wie der Magen durch Kochsalzspaltung zur Verfügung stellt.
Also nimmt das Unheil seinen Lauf: Die Bauchspeicheldrüse fordert einen Nachschub von Basenstoffen an. Und der Magen beginnt, ob er will oder nicht, wieder mit der Spaltung von Kochsalz – in diesem Fall einmal nicht, weil er diese Säure zum Verdauen braucht, sondern weil dem Körper Basen zur Neutralisierung der Säure fehlen. So entsteht z. B. genau zwischen den Mahlzeiten eine plötzliche Säureflut im Magen. Sie kann zu saurem Aufstoßen, zu Sodbrennen und zu Schlimmerem führen.

Statt Basen zu geben, wird Säure blockiert

Weil diese Wechselwirkung auch den allermeisten Ärzten nicht bekannt ist, werden Säurepatienten heutzutage immer noch auf die gleiche Weise behandelt: Wer an einem Übermaß an Magensäure leidet, bekommt sogenannte Säureblocker

verschrieben. Das sind Medikamente, die die Produktion von Salzsäure im Magen verhindern.
Aber was die Patienten bei solcher Behandlung nicht erfahren: Mit diesen zweifelsohne hilfreichen Medikamenten ist nur im Moment das Problem der Säure gelöst, aber nicht das eigentliche Grundproblem. Denn Medikamente, die die Säurebildung im Magen unterdrücken, hemmen natürlich genauso das Entstehen der lebenswichtigen Basen. Säurehemmer verstärken also die Übersäuerung.

Nur am Symptom kuriert

Es ist zwar richtig, daß Säureblocker bei akuten Schmerzzuständen erst einmal die Beschwerden beseitigen.
Es ist auch richtig, daß die mehrwöchige Anwendung von Säureblockern gewöhnlich das Magen- oder Zwölffingerdarmgeschwür abklingen läßt, weil eben die Einwirkung der Magensäure auf die empfindliche Schleimhaut dieser Bereiche verhindert wird. Es ist aber nicht richtig, daß damit das krankhafte Geschehen wirklich beseitigt wäre. Denn solche Magen- und Zwölffingerdarmgeschwüre sind nicht ursächlich die Folge von Säureüberschuß, sondern von Basenmangel.

Säureschäden überall

Eine andauernde Übersäuerung des Organismus bedeutet Krankheit auf der ganzen Linie. Sie zerstört nicht nur jugendfrische Haut, sie macht nicht nur den ganzen Menschen schlapp und unlustig. Säure bewirkt auf unterschiedlichen Wegen allmählich die komplette Zerstörung unserer Gesundheit.

- Sie bewirkt Stoffwechselkrankheiten, indem sie das säureregulierende Bindegewebe altern läßt und schädigt.

- Sie wirkt vernichtend auf den Magen – von Sodbrennen über Geschwüre bis hin zu Krebs.
- Sie läßt den Verdauungstrakt und seine zuführenden Drüsenorgane erkranken – von der Leber über die Bauchspeicheldrüse bis hin zum Dünn- und Dickdarm.
- Sie nimmt uns durch die Beeinflussung des vegetativen Nervensystems mit der Zeit alle Schaffenskraft und Lebensfreude.

Wenn der Säurespeicher zu früh altert

Wird der Körper über lange Zeit hinweg durch übermäßig viel Säure belastet, bekommt ihm das überhaupt nicht gut. Vor allem das Bindegewebe, das die Säure speichern muß, verändert sich dadurch. Durch die Überbeanspruchung tritt eine Art Materialermüdung ein. Aber der Organismus versucht, die Schwachstellen auszugleichen – und macht dadurch vielleicht alles noch schlimmer. Denn die Natur versucht, die geschwächten Filtergewebe mit dem körpereigenen Reparatureiweiß Fibrin zu verstärken, damit sie ihrer Aufgabe besser gewachsen sind. Und das kann sogar ganz fatale Folgen haben, denn das Bindegewebe selbst, seine Hülle und seine Zwischenzellsubstanz werden dickflüssiger, zäher, spröder.

- Der Nährstoff- und Schadstoffaustausch wird dadurch auf Dauer behindert. Der lebenswichtige Austausch von Nährflüssigkeit und der Abtransport von Schadstoffen können durch eine verdickte Schutzschicht nicht mehr so flott vor sich gehen wie früher.
- Die Filterfunktion läßt nach, da ein ständig übersäuertes Bindegewebe frühzeitig altert, sozusagen vergreist. Dadurch wird die Filterfunktion gestört.
- Die Speicherfähigkeit schwindet. Denn nicht nur der Stoffwechsel wird behindert, ein so schwerfällig arbeitendes Gewebe ist auch nicht mehr in der Lage, rasch auf unterschiedliche Stoffwechselzustände zu reagieren. Außerdem

nimmt in einem frühzeitig vergreisten Gewebe die Aufnahmefähigkeit für Wasser und die darin gelösten Nähr- und Speicherstoffe ab. Säure und Harnstoff finden dann kein entsprechendes Depot mehr, belasten das Blut und werden - weil sie dort am allerwenigsten gebraucht werden können - erst einmal in Gelenke, Sehnenspalten oder Muskeln abgeschoben.

Säure zehrt auch die Schönheit auf

Übrigens betrifft diese vorschnelle Alterung nicht nur die aus dem Fasereiweiß Kollagen bestehenden Säurefänger in unserem Bindegewebe. Auch alle anderen Kollagenbestandteile des Körpers altern, schrumpfen, werden zäh und unelastisch. In jugendlichem Zustand ist das Kollagen noch höchst geschmeidig, weil seine Moleküle, also seine winzigsten Bestandteile, gegeneinander verschiebbar sind. Wegen seiner hohen Aufnahmefähigkeit für Flüssigkeiten nennt man dieses junge Kollagen auch lösliches Kollagen, obwohl eigentlich nicht das Kollagen gelöst wird - es saugt sich vielmehr mit Wasser voll. Das ist ja auch das Geheimnis des Bindegewebes, das auf diese Weise Wasser und Säuren aufnehmen kann. Mit zunehmendem Alter wird das Kollagen aber unlöslich, wie die Wissenschaftler sagen. Das ganze Gewebe wird immer weniger elastisch; gleichzeitig lassen die Quellfähigkeit und damit auch die Fähigkeit zur Speicherung von Flüssigkeiten nach.

Wenn das Kollagen vergreist, unelastisch wird und schrumpft, sehen wir im wahrsten Sinn des Wortes alt aus: Dann bilden sich Falten und Runzeln, denn die Spannung läßt nach. Die Fähigkeit, Wasser zu speichern, verliert sich, und die Haut schrumpft ein. Da helfen auch die besten Feuchtigkeitscremes nicht mehr.

Kollagen ist auch ein unverzichtbarer Bestandteil unserer Knochen. Denn außer den Gerüstbausteinen Kalzium und Phosphor enthalten auch die Knochen den Knorpelstoff Kollagen, der sie bei aller Festigkeit elastisch und biegsam erhält. Kollagen hält die Wände unserer Blutgefäße straff und elastisch. Wenn es altert, kann das beispielsweise zu erhöhtem Blutdruck führen, weil sich die Gefäße nicht mehr im erforderlichen Maß enger oder weiter stellen können.

Auch noch Milchsäure

Jedenfalls erschwert eine saure Stoffwechsellage grundlegend die Fähigkeit des Körpers, alle seine Zellen mit den erforderlichen Nährstoffen zu versorgen. Dadurch funktioniert auch die Sauerstoffversorgung der Zellen durch das Blut nicht mehr ausreichend. Und das hat wirklich fatale Folgen: Wenn Zellen solcherart in »Atemnot« geraten, schaltet das Energiezentrum der Zelle sozusagen auf Notbeatmung um. Dabei entsteht u.a. Milchsäure – also außer den im Übermaß vorhandenen Säuren noch eine zusätzliche Säure.
Sportler kennen den Vorgang, wenn sie nämlich ihre Leistung so drastisch steigern, daß die Atemluft nicht mehr für die Versorgung der Zellen ausreicht. Die Zellen schalten dann auf Atmung ohne Sauerstoff um – Mediziner reden von anaerober Atmung. Solche überforderten Zellen rächen sich durch schmerzhaften Muskelkater, den maßgeblich die entstandene Milchsäure verursacht.
Auch unser wichtigster Muskel, das Herz, kann eine Art Säuremuskelkater entwickeln, wenn es nicht optimal mit Sauerstoff versorgt wird. Das äußert sich dann weniger harmlos – etwa als Herzschmerzen oder Angina pectoris.

Sodbrennen – Notruf des Magens

In vorderster Front im Krieg der Säuren stehen die Organe, die direkt oder indirekt mit der Produktion von Säure oder Basen befaßt sind. Am stärksten betroffen ist der Magen, der als Folge des beschriebenen Kochsalzkreislaufs bei einem Mangel

an basischen Stoffen immerzu Säure produzieren muß, auch wenn er gar keine zur Verdauung von Nahrung benötigt.
Das erste Anzeichen einer solchen Übersäuerung des Magens ist Sodbrennen. Aber Sodbrennen ist durchaus kein harmloses Symptom. Denn es ist ja meist ein Anzeichen dafür, daß im ganzen Körper nicht ausreichend viele Basen vorhanden sind, um den Verdauungsvorgang mit Hilfe der vorhandenen Magensäure abzuschließen. Sodbrennen tritt auch nie unmittelbar nach dem Essen, sondern immer in einigem zeitlichen Abstand davon auf, denn erst der fortgeschrittene Verdauungsvorgang macht dem Körper klar, daß Basen fehlen (siehe Seite 34f.).
Zuständig für die Basenbildung sind die Belegzellen im Magen. Sie stellen also die geforderten Basen durch neuerliche Kochsalzspaltung her. Gleichzeitig entstehen aber, wie immer bei der Kochsalzspaltung, entsprechende Mengen von Salzsäure - und zwar diesmal in einem Magen, der schon fast leer ist oder zumindest nur noch Reste von Speisen enthält. Dieser überschüssigen Säure versucht sich der Magen zu entledigen, indem er sauren Speisebrei oder den puren, sauren Magensaft in die Speiseröhre preßt.

> Häufiges Sodbrennen kann schlimme Folgen haben. Die empfindliche Speiseröhre wird durch die emporsteigende Säure verätzt und mit den Jahren so stark geschädigt, daß sich Krebs entwickeln kann.

Warum Magenkranke Heißhunger kriegen

Durch Sodbrennen wird ein Magen seine Säure nicht wirklich los, es sei denn, es kommt in seltenen Fällen zum Erbrechen. Im Normalfall passiert etwas anderes. Menschen mit Magenbeschwerden, die meist ohnehin unter deutlichem Übergewicht leiden, werden durch ihre Beschwerden zum ständigen Essen gezwungen – und verschlimmern dadurch ihre Krankheit und ihre Beschwerden.

Essen und Magensäure – ein Teufelskreis

Ein Mensch mit überschüssiger Magensäure hat häufig einige Zeit nach dem Essen plötzlich das erneute Verlangen nach Speisen. Das kommt daher, daß er die neue Säureflut im Magen spürt, die wieder Beschwerden verursacht oder zumindest ankündigt. Neuerliches Essen scheint die Beschwerden zu lindern. Der Patient gibt dem Magen wieder etwas zu tun. Die Säure hat ein neues Ziel – nämlich die Nahrung im Magen für die Verdauung aufzuschließen.

Aber das ist nur für einen Augenblick. Denn die erneute Nahrungsaufnahme führt natürlich wieder zu neuer Kochsalzspaltung und zu nochmaliger Säureausschüttung.

Man sieht: Zuviel Säure erzeugt neue Säure. Der Kranke bewegt sich in einem regelrechten Teufelskreis.

Woher Zwölffingerdarmgeschwüre kommen

Unbegrenzt kann auch der leistungsfähigste Magen nicht Salzsäure und Basen bilden. Denn er hat einen Regelmechanismus, der die Kochsalzspaltung in dem Augenblick stoppt, wenn die Salzsäure in der Magenflüssigkeit eine bestimmte Konzentration erreicht hat. In vielen Fällen hilft sich der Magen, der die Säure auch durch Sodbrennen nicht los wird, indem er sich verhält wie ein Umweltsünder auf der Suche nach einer wilden Müllkippe: Er schickt die Säure einfach in den Zwölffingerdarm. Also wird dort der Speisebrei noch saurer – und im Magen läßt jetzt die Säurekonzentration nach.

Dadurch wird aber die gestoppte Kochsalzspaltung wieder in Gang gebracht. Die Belegzellen beginnen erneut, Säure und Basen zu bilden. Aber in diesem krankhaften Teufelskreis reichen letztere natürlich niemals aus, um im Zwölffingerdarm das ideale Basenmilieu herzustellen - geschweige denn, um den mit Säure überlasteten Körper zu entlasten. Kein Wunder, wenn sich, bedingt durch diese Säure, im Zwölffingerdarm Geschwüre bilden. Laut Statistik sind Männer etwa zwei- bis dreimal so häufig wie Frauen von einem Zwölffingerdarmgeschwür betroffen.

In Experimenten mit Tieren haben amerikanische Wissenschaftler nachgewiesen, daß die Anwesenheit von Säure in sonst basischen Darmabschnitten wie dem Zwölffingerdarm Geschwüre hervorruft. Sie verlegten bei ihren Versuchen den Zufluß der basischen Sekrete der Gallenblase und der Bauchspeicheldrüse aus dem obersten Darmabschnitt in tiefer gelegene Abschnitte. Prompt bildeten sich in dem nunmehr deutlich übersäuerten Teil des Darmes Geschwüre. Wurden die Basen wieder normal zugeleitet, verschwanden auch die Geschwüre wieder.

Wenn der Magen schlappmacht

Die fatale Folge der Übersäuerung: Der Magen macht durch die dauernde Überbeanspruchung völlig schlapp. Die überlasteten Belegzellen versagen allmählich, ihre Kraft ist irgendwann erschöpft. Sie sind nicht mehr in der Lage, Kochsalz aufzuspalten, der Magen produziert also auch keine Salzsäure mehr, die parallel verlaufenden Basenfluten bleiben völlig aus.

Damit ist zwar die Übersäuerung des Magens endlich und endgültig beseitigt, aber die Übersäuerung des gesamten Organismus wird zur Katastrophe. Hinzu kommt, daß die basenbildenden Organe wie Bauchspeicheldrüse, Leber und Darmdrüsen nicht mehr ausreichend mit basischen Stoffen versorgt werden: Dadurch können die Nährstoffe auch im Darm nicht mehr optimal aufgeschlossen werden, zumal ja auch die Vorverdauung im Magen aus Mangel an Säure nicht mehr funktioniert.

Die Nieren können das nicht mehr schaffen

Dann sind auch die Nieren mit der Aufgabe der Säureentgiftung hoffnungslos überfordert, zumal die Menschen heutzutage ihren Entgiftungsorganen immer weniger »Betriebszeit« durch Nachtschlaf einräumen. Wissenschaftler haben nachgewiesen, daß die Menschen heute trotz ihrer enorm gewachsenen Belastung durch Arbeit, Streß und Hektik immer weniger Schlaf finden. Noch im 18. und 19. Jahrhundert schliefen die Menschen durchschnittlich neuneinhalb Stunden pro Tag. Im 20. Jahrhundert wurde es immer weniger: In den fünfziger Jahren brauchten die Menschen noch siebeneinhalb bis acht Stunden Schlaf. Nach neuesten Erhebungen kommen sie in den neunziger Jahren mit bloß sieben Stunden aus.
Der gesunde, ausreichend lange Schlaf ist aber, wie wir wissen, die Zeit des Hochbetriebs für die Säureentgiftung durch die Nieren.

Krank durch Säure

Das Abc der Säurekrankheiten

Ganz im Vordergrund der durch Übersäuerung bedingten Krankheiten stehen verständlicherweise die Erkrankungen jener Organe, die unmittelbar durch Säureüberschuß oder Basenmangel betroffen sind. Das sind der Magen, die Bauchspeicheldrüse (Pankreas), der Zwölffingerdarm mit seinen Drüsen, die Leber, die Gallenblase, der Darm.
Daß aber auch die Blutfette, die allgemeine Stimmungslage, chronische Kopfschmerzen, Allergien und Ekzeme, Gedächtnisschwäche und Herzinfarkt direkt oder indirekt durch Übersäuerung begünstigt und ausgelöst werden, ist die eigentliche Botschaft dieses Kapitels. Denn die saure Stoffwechsellage ruft durch die Beeinflussung des vegetativen Nervensystems im ganzen menschlichen Organismus die Anfälligkeit für Krankheiten hervor.

Allergien

Übersäuerung ist ein wichtiger Faktor beim Entstehen von Allergien. Die genaue Wirkungsweise ist wissenschaftlich nicht geklärt. Allerdings ergibt sich bei der Untersuchung von allergischen Patienten, die etwa unter Bronchialasthma, unter Sonnenallergie oder unter Hautekzemen leiden: Sie haben allesamt eine säurebetonte Stoffwechsellage.
Auch ein weiteres Wirkungsprinzip liegt bei Allergien nahe.

So hat man erkannt, daß die Ausschüttung des Gewebshormons Histamin, das bei allen Allergien eine große Rolle spielt, grundsätzlich auch erfolgt, um im Körper Säuren zu bekämpfen.
Histamin ist für das vegetative System ein basogener Reiz – es beeinflußt nämlich die Belegzellen des Magens, die dadurch zur Kochsalzspaltung und zur Produktion von Natriumbikarbonat angeregt werden. Das Hormon ist eine sogenannte Mittlersubstanz, die Schwellungen, Rötungen, juckende Quaddeln auf der Haut hervorruft. Sie beeinflußt die Muskulatur der Bronchien und des Darms. Dadurch kann es zu Krämpfen und Atemnot (bei Asthma), im Darm zu Verkrampfungen und Durchfällen kommen. Histamin bewirkt auch eine Erweiterung bestimmter Blutgefäße und die Einlagerung von Flüssigkeit im Bindegewebe. Wenn Histamin im Körper in hohen Konzentrationen freigesetzt wird, kann es deshalb zum lebensgefährlichen anaphylaktischen Schock kommen. Durch die Weitstellung der Blutgefäße und das Speichern von Flüssigkeit aus dem Blut im Bindegewebe kommt es zu Blutmangel, zum Absacken des Blutdrucks. Dadurch kann die Herzfunktion versagen und der Kreislauf zusammenbrechen.
Es wäre sicher lohnend, einmal wissenschaftlich zu untersuchen, ob nicht die wachsende Anfälligkeit des modernen Menschen gegen Allergien mit diesem System zu tun hat. Könnten nicht die Allergien eine Art Nebenwirkung beim Versuch des Körpers sein, durch Ausschüttung des Hormons Histamin der Übersäuerung im Organismus Herr zu werden?

Antriebsschwäche

Immer wieder erleben Ärzte, die Entsäuerungstherapien machen, daß Patienten plötzlich wieder fröhlich werden, die vor der Behandlung ständig müde waren und die Lust am Leben verloren hatten. Sie packen Aufgaben an, die sie lange vor sich hergeschoben hatten. Erklärlich ist diese Wirkung durch den

Einfluß, den eine saure Stoffwechsellage auf den Sympathikus des vegetativen Nervensystems ausübt (siehe auch Tabelle Seite 17). Eine saure Stoffwechsellage bewirkt rasche Ermüdung, Antriebslosigkeit und Schlafprobleme, denn gleichzeitig werden ohne Not vermehrt Streßhormone ausgeschüttet (→ Streßanpassung). Eine basische Stoffwechsellage dagegen fördert Spannkraft, Ausdauer, Fröhlichkeit und ein gesundes Schlafbedürfnis.

Arthritis

Arthritis ist eine Gelenkentzündung. Wenn nicht Verletzungen - beispielsweise Prellungen oder Verstauchungen - oder durchlittene Virusinfektionen die Auslöser der Beschwerden sind, liegt meist ein Säuregeschehen vor. Eine besondere Form der Arthritis tritt auf, wenn Harnsäurekristalle in Gelenke eingelagert werden (siehe auch → Gicht). Rheumatische Arthritis entwickelt sich vor allem dann, wenn der Hauptsäurespeicher des Körpers, das Bindegewebe, keine Säuren mehr aufnehmen kann. Dann werden die störenden Säuren im Gewebe von Sehnen oder Gelenken deponiert. Wie hilflos die Medizin trotz aller technischen Errungenschaften den rheumatischen Erkrankungen wie Gelenkentzündung (Arthritis) oder Muskelrheuma gegenübersteht, wird daraus deutlich, daß sie den Betroffenen in erster Linie Schmerzmittel verabreicht, um die Beschwerden zu lindern.

Arthrose

Arthrose nennt man den Gelenkverschleiß bzw. krankhafte Veränderungen von Gelenken. Der in der Jugend elastische Gelenkknorpel verliert mit zunehmendem Alter seine Festigkeit und Glätte. Im Spätstadium geht der Knorpel völlig zugrunde, und die Knochenteile reiben schmerzhaft aneinander. Die Übersäuerung des Körpers ist mit Sicherheit eine der Ursachen für den Knorpeltod. Säure verändert nämlich die

Gelenkschmiere (Synovia), die gleichzeitig als Nährlösung für den Knorpel dient, der ja nicht unmittelbar an die Versorgung durch Blutgefäße und Bindegewebe angeschlossen ist. Der Knorpel wird unzureichend ernährt und nutzt sich rasch ab. Bilder von derartigen Arthrosegelenken zeigen eine Oberfläche, die aussieht, als hätte Säure Löcher hineingefressen. Deformierte Gliedmaßen können nicht wieder in Ordnung gebracht werden, durch eine massive Entsäuerungstherapie kann jedoch das Fortschreiten der Erkrankung aufgehalten werden. Andere Therapieformen können angewandt werden, sie wirken aber nach Entsäuerung nachhaltiger.

Gegen Gelenkerkrankungen wie Arthritis und Arthrose hilft am besten Bewegung – und zwar regelmäßig und lebenslang!

Asthma bronchiale

Unter Asthma versteht man anfallartig auftretende Atemnot, ausgelöst durch Verkrampfungen der Bronchien. Es gibt Asthma, das als allergische Reaktion erfolgt (→ Allergien), aber auch nichtallergisches Asthma, das erst im mittleren oder höheren Lebensalter auftritt. Bei beiden Formen von Asthma spielt Säure eine Rolle: beim allergischen Asthma, indem die Säure das Gewebshormon Histamin freisetzt (das die Verkrampfung der Bronchien auslöst); beim nichtallergischen Asthma bewirkt die Übersäuerung selbst den Anfall, denn Säurebelastung führt generell zur Verkrampfung der Muskulatur.

Bandscheibenbeschwerden

Orthopäden stellen es immer wieder fest: Patienten leiden zwar an Bandscheibenvorfällen, haben dabei aber keine Beschwerden. Bei anderen hingegen führt die Quetschung der

Stoßdämpfer unserer Wirbelsäule zu unerträglichen Schmerzen. Wie ist das zu erklären? Beim Bandscheibenvorfall tritt die breitgequetschte, nicht mehr richtig elastische Bandscheibe zwischen den Wirbeln des Rückgrats teilweise aus und wird von den Kanten der Wirbelkörper in die Zange genommen. Dabei können Nerven, die die Bandscheibe versorgen, eingeklemmt werden.
Hierbei spielt die Übersäuerung eine entscheidende Rolle. Denn die Schutzhülle der Nerven besteht aus Bindegewebe – das gleichzeitig auch als Säurespeicher dient. Die Säure reizt den Nerv und führt so zu Schmerzreaktionen. Im übrigen hat die mangelnde Elastizität der überwiegend aus Kollagen bestehenden Bandscheibe auch mit der oft durch Säure bedingten Alterung des Kollagengewebes zu tun.
Operationen helfen bei Bandscheibenschäden oft nur bedingt, da Narben entstehen können, die neue Schmerzen hervorrufen. Bevor sich ein Patient unters Messer begibt, sollte er deshalb zumindest versuchen, eine Linderung der Beschwerden durch Entsäuerung zu erreichen.

Bindegewebsschwäche

Bindegewebsschwäche ist eine durch ein Übermaß an Säure verursachte vorzeitige Alterung und Verkümmerung des Bindegewebes, das in der Regulierung des Säure-Basen-Haushalts, im Speichern von Nährstoffen und Schadstoffen sowie im Wasserhaushalt des Körpers eine lebenswichtige Rolle spielt. Bei fortdauernder, jahrelanger Überlastung läßt die Speicherkapazität nach, die Filterfunktion des Bindegewebes versagt mehr und mehr. Aber auch ein geschwächtes Bindegewebe läßt sich durch eine konsequente Entsäuerung wieder aktivieren. Die Speicherkapazität wird zwar nie wieder so groß wie in der Jugend – aber bei basenbetonter Lebensführung ist das schließlich dann auch nicht nötig.

Bindehautentzündung

Ein säurebelasteter Körper neigt ganz allgemein zu Entzündungen, da die Säure den Sympathikus des vegetativen Nervensystems beeinflußt. Der kurbelt das Immunsystem an, er läßt Fieber entstehen und begünstigt aber auch Entzündungen. Beim Säurekranken werden die Augen empfindlicher, sie neigen zur Entzündung der Bindehaut, der Hornhaut und der Lidränder. Auch die Lichtempfindlichkeit wird erhöht. Bei konsequenter Entsäuerung verschwinden im Normalfall diese Symptome.

Blutdruck

Zu hoher Blutdruck ist nicht nur ein Risikofaktor für Herzinfarkt und Schlaganfall – er kann dem Menschen das ganze Leben vermiesen. Etwa sieben Millionen Deutsche haben zu hohen Blutdruck, und die Hälfte von ihnen weiß es noch nicht einmal. Schwedische Wissenschaftler haben nachgewiesen, daß hoher Blutdruck beim Menschen die Lebenslust senkt. Bei Männern ist er verantwortlich für sexuelle Probleme wie Erektions- und Orgasmusstörungen. Hoher Blutdruck kann auch Sehstörungen, Herzbeschwerden, Schwindel und Kopfschmerzen auslösen. Erhöhter Blutdruck führt zur Verringerung des Sauerstoffangebotes für den Herzmuskel und damit für den ganzen Organismus. Er läßt die Wände der Blutgefäße verschleißen und stört den Blutfluß.
Eine unlängst in Innsbruck gemachte Studie (siehe auch → Blutfette) mit Teilnehmern, die Basenpräparate erhielten, zeigte, daß bei diesen Patienten der Blutdruck deutlich gesenkt werden konnte. Und es trat auch ein scheinbarer Widerspruch auf, denn bei diesen Patienten ging der Natriumgehalt im Blut zurück, obwohl reichlich Natriumbikarbonat mit den Basenpräparaten zugeführt wurde – ein praktischer Beweis dafür, daß das Natrium aus Kochsalz, das bekanntlich den Blutdruck erhöhen kann, im Stoffwechsel biochemisch anders verarbeitet wird als das Natrium aus dem doppelkoh-

lensauren Natron. Deswegen sollte bei Mineralwasser darauf geachtet werden, daß es zwar einen geringen Gehalt an Kochsalz ($NaCl$), aber einen möglichst hohen Gehalt an Natriumbikarbonat ($NaHCO_3$) hat.

Blutfette

Eine Säuretherapie ist in der Lage, die Blutwerte deutlich zu verbessern. Das hat jedenfalls die oben erwähnte Innsbrucker Studie ergeben. In einer Gruppe von 60 Menschen zwischen 20 und 83 Jahren wurde eine ärztlich kontrollierte Intensivdiät durchgeführt, wobei ein Teil dieser Patienten zusätzlich Basenpräparate erhielt, der andere Teil bekam Scheinpräparate (Placebos).
Eindrucksvolles Ergebnis der Studie: In beiden Gruppen verbesserten sich die Blutwerte, insbesondere die Fettwerte für Cholesterin und die Triglyzeride, die beide als Risikofaktor für Herz-Kreislauf-Erkrankungen gelten. Auch der durchwegs erhöhte Wert von Fibrinogen ging zurück. Fibrinogen ist die Vorstufe des körpereigenen Klebstoffes Fibrin, der die Blutgerinnung bewirkt. Wenn sich Blutgerinnsel bilden und lebenswichtige Gefäße verstopfen, liegt gewöhnlich schon vorher ein erhöhter Fibrinogenspiegel vor.

Basen senken Blutfettwerte

Die Verbesserung der Blutwerte führen die Wissenschaftler auf eine biochemische Leberaktivierung durch die verabreichten Basenmineralien zurück. In der Gruppe, die ausschließlich Diät machte und keine Basenmineralien bekam, ist schon die verbesserte Zusammensetzung der Nahrung ausreichend gewesen, um die Werte zu verbessern. Durch die Einnahme von Basen-Mineral-Pulver wurden die Cholesterinwerte noch weiter gesenkt.

Bronchitis

Da die Anfälligkeit für Infektionskrankheiten in einem säurebelasteten Körper ansteigt, sind bei Menschen mit Übersäuerung sehr häufig Infektionen des Lungenbereichs wie akute oder chronische Bronchitis zu beobachten. Vor allem bei Rauchern verschiebt sich die Stoffwechsellage zusätzlich in den sauren Bereich. Nach wissenschaftlichen Untersuchungen hemmt das Zigarettenrauchen die Bildung von Natriumbikarbonat aus den Belegzellen des Magens.

Depressive Stimmungen

Es gibt im übersäuerten Organismus als Folge der Beeinflussung des Sympathikus im vegetativen Nervensystem auch so etwas wie eine psychische Säurestarre. Bei depressiven Patienten liegt im Regelfall eine hochgradige Übersäuerung (Azidose) vor. Diese begünstigt depressive Verstimmungen, Reizbarkeit und Hysterie. Siehe auch → Antriebsschwäche, → Schlafstörungen, → Erschöpfung, → Streßanpassung, → Müdigkeit.

Diabetes

Die Zuckerkrankheit (auch Diabetes mellitus) ist jedem Arzt geläufig als eine Krankheit, die eine oft lebensgefährlich saure Stoffwechsellage erzeugt. Bei Diabetikern besteht immer die Gefahr einer akuten Übersäuerung (Azidose), die ins Koma übergehen und dann tödlich enden kann.

Säureforscher glauben, daß neben einer Erbanlage für Diabetes auch die Säurebelastung des Organismus schon im Kindes- und Jugendalter eine entscheidende Rolle spielt. Fest steht jedenfalls, daß durch eine übermäßige Beanspruchung der Bauchspeicheldrüse deren Funktion gestört wird und die Produktion des Hormons Insulin massiv nachläßt. Dieses Bild ergibt sich beim Diabetes vom Typ I.

Beim Diabetes vom sogenannten Typ II, der 90 Prozent aller

Krankheitsfälle ausmacht, läßt die Fähigkeit des Organismus nach, das von der Bauchspeicheldrüse angebotene Insulin in Leber, Muskeln und Fettgewebe zu verarbeiten. Das Insulin bewirkt normalerweise den Transport von Traubenzucker als Brennstoff in die Muskel- und Fettzellen und die Verwandlung von Traubenzucker in organische Stärke, die in Muskeln und Leber eingebaut wird.

Wenn diese Aufgabe nur noch unvollkommen erledigt wird (man nennt das auch Insulinresistenz), steigt die Konzentration von Zucker im Blut. Das Fehlen oder das mangelhafte Verarbeiten von Insulin bewirkt einen übermäßigen Abbau des Fettgewebes im Körper. Dadurch entstehen ständig – wie bei einer extremen Abmagerungskur – sogenannte Ketonkörper, die aus Fettsäuren gebildet werden. Diese Ketonkörper verstärken noch die saure Stoffwechsellage. Der Säurefachmann Dr. Worlitschek hat bei seinen Patienten beobachtet, daß es auch bei übersäuerten Nichtdiabetikern zu ausgesprochen diabetischen Stoffwechselstörungen kam.

Jedenfalls liegt schon vor der Zuckerkrankheit meist eine jahrelange heimliche (latente) Übersäuerung vor. Zu den Folgen dieser Stoffwechsellage zählen massive Durchblutungsstörungen, die zu offenen Füßen führen können, Osteoporose, Arteriosklerose und erhöhte Blutfettwerte.

Insulin – mehr Hilfe ohne Säure

Eine Entsäuerungsbehandlung von Diabetespatienten kann helfen, den Zuckerspiegel zu normalisieren und vor allem den Wirkungsgrad des Insulins zu verbessern. Früher, als weder Antidiabetika noch Insulin bekannt waren, wurde den Patienten einfach bis zu 30 Gramm Bikarbonat am Tag verschrieben.

Durchblutungsstörungen

Durch Säure wird das Blut weniger fließfähig, weil die scheibchenförmigen roten Blutkörperchen starr und unverformbar werden - ein Fall von Säurestarre, der bewirkt, daß die »Briefträger« für unseren Sauerstoffhaushalt ihre Post nicht mehr loswerden, weil sie in die zu engen Gassen unserer kleinsten Blutgefäße nicht mehr hineinkönnen. Zu enge Gassen - das kann aber auch die größeren Blutgefäße (Arterien) betreffen, in denen sich Ablagerungen absetzen - als Folge einer falschen Lebensweise und der nachlassenden Elastizität der Gefäßwände. Meist handelt es sich bei den Ablagerungen um eine Mischung aus Cholesterin und anderen Blutfetten, manchmal auch um Kalk (früher sprach man generell von Verkalkung, was aber den Sachverhalt nur sehr unpräzise beschreibt).

Solche Gefäße verengen sich, lassen nicht mehr das nötige Blut durch. In schweren Fällen spricht man von der arteriellen Verschlußkrankheit, Angiopathie oder (oft sind Raucher betroffen) dem Raucherbein. Der Sauerstoffmangel als Folge der fehlenden Durchblutung führt dazu, daß das Gewebe in ganzen Bereichen z.B. der Beine abstirbt.

Ekzeme

Ekzeme sind juckende, entzündliche Veränderungen der Haut, die häufig → Allergien zum Auslöser haben. Die Bereitschaft, solche Hautallergien zu entwickeln, wird durch Übersäuerung gefördert: Sie regt das Lymph- und das Abwehrsystem zu überschießenden Reaktionen an.

Erschöpfung

Die rasche Ermüdung, die sich aus der Überreizung des Sympathikus in einem übersäuerten Organismus ergibt, bewirkt bei den meisten Betroffenen ein dauerndes Gefühl der Erschöpfung, der mangelnden Leistungsfähigkeit. Erwiesenermaßen bewirkt eine basische Stoffwechsellage nicht nur Fröhlichkeit und gute Laune, sondern auch Spannkraft, erhöhte Ausdauer und als Grundlage für die Erholung eine gesunde Müdigkeit, gefolgt von erholsamem Schlaf.

Fieber

Die erhöhte Körpertemperatur bei Infektionskrankheiten ist wichtig, denn sie fördert die Bildung von Abwehrsubstanzen im Blut und hilft, Krankheitserreger abzutöten. Dauernd erhöhte Körpertemperatur auch ohne Vorliegen einer Infektion kann die Reaktion des vegetativen Nervensystems auf einen Säurereiz im Organismus sein.

Fieber kann aber auch auf der übermäßigen Produktion von Gewebszerfallsprodukten (z.B. bei einer krankhaften Verdauung) oder auf seelischer Belastung durch Kummer, Streß oder Überforderung im Beruf beruhen. Das sind allesamt Auslöser bzw. Folgen von Übersäuerung im Körper. Derart erhöhte Temperatur, auch wenn sie nur gering ist, strapaziert auf Dauer den gesamten Organismus und führt zu überschießenden Reaktionen des Immunsystems.

Gallensteine

In einem übersäuerten Körper wird der Regelkreis der Leber gestört, die zusammen mit Gallenblase und Bauchspeicheldrüse zu den Hauptregulatoren des Säure-Basen-Gleichgewichtes zählt. Die Leber stellt täglich etwa einen Liter Gallenflüssigkeit her, die benötigt wird, die Fette aus der Nahrung zu zerlegen. Außerhalb der Verdauungsvorgänge wird Galle in der Gallenblase gespeichert. Nun benötigt die Galle aber einen hohen Anteil des vom Magen gebildeten Basenstoffes Natriumbikarbonat, um flüssig zu bleiben. Ist zuwenig davon vorhanden, wird das in der Galle gelöste Cholesterin zu einem festen Stoff, der sich mit Fettstoffen der Galle, bisweilen auch mit Kalzium zu Steinen verbindet. Durch eine basenbetonte

Ernährung kann also der Bildung von Gallensteinen wirksam vorgebeugt werden.

Gastritis

Als Gastritis bezeichnet man die Magenschleimhautentzündung als Folge von übermäßiger Säureproduktion der Belegzellen des Magens. Ursache ist ein Mangel an basischen Stoffen, die zur Neutralisierung des vom Magen abgegebenen, sauren Speisebreis im Zwölffingerdarm benötigt werden. Das Übermaß an Säure greift die schützende Schleimhaut des Magens an, Entzündungen und Magenbeschwerden sind die Folge. Durch die entzündliche Reizung kommt es zu Magenkrämpfen, die in Bereichen der Magenwand Blutleere erzeugen. Bevorzugt in diesen Bereichen läßt die Abwehrkraft nach, die Magensäure zerstört die Magenschleimhaut, die Magenwand wird angegriffen, es bilden sich → Magengeschwüre.

Gedächtnisschwäche

Durch die Übersäuerung im Körper kommt es zu einer Überfunktion des Sympathikus im vegetativen Nervensystem. Diese Überfunktion fördert die Neigung zu Verkrampfungen der Muskulatur – und zwar nicht nur der Rücken-, Nacken- und Wadenmuskeln, sondern auch der sogenannten glatten Muskulatur, die Darm und Blutgefäße in Bewegung hält bzw. erweitert oder verengt. Die durch Verkrampfung entstehende Verengung der Blutgefäße kann aber auch zu einer mangelhaften Versorgung des Gehirns führen – Gedächtnisschwäche, Konzentrationsstörungen, Kopfschmerzen und Vergeßlichkeit können die Folge sein.

Gicht

Jedes Medizinlexikon meldet, daß Gicht eine der häufigsten Zivilisationskrankheiten ist, als sei das Übermaß an Harnsäure, das die schmerzhafte Gicht bewirkt, einfach ein unaus-

weichliches Begleitübel unseres Wohlstandes. In der Tat hat die moderne Medizin inzwischen herausgefunden, welche Nahrungsmittel und Lebensumstände der Gicht förderlich sind. Aber kaum irgendwo steht zu lesen, was die Gicht in Wirklichkeit ist:
Gicht bzw. erhöhte Harnsäurewerte im Blut sind neben dem Sodbrennen die ersten Anzeichen einer Säurekatastrophe im menschlichen Körper.

Wie es zur Gicht kommt
Harnsäure ist von allen Säuren, die in unserem Organismus entstehen, diejenige, die sich am schwersten in Flüssigkeit löst. Sie ist deshalb auch die Säure, die sich bei einem Mangel an basischen Stoffen am schnellsten konzentriert. Denn die leichter löslichen Säuren werden noch am ehesten vom Bindegewebe gespeichert und bei einer Basenflut schnell neutralisiert. Für die Neutralisierung der langsam löslichen Harnsäure aber reichen die Basenreserven dann nicht mehr.
Nun kommt es zu den bekannten Gichtsymptomen: Ein Gelenk, in dem sich Harnsäurekristalle ihr Depot gesucht haben, schwillt schmerzhaft an. Meist ist es das Gelenk einer großen Zehe, betroffen sein können aber auch Schulter- und Ellenbogengelenke. Im weiteren Verlauf können Gichtknoten in der Ohrmuschel auftreten, aber auch Sehnenscheiden und Schleimbeutel können sich durch die Ablagerung der Harnsäure entzünden und unerträglich schmerzen.

Die gefährlichste Begleiterscheinung der Gicht ist die allmähliche »Versteinerung« der Niere, die durch die Ablagerung nicht gelöster Harnsäurekristalle zustande kommt. Dadurch

kann die ohnehin säurebelastete Niere mit der Zeit völlig funktionsuntüchtig werden.
Noch nicht befriedigend geklärt ist die Frage, weshalb Männer 10- bis 50mal so häufig betroffen sind wie Frauen.
Daß die Neigung zur Entwicklung von Gicht erblich ist, ist bekannt. Aber die erbliche Anlage schreibt nicht zwingend auch den Ausbruch der Krankheit vor. In Notzeiten, in denen es wenig zu essen gibt (vor allem wenig Eiweiß), sinkt erfahrungsgemäß die Zahl der Gichterkrankungen drastisch. Durch entsprechende Lebensführung kann also jeder Mensch vorbeugen.
Oft kann schon die Reduzierung des Körpergewichts die Harnsäurewerte normalisieren. Abgeraten wurde bisher immer von radikalen Fastenkuren zu diesem Zweck. Begründung: Der Abbau von Fettgewebe führe zur Produktion neuerlicher Säure. Säureforscher sind da jedoch anderer Meinung. Wird nämlich der Weg des Entsäuerungsheilfastens gewählt, wie er auf Seite 142f. beschrieben wird, dann erhält der Körper ausreichend Basenstoffe, um die sauren Stoffwechselvorgänge zu neutralisieren. Denn die Basenstoffe sind in der Lage, die entstehende Säure zu binden und ohne weitere Belastung der Nieren schadlos aus dem Körper zu entfernen.
Als Dauertherapie bei Gicht ist eine optimale Versorgung des Körpers mit Basenstoffen weit empfehlenswerter als Medikamente, die zwar die Bildung von Harnsäure hemmen, aber erhebliche Nebenwirkungen haben können.

Haarausfall

Immer mehr Patientinnen, die meßbare Übersäuerungszustände haben, klagen über Haarausfall. Eine der Ursachen für diese Erscheinung ist vermutlich die nachlassende Versorgung der feinsten Blutgefäße mit Sauerstoff und Nährstoffen. Zudem verändert die Säure in einem überlasteten Organismus auch die Talgproduktion der Drüsen und die gesamte Haargesundheit. Ein dritter Grund kann bei Frauen aber auch

darin bestehen, daß sie unter beruflicher und/oder familiärer Streßbelastung vermehrt Streßhormone wie Adrenalin und Thyroxin bilden, die ihrerseits den Anteil der männlichen Hormone im Körper der Frau ansteigen lassen.
Adrenalin aber führt bei Frauen automatisch zur verstärkten Bildung des Männlichkeitshormons Testosteron. So erklären Hormonspezialisten jedenfalls die Veränderung des Haarwachstums bei Frauen, bei denen die Neigung zu Damenbart und zur Behaarung an Beinen und Brust zunimmt (Hirsutismus), während das Haupthaar oft dünner wird oder ausfällt. Wird mit basenreicher Kost die → Streßanpassung des Körpers verbessert, kann aber auch ein so entstandener Haarausfall gestoppt werden.

Hauterkrankungen

Ungesunde Haut, wie sie in den verschiedenen Stadien der Übersäuerung beobachtet werden kann, erscheint krankhaft blaß oder ungesund rot, sie kann ins Graue und Grünliche spielen. Auch Gelb- und Brauntöne deuten auf krankhafte Vorgänge (z.B. einen Leberschaden) hin. Vor dem geübten Blick des Arztes ist die Beschaffenheit der Haut wie ein Krankheitsbericht. Und in vielen Fällen kann er ablesen, in welchem Stadium der Übersäuerung sich der Patient befindet bzw. welches Organ am stärksten geschädigt ist.
Hauterkrankungen wie Ekzeme, Neurodermitis, aber auch die Neigung zu Sonnenbrand haben allesamt mit Übersäuerung zu tun. Überschießende Abwehrreaktionen des Immunsystems (→ Allergien) gehen bei Entsäuerungstherapien deutlich zurück oder verschwinden ganz.

Herzinfarkt

Voraussetzung für diesen häufig tödlich verlaufenden Eintritt der lokalen Säurekatastrophe am Herzmuskel ist eine jahrelange Übersäuerung des Körpers. Bezeichnenderweise gelten

all jene Faktoren, die wir als unermüdliche Säureerzeuger kennengelernt haben, auch als Risikofaktoren für den Herzinfarkt: falsche Ernährung, Genußgifte wie Nikotin und Alkohol, Übergewicht, Bewegungsmangel, hoher Blutdruck, Streß, Sorgen, Angst, Unzufriedenheit, Aggressionen.
Ein optimal regulierter Säure-Basen-Haushalt wird deshalb kaum zu Herzbeschwerden, Herzinfarkt oder Schlaganfall führen. Die Entsäuerung ist vor allem auch in der Aufbauphase nach einem erlittenen Herzinfarkt (bei der sogenannten Rehabilitierung) hilfreich.

Herzrhythmusstörungen

Ein menschliches Herz hat zwei nervliche Steuerzentren: einmal die in ihm befindliche Nervenstruktur, die dafür sorgt, daß es sich überhaupt bewegt; zum zweiten das vegetative Nervensystem, das dafür sorgt, daß das Herz schneller oder langsamer schlägt – je nach Blut- und Sauerstoffbedarf des Körpers. Das vegetative Nervensystem in einem übersäuerten Organismus regt wegen der Überaktivität des Sympathikus das Herz zu übermäßiger Tätigkeit an. Das Mißverhältnis zwischen tatsächlichem Bedarf des Körpers und den Anordnungen des Steuersystems führt auf Dauer zwangsläufig zu krankhaften Vorgängen. Die harmlosesten sind immer noch die nervösen Herzleiden, die angeblich keine krankhafte Ursache haben, weil keine Fehlfunktion bei der Herzstrommessung im Elektrokardiogramm (EKG) zu erkennen ist. Patienten mit diesen Beschwerden werden oft als eingebildete Kranke, als Hypochonder abgestempelt.

Hexenschuß

Siehe → Rückenschmerzen

Meßbare Herzerkrankungen

Bei meßbaren Herzrhythmusstörungen bringen die Signale des vegetativen Systems den Rhythmus der Herzarbeit bereits erheblich durcheinander. In manchen Fällen ist aber auch das Nervenleitsystem des Herzens selbst geschädigt. Dadurch kommt es zu Herzstolpern bzw. zu Herzflimmern. Daß alle diese Störungen durch Normalisierung des Säure-Basen-Haushaltes behoben werden können, hat man in der Praxis immer wieder erlebt.

Für die Herzerkrankungen werden gewöhnlich hoher Blutdruck, Giftstoffe und übermäßige Sportbelastung in der Jugend verantwortlich gemacht. Solche Schädigungen führen aber erst dann zu Herzbeschwerden, wenn eine Übersäuerung hinzukommt. Dann treten zuerst Schmerzen auf, für die keine Ursache gefunden werden kann. Im zweiten Stadium kommt es zu Angina pectoris, im dritten Stadium zum Herzinfarkt.

Hörsturz

Der Hörsturz, auch Tinnitus oder Ohrensausen genannt, äußert sich durch plötzlichen Hörverlust in einem Ohr, begleitet meist von störenden Geräuschen wie Zischen, Rauschen oder Klingeln. Es können auch Druckgefühle oder Schwindel auftreten.

Nach Maßgabe der Schulmedizin ist die Ursache für den Hörsturz nicht eindeutig geklärt. Man weiß wohl, daß Durchblutungsstörungen, Gefäßveränderungen, Thrombosen (also Gefäßverschlüsse durch Blutgerinnsel), Virusinfekte, Streß, Kummer und Lärm eine Rolle spielen. Die entscheidende Ursache aber dürfte sein, daß unter den mannigfaltigen Streßbelastungen im Alltag in einem übersäuerten Organismus die Durchblutung in den feinsten Haargefäßen des Kreislaufs – wie sie u.a. das Innenohr versorgen – gestört ist:

- Einmal durch die verschlechterte Fließfähigkeit des Blutes (Säurestarre)
- Zum anderen wegen der Neigung der Gefäßmuskulatur zur Verkrampfung
- Schließlich wegen der mutmaßlichen Ablagerungen von Säurekristallen an den feinen Haarzellen, den Nervenzellen des Gehörs

Der Hörsturz wird neuerdings auch Infarkt im Ohr genannt. Mit dem Herzinfarkt hat er eines gemeinsam: Wenn nicht sofort die Durchblutung des Innenohres verbessert wird, kann der Zustand leicht ins Chronische übergehen.

Daß Fehlschläge im Beruf oder übermäßige Arbeitsbelastung der Auslöser für den Hörsturz sind, liegt nahe: Diese seelische Belastung verstärkt oft sehr massiv die saure Stoffwechsellage. Bei zwei von drei Hörsturzpatienten konnte festgestellt werden, daß sie unter ständig belastender Verantwortung stehen, extrem lange Arbeitszeiten absolvieren und immer unter höchster Konzentration arbeiten müssen.
Die Behandlung des Hörsturzes besteht konventionell in Maßnahmen, die zumindest als Begleitmaßnahmen das Säureklima im Körper in Richtung basisch verändern: in intensiver Sauerstoffversorgung, in Medikamentengaben, die die Durchblutung – vor allem die Verformbarkeit der roten Blutkörperchen und die Durchlässigkeit der Gefäßwände für Sauerstoff und Nährstoffe – verbessern, und schließlich in Entspannungstechniken wie etwa autogenem Training, das ebenfalls den Folgen der Übersäuerung entgegenwirkt, weil es den beruhigenden Parasympathikus des vegetativen Nervensystems anregt.

Infektionsanfälligkeit

Milchsäure, wie sie in bestimmten Käsesorten oder im Sauerkraut vorkommt, ist zwar hervorragend für die Gesundheit, da sie die richtigen Darmbakterien nährt und fördert und da-

mit für eine gute Verdauung sorgt. Milchsäure entsteht aber auch im Körper durch die Verstoffwechselung von Kohlenhydraten, und zwar in allen Körperzellen.
Wenn diese Milchsäure in der Zelle verbleibt (Ärzte sprechen dann von einer zellulären Azidose), ist die Zelle anfälliger für das Eindringen und die Vermehrung von Viren. Wird die Zelle jedoch ihre Säurelast an das Blut los – was nur in einem Körper möglich ist, der nicht schon übermäßig durch Säure aus der Nahrung belastet wird –, ist sie gegen Krankheitserreger besser gewappnet.

Ischiasbeschwerden

Siehe → Rückenschmerzen

Kalte Hände und Füße

Das ist ein Durchblutungsproblem, wird jeder Arzt einem Patienten sagen, der über solche Symptome klagt. Recht hat er. Aber woher genau kommt dieses Durchblutungsproblem?
Es wurde bereits beschrieben, wie Säure zur vorzeitigen Vergreisung des Bindegewebes und des Gerüsteiweißstoffes Kollagen sowie zum vorzeitigen Verschleiß der Blutgefäße führt (siehe Seite 37). In jungem Zustand hält das Kollagen unsere Blutgefäße geschmeidig und anpassungsfähig. Gealtertes Kollagen ist dagegen steif und unelastisch. Das kann zu schweren → Durchblutungsstörungen führen, weil sich die Gefäße nicht mehr im erforderlichen Maß enger oder weiter stellen können.

Körpergeruch

Bei chronisch übersäuerter Stoffwechsellage können mit dem Schweiß über die Haut vermehrt Säuren und Giftstoffe ausgeschieden werden. Diese Stoffe können einen höchst unangenehmen Körpergeruch bewirken. Manche Menschen leiden unter heftigem, saurem Nachtschweiß, wenn die Niere mit der nächtlichen Entsäuerung überfordert ist.

Eine Entsäuerungstherapie hat in vielen Fällen nicht nur den Körpergeruch, sondern auch das übermäßige Schwitzen von Händen oder Füßen behoben.

Konzentrationsstörungen

Darunter versteht man die mangelnde Fähigkeit, sich auf eine bestimmte Aufgabe zu konzentrieren, ohne daß ein seelischer Grund wie die erste große Liebe oder ein Trauerfall vorliegt. Konzentrationsstörungen zählen zu den Auswirkungen, die das vegetative System bei Übersäuerung verursacht. Der Einfluß der Säure auf den Sympathikus bewirkt schlechte Laune, rasche Ermüdung und Nachlassen der Konzentrationsfähigkeit. Verstärkt wird das Problem gewöhnlich durch → Durchblutungsstörungen, die den Denkprozeß behindern. Patienten berichten immer wieder nach einer Entsäuerungstherapie, daß ihnen die Lösung von Aufgaben, die ihnen vorher schier unlösbar erschienen, jetzt spielend leicht fällt.

Kopfschmerzen

Kopfschmerzen gehören mit zum normalen Katalog von Krankheitsanzeichen, den Patienten mit einer heimlichen Übersäuerung (latente Azidose) beim Arzt vortragen.
Diese Kopfschmerzen sind im Zusammenhang mit Kreislaufstörungen und erhöhtem Blutdruck zu sehen, der durch die Überaktivität des Sympathikus in einem übersäuerten Organismus bewirkt wird.
Daß schon eine basenreiche Ernährung, ergänzt um basische Mineralien, einen starken Effekt ausüben kann, zeigte die erwähnte Innsbrucker Studie, bei der 60 Patienten mit deutlicher Übersäuerung drei Wochen lang Diät hielten. Die Patienten, die bei Beginn der Studie an leichten bis mäßigen Kopfschmerzen litten, gaben hinterher kaum noch Beschwerden an.
Schon im Jahr 1892 berichtet ein Arzt anhand seiner eigenen Leidensgeschichte über säurebedingten Kopfschmerz. Der Me-

diziner, der sich viel mit dem Problem der Harnsäurekonzentration befaßt hatte, strich tierisches Eiweiß wie Fleisch und Fisch aus seinem Speiseplan. Nach wenigen Monaten war er seine furchtbaren Kopfschmerzen los.

Krebs

Beim Thema »Krebs« werden verantwortungsbewußte Ärzte verständlicherweise zurückhaltend, auch wenn sie recht gute Ergebnisse vorlegen können. Das Allheilmittel hat schließlich bisher keiner gefunden, und es grenzt auch an Grausamkeit, vorschnell Hoffnungen bei leidenden Patienten zu wecken. Neben Faktoren wie Umweltgiften oder Veranlagung gehört wahrscheinlich auch die Übersäuerung zu den Auslösern einer Krebserkrankung.

- Es gibt reihenweise praktische und theoretische Hinweise, daß Krebspatienten zumindest in punkto Lebensqualität von einer Entsäuerungstherapie profitieren. Der Naturheiler Rudolf Darmstädter schreibt: »Durch die Neutralisation des Säureüberschusses wird der vitalen Krebszelle gleichsam der Nährboden entzogen, den sie für ihr beschleunigtes Wachstum benötigt. Aber nach wie vor bedingen die rechtzeitige Entdeckung und die entsprechenden chirurgischen, eventuell auch radiologischen und arzneilichen Maßnahmen die besten Chancen für eine günstige Prognose.«
- Etwas deutlicher und zuversichtlicher ist der Säureexperte Gottfried Segger: »Krebs entsteht nur in saurem Milieu. Und die einzig wirksame Krebsprophylaxe ist u.a. eine säurefreie Ernährung. Denn ist das Säure-Basen-Gleichgewicht einmal chronisch gestört, sind die Folgen für den Körper unübersehbar und von großer Tragweite. Von ständig schlechter Laune, Müdigkeit, Reizbarkeit und Depressionen bis hin zu Rheuma, Arthritis, Allergien, Magen- und Darmbeschwerden, Gebißverfall und dem Säuretod durch Herzinfarkt und Krebs reichen die mannigfachen Folgen.«

Den Mechanismus der Krebsentstehung durch Übersäuerung versuchte der Mediziner J. Kuhl in seiner Arbeit über »Arznei- und Ernährungsbehandlung gutartiger und bösartiger Geschwülste« zu erklären. Ähnlich wie bei der gesteigerten → Infektionsanfälligkeit ist auch hier der Hauptfaktor ein Übermaß an entstehender Milchsäure in unzureichend mit Sauerstoff versorgten Zellen: »Eine Zellatmungsstörung finden wir bei jeder chronischen Erkrankung. Ebenso die Milchsäuregärung in den Körperzellen und Geweben. Aber nur die toxische (also giftige) Konzentration der Milchsäure ist beim Krebs für die Geschwulstbildung entscheidend.« Die Entsäuerungstherapie verspricht nicht nur eine Schmerzlinderung; sie kann auch eine deutliche Besserung des Krankheitszustandes herbeiführen.

Leberschwäche

Das Zentralorgan des Säure-Basen-Haushaltes, die ca. 1,5 Kilogramm schwere Leber, hat die Aufgabe, Nährstoffe und Mineralien zu verteilen oder zu speichern bzw. anfallende Giftstoffe aus dem Körperstoffwechsel zu entsorgen. Die Leber ist auch unsere Energiezentrale, die bei Bedarf sogar Fette in Kohlenhydrate und umgekehrt umwandeln kann. Die Leber reagiert allerdings wie ein empfindliches Meßgerät auf den Säurewert des Organismus. Für die Herstellung der Galle braucht die Leber eine Menge an Basen (Natriumbikarbonat). Der Magen als kochsalzspaltendes Organ ist dabei wichtigster Lieferant. Man muß also nicht lange suchen, um die Ursache für scheinbar grundlose Leberstörungen oder Leberentzündungen (Hepatitiden) zu finden.

Bei der Innsbrucker Studie (siehe Seite 48) hatten zu Beginn der Basendiät 63,3 Prozent der Teilnehmer eine tastbar vergrößerte Leber. Am Ende der Studie hatte nur noch jeder vierte ein vergrößertes Organ – bei 76,7 Prozent der Teilnehmer hatte sich durch die vermehrte Aufnahme von Basen die Leber regeneriert und normalisiert.

Magengeschwüre

Voraussetzung für die Bildung eines Magengeschwürs ist grundsätzlich eine länger andauernde Übersäuerung des Organismus. Denn sie zwingt den Magen, auch dann Säure zu produzieren, wenn eigentlich keine Nahrung zu verdauen ist, weil die basenspendenden Organe Leber und Bauchspeicheldrüse zur Neutralisierung der im Magen gesäuerten Nahrung im Darm die bei der Kochsalzspaltung im Magen entstehenden Basen (Natriumbikarbonat) unbedingt brauchen (siehe auch → Gastritis). Die Entstehung des Magengeschwürs in Abhängigkeit vom Salzsäurekreislauf des Magens und die Möglichkeit der Heilung sind ausführlich im Kapitel »Säure im Körper«, Seite 22ff., beschrieben.

Migräne

Siehe → Kopfschmerzen

Müdigkeit

Müdigkeit ist einer der markanten Faktoren der allgemeinen Erschöpfungsneigung, die bei übersäuerten Menschen zu beobachten sind. Meist klagen die Betroffenen über chronische Müdigkeit, die ihnen jegliche Lebensfreude nimmt. Dazu gehören auch → Schlafstörungen, → Konzentrationsstörungen und → Gedächtnisschwäche.

Müdigkeit ist, vom Standpunkt des Säureforschers aus betrachtet, eine Begleiterscheinung der permanenten Überreizung des Organismus durch das vegetative Nervensystem.

Eigentlich steuert der Sympathikus das Wachsein und die Reaktionsbereitschaft. Der Körper erschöpft sich jedoch, wenn er andauernd durch den Säurereiz zur Höchstleistung angespornt werden soll, dafür aber nicht die erforderlichen Voraussetzungen durch entsprechende Erholung findet.

Die betroffenen Patienten leiden – scheinbar widersprüchlich – zugleich unter extremer Müdigkeit und dauernden

Schlafstörungen. Die notwendige Erholung, die ein solcher Mensch bräuchte, wird ihm durch den Zwang zum Wachsein verwehrt, den ihm das vegetative Nervensystem auferlegt. Daß ein solcher Mensch dann tagsüber müde und schlapp ist, wenn er eigentlich Leistung erbringen soll, liegt auf der Hand. Daß ein solcher Zustand aber veränderbar ist, zeigt die Innsbrucker Säurestudie (siehe Seite 48): In nur drei Wochen ging die mäßige bis starke Erschöpfungsneigung der 60 Testpersonen deutlich zurück, als ihnen eine basenreiche Diät, teilweise kombiniert mit Basenmineralien, verabreicht wurde.

Multiple Sklerose

Für die multiple Sklerose (MS) gilt Ähnliches wie für die Krebskrankheit: Es wäre verfehlt und unverantwortlich, vorschnelle Hoffnungen zu wecken. Allerdings legt das neue Verständnis der Wirkungsweise einer Übersäuerung die Überlegung nahe, ob nicht die Säuretherapie bei dieser schlimmen Krankheit des Nervensystems eine bisher nicht erkannte Rolle spielt.

Obwohl multiple Sklerose eine der schwersten und häufigsten Erkrankungen des Nervensystems ist, ist die Ursache nach wie vor unbekannt. Der Krankheitsverlauf ist nicht vorhersehbar, da MS häufig in Schüben verläuft. Fest steht nur, daß bei dieser Erkrankung die sogenannte Markscheide, also die schützende Hülle der Nerven, geschädigt wird. Im weiteren Verlauf kann es zu einer Schädigung der Nerven selbst kommen, die dann auch nicht mehr rückgängig zu machen ist. Die Markscheiden sind aber sozusagen die Ausläufer des Bindegewebes, die auch die Nerven mit Nährstoffen versehen müssen. Säureforscher sprechen übrigens von Sklerosen, wenn derartige Bindegewebszellen die im Übermaß vorhandenen Säurekristalle an ihren Wänden ablagern und dadurch verhärten (sklerosieren). In einem solchen Fall sind die Versorgung und die Entsorgung der Zellen behindert oder vollkommen abgeschnitten.

Es wäre mit Sicherheit lohnend, bei MS-Kranken die Entsäuerungstherapie zu versuchen. Eine Schweizer Ärztin hat bereits von erstaunlichen Erfolgen bei der Behandlung von MS-Kranken berichtet, nachdem sie eine hochdosierte Basentherapie mit der Gabe bestimmter essentieller Fettsäuren verband.

Mundgeruch

Siehe auch → Körpergeruch. Wenn sich der Mundgeruch nicht durch sorgfältiges Zähneputzen und Mundpflege beheben läßt, liegt oft eine organische Ursache vor. Mundgeruch zählt mit zu den normalen Anzeichen einer chronischen Übersäuerung. Natürlich muß ausgeschlossen werden, daß eine schwere Lebererkrankung (typischer Azetongeruch) oder eine bösartige Erkrankung der Lunge vorliegt, die sich ebenfalls gerne durch üblen Atem bemerkbar machen. Ansonsten sind Säureschäden an Leber, Gallenblase oder Bauchspeicheldrüse häufig die Verursacher.

Solche Schäden führen zu mangelhafter Verdauung der übersäuerten Nahrung, die im Zwölffingerdarm nicht mehr hinreichend neutralisiert werden kann. Auf diese Weise gelangen Nahrungsbestandteile unzureichend aufgeschlossen in tiefere Darmabschnitte, wo sie in Gärung oder Fäulnis übergehen können. Gasförmige Produkte, die dabei entstehen, werden über das Blut zur Lunge transportiert und abgeatmet. Über den Kreislauf gelangen Fäulnisstoffe aber auch zu den Schleimhäuten, u.a. zu der Mundschleimhaut. Auch dadurch kann ein übler Mundgeruch entstehen.

Wird die eigentliche Ursache durch eine konsequente Entsäuerungstherapie behoben, bessert sich nicht nur die Funktion von Leber, Gallenblase und Darm, sondern es verschwindet auch der begleitende Mundgeruch. Fauligen Mundgeruch kann auch eine zweite Säureerkrankung des Körpers, nämlich ein → Magengeschwür, bewirken. Auch dagegen hilft die Ausbalancierung des gestörten Säure-Basen-Gleichgewichtes.

Muskelverspannungen

Siehe → Rückenschmerzen

Nebenhöhlenentzündungen

Wer scheinbar ohne Grund immer wieder unter Entzündungen der Kiefer- oder Stirnhöhlen leidet, sollte versuchen, die Anfälligkeit für diese Infektion durch die Regulierung seines Säure-Basen-Gleichgewichtes zu verringern. Grundsätzlich ist bei Übersäuerung die Anfälligkeit für Infektionen erhöht, die Neigung zu Entzündungen verstärkt. Neben abschwellend wirkenden Nasentropfen (nur kurzzeitig verwenden!) und Kamillendampfbädern, die akute Beschwerden lindern, wird die Entsäuerung einen chronischen Zustand verhindern.

Neuralgien

Unter Neuralgien versteht man reißende, brennende, ziehende oder bohrende Schmerzen, die im Bereich von Nervenleitungen entstehen, ohne daß aber eine Schädigung oder Entzündung der betreffenden Nerven nachweisbar ist. Ärzte haben beobachtet, daß vor allem Stoffwechselkrankheiten, die das Säure-Basen-Gleichgewicht ins saure Milieu verschieben, solche Nervenschmerzen begünstigen: Gicht, Zuckerkrankheit oder Leberschäden durch Alkoholismus.
Ärzte mit Kenntnis der Bedeutung des Säure-Basen-Gleichgewichtes gehen so weit zu sagen, daß Neuralgien den Aufschrei der durch saures Milieu ständig überreizten Nerven darstellen. Das Bindegewebe, das auch die Nerven mit einer schützenden Hülle umgibt, ist der Hauptsäurespeicher des Körpers. Daher muß eine Säureüberlastung des Bindegewebes auch an vorderster Front die Nerven betreffen, zumal wenn inzwischen der Säureüberschuß so hoch ist, daß Säure auch in den Muskeln abgelagert wird, die dadurch verkrampfen und dabei Nerven schmerzhaft einklemmen können. Siehe auch → Rückenschmerzen.

Nieren- und Blasensteine

Harn- oder Nierensteine sind zum wahren Volksleiden in den westlichen Industrieländern geworden. Männer sind inzwischen genausooft betroffen wie Frauen. Dazu tragen typische Umstände des modernen Lebens wie Bewegungsmangel, sitzende Tätigkeit, Überernährung und eine zu geringe Trinkmenge bei.

Kalzium – zu Unrecht in Verruf

Ein Märchen ist es übrigens, daß eine Ernährung, die viel Kalzium beinhaltet, automatisch die Bildung von Blasen- oder Nierensteinen anregt. Das hatten Ärzte zwar früher angenommen (und viele glauben es auch heute noch), weil Kalzium oft zu den Bestandteilen solcher Steine zählt.

Kalzium ist ein basisch wirkendes Mineral, das für die gesunde Funktion der Muskeln ebenso lebenswichtig ist wie für den Aufbau stabiler Knochen (→ Osteoporose). Kalziumarme Nahrung ist also eher ungesund. Inzwischen weiß man auch: Nicht die kalziumreiche, sondern eine säurebetonte Ernährung fördert Blasen- und Nierensteine am meisten.

Fest steht, daß die Übersäuerung, gepaart mit erhöhten Harnsäurewerten und Mangel an Magnesium, die Bildung solcher Steine ausdrücklich begünstigt. Steinbildende Substanzen wie Harnsäure, Ammoniumurat oder Natriumurat sind normalerweise in den Körperflüssigkeiten gelöst und dadurch relativ harmlos. Wenn jedoch eine erhöhte Konzentration dieser Stoffe vorliegt und wenn der Harn dauernd deutlich in den sauren Bereich geht (zwischen pH 7 und 4,5), bilden die Stoffe feste Kristalle, die mit der Zeit zu Steinen werden.

Nierenerkrankungen

Die Nieren sind entscheidende Organe für die Ausscheidung überflüssiger und schädlicher Säuren. Um so wichtiger ist es, eine Schädigung oder Erkrankung dieser Organe zu vermeiden. Dabei ist zu beachten, daß die Nieren um so eher erkranken oder in ihrer Funktion nachlassen, je mehr sie mit der Ausscheidung von Säuren überfordert werden. Nach Erfahrung von Ärzten liegen bei Patienten mit Nierenerkrankungen grundsätzlich Übersäuerungszustände vor. Meist liegt gleichzeitig ein Mangel in der Bildung eines Enzyms namens Karboanhydrase vor, das für die Säureausscheidung wichtig ist.
Dieses Enzym benötigt Zink, kann also bei Zinkmangel nur unzureichend gebildet werden. Manche Hersteller fügen ihren Basenpräparaten deshalb Zink bei. Um einer durch Zinkmangel bedingten Nierenschwäche in der Säureentsorgung vorzubeugen, würde es aber schon genügen, pro Tag eine Scheibe Vollkornbrot oder 200 Gramm Kartoffeln oder eine große Banane (200 Gramm) zu essen.

> Wer an sogenannten Oxalatsteinen leidet, sollte ausreichend viel stilles Mineralwasser trinken, das basenbildendes Magnesium enthält. Durch das Magnesium kann ein Teil der steinbildenden Oxalsäure neutralisiert werden.

Osteoporose

Das Wort bedeutet »löchriger Knochen«. Gemeint ist damit die bei immer mehr Frauen und Männern auftretende Knochenschwäche in den vorgerückten Lebensjahren. Durch Entkalkung wird das Knochengerüst schwächer, weniger fest und stabil als früher.
Schätzungsweise fünf Millionen Frauen und 200000 Männer

leiden in Deutschland an unterschiedlichen Stadien dieser Knochenschwäche.
Daß bei Frauen dabei Hormonmangel eine Rolle spielt, ist unbestritten. Da in den Wechseljahren die Produktion des weiblichen Hormons Östrogen nachläßt, geraten die knochenregulierenden Hormone im Körper ins Ungleichgewicht: Das sogenannte Parathormon, das den Kalziumgehalt im Blut immer auf einem bestimmten Spiegel hält und zu diesem Zweck u.a. auch den Abbau von Knochen steuert, gewinnt dann die Übermacht. Das ist besonders schlimm, wenn insgesamt zuwenig Kalzium mit der Nahrung zugeführt wird oder zuwenig Kalzium aus der Nahrung aufgeschlossen werden kann. Untersuchungen zeigen, daß Frauen in und nach den Wechseljahren durchschnittlich 600 bis 700 Milligramm Kalzium pro Tag zu sich nehmen. Das ist nur ca. die Hälfte des tatsächlichen Bedarfs. Katastrophal wird es, wenn durch die Übersäuerung des Körpers das Kalzium in erster Linie zum Ausgleich der Säurezustände herhalten muß. Denn Kalziumkarbonat ist ein wichtiger Pufferstoff, um überschüssige Säuren zu neutralisieren. So gesehen ist nämlich die Knochenschwäche Osteoporose nicht eine Kalziummangelkrankheit, sondern ein chronischer Kalziummehrbedarf, oft das Spätstadium einer jahre- oder jahrzehntelangen Übersäuerung.

Wie Kalzium vergeudet wird

Kalziumräuber sind in erster Linie Alkohol, Nikotin, Koffein und Zucker, die allesamt saure Stoffwechselprozesse bewirken. Auch Streß, Arbeitsüberlastung, Kummer, Aufregung verstärken neben einer falschen Ernährung die Übersäuerung. Ein Großteil des Kalziums aus der Nahrung muß dann herhalten, um die entstehenden Säuren abzupuffern, also zu neutralisieren, damit sie den Organismus nicht unmittelbar schädigen.

Ganz besonders schlimm wird es, wenn eine chronische Übersäuerung dazu geführt hat, daß die salzsäureproduzierenden Drüsenzellen des Magens durch die dauernde Überlastung ihre Funktion einstellen. Die im Magen entstehende Salzsäure ist nämlich wichtig, um das Kalzium aus der Nahrung zu lösen, damit es im Darm vom Körper aufgenommen werden kann.

Aber egal, wodurch der Mangel an dem Knochenbaustoff Kalzium bewirkt wird: Bei Kalziummangel bedient sich der Körper notfalls der Kalziumreserven aus dem Knochengerüst. Dafür ist das erwähnte, von den Nebenschilddrüsen gebildete Parathormon schließlich zuständig – die Osteoporose nimmt ihren Lauf.

Pilze

Immer mehr Menschen leiden an Pilzinfektionen – vor allem im Verdauungstrakt. Die eigentliche Ursache ist in der Übersäuerung zu sehen. Denn ein übersäuerter Körper reagiert mit Verdauungsstörungen, weil Fette, Eiweiß und komplexe Kohlenhydrate in den zuständigen Abschnitten des Dünndarms nicht richtig aufgeschlossen werden. Kein Wunder, daß die normale Bakterienbesiedelung der einzelnen Darmabschnitte in Unordnung gerät und sich dann in dem krankhaften Klima von Gärung und Fäulnis Hefepilze ansiedeln, die dort überhaupt nichts zu suchen haben. Sehr häufig sind übersäuerte Patienten von Pilzen der Gattung Candida albicans befallen. Betroffen sind in erster Linie Darm und – bei Frauen – Scheide. Diese Pilze können im schlimmsten Fall auch andere innere Organe befallen.
Die Hefepilze verdrängen die »guten« Bakterien, die die Schleimhäute des Darms schützen und für die Darmbewegung (Peristaltik) sorgen.

Anders als die erwünschten Bakterien produzieren sie keine schützenden Fettsäuren und willkommenen Gase, sondern schädliche Gase und Stoffwechselgifte, die über den Darm ins Blut abgegeben werden und im ganzen Körper ihre Wirkung tun, vor allem, wenn die »Müllabfuhr« des Körpers ohnehin durch die permanente Säureüberlastung nur noch träge und unvollkommen funktioniert.

Falsche Ernährung und Antibiotika
Der Nährboden für solche Pilzinfektionen wird durch säurebetonte Ernährungsweise bereitet. Vor allem Zukker und Weißmehlprodukte produzieren Säure bei der Verarbeitung im Körper. In einem solchen Klima fühlen sich die schädlichen Pilze besonders wohl. Antibiotikabehandlungen führen nicht nur dazu, daß gefährliche Bakterien im Körper abgetötet werden; sie bringen auch die »guten« im Darm um. Auch auf diese Weise kann es zur Fehlbesiedelung mit Pilzen kommen.

Eine konsequente Entsäuerung wirkt Wunder gegen Pilzinfektionen. Besonders wirksam sind Nahrungsmittel, die Milchsäure enthalten, wie Sauerkraut, Joghurt oder bestimmte Käsesorten. Auch der milchsäurereiche Brottrunk kann hilfreich sein, weil er das Wachstum von Fäulniserregern und Gasbildnern bremst und die Kalziumaufnahme verbessert. Siehe auch → Verdauungsbeschwerden.

Polyarthritis

Schon im Zusammenhang mit → Arthrose, → Arthritis und → Bandscheibenbeschwerden wurde erklärt, daß die im Körper überschüssige Säure zuerst im Bindegewebe deponiert wird und später, wenn die Speicherfähigkeit des Bindegewebes erschöpft ist, auch in Muskeln, Knorpelgewebe und Gelenken. Während das Bindegewebe freie Säuren an seine faserigen Kollagenzellen binden kann, muß die Säure zum Deponieren in anderen Geweben in Salze umgewandelt werden. Diese Salze aber fördern Polyarthritis (die rheumatische Entzündung mehrerer Gelenke) und sehr wahrscheinlich auch die allmähliche Zerstörung der Gelenke bei Rheuma.

> Wer an Polyarthritis leidet, sollte unbedingt eine Zeitlang ein Ernährungstagebuch führen. So wird er unschwer den Zusammenhang zwischen säureerzeugenden Nahrungsmitteln und den unregelmäßig auftretenden Beschwerdeschüben feststellen können.

Reizbarkeit

Reizbarkeit zählt zu den typischen nervösen Störungen in einem übersäuerten Körper. Wie schon unter den Stichworten → Antriebsschwäche und → Erschöpfung geschildert, bewirkt Übersäuerung eine ständige Übererregung des Sympathikus im vegetativen Nervensystem. Aggressivität, Wutausbrüche und fehlende Beherrschung sind die Folge, da ohne wirklichen Anlaß Streßhormone wie Adrenalin oder das Schilddrüsenhormon Thyroxin vermehrt ausgeschüttet werden. Entsäuerte Patienten sind jedenfalls fröhlicher, besonnener und ruhiger, dabei arbeitsamer und belastbarer als übersäuerte Menschen. Siehe auch → Streßanpassung.

Rheumatische Erkrankungen

Zum Formenkreis der Rheumaerkrankungen zählen u.a. der entzündliche Gelenkrheumatismus (→ Polyarthritis), die nicht entzündliche → Arthrose und das → Weichteilrheuma. Die Ursache für »Rheuma« gilt in der Schulmedizin heute noch als

ungeklärt. Nach den Erfahrungen der Säureforscher aber ist sie nicht länger unklar: Grund für die Schmerzen des Rheumatikers sind die überschüssigen Säuren, die Gelenke, Sehnen, Muskeln, Schleimbeutel und Nerven belasten und dadurch den Schmerzreiz auslösen.
Für Entsäuerungstherapeuten gehört daher der Versuch der Normalisierung des Säure-Basen-Haushaltes zur grundsätzlichen Behandlung von Rheumapatienten. In manchen Fällen mag es sich bei Rheuma zwar um eine örtlich begrenzte Übersäuerung handeln; meist liegt jedoch eine lange bestehende Säurebelastung des gesamten Organismus zugrunde.
Da sich Schäden an Gelenken oft nicht wieder rückgängig machen lassen, erfordert Rheuma die langwierigste und konsequenteste Entsäuerungstherapie, um die Dosis der Schmerzmittel verringern oder gar überflüssig machen zu können.

Rückenschmerzen

Muskeln werden unter Säurebelastung hart, sie verkrampfen. Dabei können sie auch Nerven einklemmen, die mit Schmerzen reagieren. Zufuhr von basischen Mineralstoffen fördert die Muskelentspannung - Magnesium ist das bekannteste Mittel gegen Muskelkrämpfe. Aber auch Kalium, Kalzium, Eisen und Natrium müssen im rechten Maß vorhanden sein, um eine optimale Stoffwechsellage zu garantieren. Werden die Muskeln auch noch regelmäßig trainiert - etwa durch Rückengymnastik -, dann wirkt das »Muskelkorsett«, das im Bauch- und Rückenbereich die Wirbelsäule stützen muß, wieder optimal. Frühere Beschwerden sind wie weggeblasen.
Die körperliche Aktivität hat noch einen zusätzlichen Vorteil: Denn durch Gymnastik oder leichten Ausdauersport wird nicht nur der Muskel bewegt und kann dadurch seine eingelagerten Schadstoffe besser an den Blutkreislauf abgeben; dieser wird auch aufnahmefähiger für Säuren, weil durch die

bei körperlicher Bewegung verstärkte Atmung auch vermehrt Kohlensäure aus dem Körper ausgeschieden wird.

Schlafstörungen

Siehe auch → Müdigkeit. Übersäuerten Menschen fehlt die gesunde Abwechslung zwischen wacher Anspannung tagsüber und gründlicher Entspannung während der Nachtstunden. Ursächlich ist die einseitige Überreizung des »Wachheitsnervs« im vegetativen Nervensystem, des Sympathikus. Dieser hält den Körper in dauernder Anspannung, bereit zu Höchstleistungen, die aber gar nicht abgefordert werden. Also stellt sich neben der Wachheit allmählich lähmende Müdigkeit ein, weil die Erholungsphasen fehlen. Übersäuerung ist gekoppelt mit der Neigung zum Wachsein, mit Schlafstörungen, Antriebslosigkeit, rascher Ermüdung und Krankheitsanfälligkeit.

Schlaganfall

Das gleiche Geschehen, das einen → Herzinfarkt bewirkt, kann auch einen Schlaganfall (Apoplex) hervorrufen. Ausgenommen sind die selteneren Fälle, in denen nicht ein Verschluß von Gehirnblutgefäßen durch ein Blutgerinnsel den Schlaganfall auslöst, sondern das Platzen eines Blutgefäßes zu einer Gehirnblutung und zur Blutstauung im Gehirn führt. In beiden Fällen sind aber die Folgen annähernd gleich: Der Verschluß des Blutgefäßes führt zu einer Unterversorgung von Gehirnbereichen mit Sauerstoff, Teile des unterversorgten Bereiches sterben daraufhin ab. Bei der Gehirnblutung drückt das Blut, das nicht abfließen kann, auf Gehirnbereiche, die durch diesen Druck geschädigt werden.
Die Gehirnblutung hat ebenso wie der Gefäßverschluß eine Übersäuerung zur Ursache. Diese führt, wie in vorhergehenden Abschnitten beschrieben, zu vorzeitiger Alterung des Gerüsteiweißstoffes Kollagen. Dadurch werden Gefäßwände starr und brüchig, die Neigung zu Ablagerungen in den Arterien

wächst. Die sogenannte Arteriosklerose entsteht. Außerdem wird das Blut zähflüssiger, die körpereigene Klebstoffkomponente Fibrinogen nimmt zu, die Neigung zur Blutgerinnung und damit zur Bildung von Blutgerinnseln (Thromben) verstärkt sich.

Schwangerschaftserbrechen

Ein im Mutterleib heranwachsendes Baby bringt den Mineralstoffhaushalt der Mutter in Unordnung. Schließlich will der kindliche Organismus aufgebaut und mit allen wichtigen Nährstoffen versorgt werden. Das Schwangerschaftserbrechen muß als Selbsthilfe eines Organismus betrachtet werden, der beim Bilden der erforderlichen Basenmengen durch die Belegzellen des Magens die überschüssige Magensäure loswerden will. Mineralstoffgaben können den Säure-Basen-Haushalt ausgleichen.

Schwitzen, übermäßiges

Siehe → Körpergeruch

Sodbrennen

Siehe → Gastritis und → Magengeschwüre

Streßanpassung

Siehe auch → Haarausfall. Streß läßt sich am besten über seine Auswirkungen definieren. Es gibt zwei Formen von Streß: Der »gute Streß«, auch Eustreß genannt, bezeichnet die normale Aktivierung durch äußere Reize. Der »schlechte Streß« oder Distreß bezeichnet dagegen die Überforderung des Menschen. Wie ein Körper mit Streß organisch und geistig fertig wird, nennt man Streßanpassung. Und die Unfähigkeit des Körpers, den Streßursachen durch eine solche Anpassung zu begegnen, erzeugt sogenannte Anpassungskrankheiten. Diese haben nie allein in den Streßursachen ihre Wurzel, sondern beispielsweise auch in ererbter Veranlagung, in Schwächung des Organismus durch die Lebensweise, in Fehlernährung und in falscher Geisteshaltung.

Die Übersäuerung ist beispielsweise ein hochgradiger Beschleuniger solcher »Anpassungskrankheiten«, soweit sie nicht unbedingt selbst als der eigentliche Auslöser betrachtet werden muß. Wie mehrfach berichtet, verschiebt die saure Stoffwechsellage das Reizleitungsgleichgewicht im vegetativen Nervensystem auf den aktivierenden Sympathikus hin, der Wachheit, erhöhten Blutdruck, beschleunigte Atmung, Ausschüttung von Streßhormonen, Anfälligkeit für Entzündungen und schlechte Laune bewirkt. D.h.: Übersäuerung versetzt den Organismus schon dann unter Streß, wenn noch gar kein äußerer Anlaß dafür gegeben ist. Als »echte« Streßursachen gelten Genußgifte, Arbeitsüberlastung oder Infektionen, die bei einem bereits übersäuerten Organismus das oft schon volle Faß zum Überlaufen bringen.

Verdauungsbeschwerden

Verdauungsbeschwerden treten grundsätzlich auf, wenn die Übersäuerung auf das Verdauungsgeschehen Einfluß nimmt. Und das ist spätestens dann der Fall, wenn so wenig Basenstoffe im Körper vorhanden sind, daß der aus dem Magen in den Zwölffingerdarm austretende saure Speisebrei nicht mehr neutralisiert werden kann. Wenn deswegen die Verdauung durch die basischen Säfte von Leber, Gallenblase und Bauchspeicheldrüse nicht mehr erfolgen kann, gelangen unzureichend verdaute Speisen in tiefere Darmabschnitte, verändern das Bakterienklima, lähmen die Tätigkeit des Darms. Es kommt zur Mangelversorgung des Menschen mit Nähr- und Mineralstoffen, zu Verstopfung und zur Selbstvergiftung des Organismus durch Ausscheidungen der falschen Bakterien, die nun den Darm besiedeln. Siehe auch → Pilze, → Mundgeruch und → Verstopfung.

Verstopfung

Bei Verstopfung helfen keine Pillen oder Abführmittel, die machen alles nur noch schlimmer. Eine Entsäuerungsdiät, die gleichzeitig die Verdauung wieder in Ordnung bringt, verspricht viel eher eine langfristige Verbesserung. Häufig ist die Ursache für Verstopfung nämlich in der Übersäuerung zu suchen, die zur Fehlbesiedelung bestimmter Darmabschnitte mit Bakterien führt (siehe auch → Pilze). Ändert sich als Folge der Übersäuerung aber das Bakterienklima im Darm, fehlen die ansonsten gesunden Gase, die die Darmbewegung forcieren, der Darm wird schlaff und träge. Das kommt u.a. auch daher, daß der Darm zuwenig Ballaststoffe erhält. Verstopfung stellt sich ein, durch die Darmwände gelangen Erreger wie Salmonellen oder Viren in die Blutbahn, werden durch den ganzen Körper transportiert und lösen Krankheiten aus. Die falschen Bakterien und Hefepilze scheiden Gifte aus – Alkohol ist noch eines der harmlosesten dabei –, die auf diesem Weg in die Gelenke gelangen und aller Wahrscheinlichkeit nach Krankheiten wie Gelenkentzündungen und Rheuma auslösen.

Weichteilrheuma

Hätten Sie gedacht, daß Tennisarm oder Schleimbeutelentzündungen eigentlich die Anzeichen einer beginnenden Säurekatastrophe im Körper sind? Wenn es zu solchen Befunden kommt, ist es höchste Zeit für eine Regulierung des Säure-Basen-Gleichgewichtes im Körper. Denn wie schon zum Stichwort → Rheumatische Erkrankungen geschildert, lagert der übersäuerte Organismus seinen Säuremüll bevorzugt an Sehnen und Sehnenansätzen, in Muskeln und Nervenhüllen, in Gelenken und im Bindegewebe ab, sobald das eigentliche Säuredepot, das Bindegewebe, voll mit Abfallstoffen ist. Das kann zu den unterschiedlichsten Schmerzzuständen führen – vom Hexenschuß bis zum Karpaltunnelsyndrom. (Unter dem Karpaltunnel versteht man den Handwurzelkanal, durch den sich die Sehnen der Fingerbeugemuskeln sowie wichtige Nervenstränge [Nervus medianus] ziehen.) Alle diese Erscheinungen zählen zum Formenkreis des Weichteilrheumas. Aber die Ursache ist in jedem Fall die gleiche: Übersäuerung.

Zahnschäden

Die Säurebelastung des Organismus kann so weit gehen, daß auch der Speichel sauer wird. Durchschnittlich hat der Speichel einen fast neutralen Säurewert, knapp unter pH 7. Zwischen den Mahlzeiten ist er im Idealfall basisch, denn nur so kann er die durch in Speisen enthaltenen Säuren geschädigten Zähne reparieren.

> **Wichtiger Speichel**
>
> Was viele Menschen gar nicht wissen: Der Speichel ist die Lebensgrundlage des Zahns. Da der Zahnschmelz nicht an den Blutkreislauf angeschlossen ist, können ihm von dort keine Nährstoffe wie Mineralien zugeführt werden. Der Speichel aber enthält alle Bausteine des Schmelzes – vom Kalzium über Phosphat bis hin zu Fluor. Versiegt der Speichelfluß, haben die Zähne keine Chance mehr. Deshalb haben auch so viele Menschen Probleme mit den Zähnen, weil sie nämlich Medikamente einnehmen müssen, die den Speichelfluß hemmen: Blutdrucksenker, Beta-Blocker, Diuretika, Psychopharmaka, Antihistaminika – insgesamt sind 200 Medikamente bekannt, die den Speichelfluß versiegen lassen.

Viele Menschen, die übersäuert sind, klagen über »grundlos schlechte Zähne« – dabei liegt doch der Grund auf der Hand: Statt daß der gesunde Speichel ihre Zähne repariert, greift der übersäuerte Speichel den Schmelz zusätzlich an.
Auch die Zahnfleischerkrankung Parodontose ist der Über-

säuerung zuzuschreiben. Im Zwischenzellbereich des Zahnfleisches treten durch die Säure Verdickungen des Bindegewebes auf, die die Versorgung der Zellen mit Nährstoffen behindern oder gar unmöglich machen. Der Abtransport von Stoffwechselschlacken wird behindert, dadurch verstärkt sich eine örtliche Übersäuerung, die zum Absterben von Zellen und zur Rückbildung des Zahnfleisches führt. Hinzu kommt der Schaden, den Bakterien und Zahnstein anrichten. Rückgängig gemacht werden kann ein Zahnfleischschwund durch Entsäuerungsbehandlung nicht, aber er kann gestoppt werden.

Zwölffingerdarmgeschwür

Dieses Geschwür kommt noch häufiger vor als das durch Säure ausgelöste Magengeschwür. Denn der Zwölffingerdarm steht an vorderster Front im Säurekampf, er ist der erste Verdauungsabschnitt, der bei chronischer Übersäuerung geschädigt wird, weil er unmittelbar an den Magen angrenzt. Im gesamten Darm muß als Voraussetzung für optimale Nutzung der Nährstoffe ein basisches Klima herrschen. Und das beginnt schon im Zwölffingerdarm, wo der hochgradig saure Speisebrei aus dem Magen durch Basen neutral gemacht werden muß. Lieferanten für diese Basen sind die basenproduzierenden Organe: Leber und Bauchspeicheldrüse.
Da aber in einem übersäuerten Organismus von Leber und Bauchspeicheldrüse zuwenig alkalisches Natriumbikarbonat zur Neutralisierung des magensauren Speisebreis zur Verfügung gestellt wird, kann die Salzsäure aus dem Magen auf die empfindlichen Schleimhäute des Zwölffingerdarms andauernd einwirken. Das führt erst zu entzündlichen Reaktionen, später zum Zwölffingerdarmgeschwür.
Ein Mensch, der an Zwölffingerdarmgeschwüren leidet, wird nur dauerhafte Befreiung finden, wenn er eine konsequente Entsäuerungstherapie auf sich nimmt. Medikamentöse Säurehemmer kurieren dagegen ein Symptom – und nicht die Ursache.

Der Säure auf der Spur

Mangelhafte Blutbilduntersuchung

Heutzutage muß Übersäuerung nicht mehr unbedingt so lange ausgehalten werden, bis die Betroffenen mit Herzinfarkt auf der Intensivstation liegen oder vor Schmerzen nicht mehr gehen können. Denn inzwischen gibt es mehrere Verfahren, die eine Übersäuerung exakt nachweisen.

Allerdings werden von den meisten Ärzten bei einem normalen Laborbefund wie dem Blutbild solche Übersäuerungszustände nicht festgestellt bzw. nicht erkannt – es sei denn, der Arzt wertet die sogenannte Linksverschiebung im Blutbild als untrügliches Anzeichen. Es wäre auch möglich, aus der mikroskopischen Untersuchung eines Blutstropfens die Anzeichen einer Übersäuerung zu erkennen. Denn als Folge der Säurestarre der roten Blutkörperchen (Erythrozyten) und der durch Säure veränderten elektrischen Ladung ist eine Verklebung der Erythrozyten im Mikroskop deutlich sichtbar. Dennoch wird eine Übersäuerung von den wenigsten Ärzten diagnostiziert.

- Zum einen gilt für unsere Krankenkassen und für die meisten Ärzte eine versteckte, also »latente« Übersäuerung nicht als Krankheit. Das hat der Patient eben als Schicksal hinzunehmen.
- Zweitens sind normale Labors überhaupt nicht darauf eingerichtet, eindeutige Werte zu ermitteln – obwohl es tech-

nisch gar nicht so schwierig ist. Man muß nur wissen, worauf zu achten ist, und dafür muß man vor allem die unterschiedlichen Grade der Übersäuerung kennen, muß auch Bescheid wissen über den komplizierten Tagesrhythmus der Säuren und Basen in unserem Körper.

Versteckte Übersäuerung existiert für Ärzte nicht

Ärzte unterscheiden bisher normalerweise zwischen zwei grundsätzlich verschiedenen Krankheitszuständen, wenn das Säure-Basen-Gleichgewicht krankhaft verschoben ist: zwischen Azidose (das ist die saure Stoffwechsellage oder Übersäuerung) und Alkalose (das ist eine übermäßig basische Stoffwechsellage).

- Eine Azidose liegt (nach dem Verständnis der Schulmedizin) vor, wenn das Blut einen Säuregrad von weniger als pH 7,35 erreicht. Dieser Zustand wird aber nur bei extrem krankhaftem Geschehen – etwa als Vorstadium des Komas von Zuckerkranken – erreicht, da unser Blut in seiner mineralischen Zusammensetzung und seinem Säuregrad sehr genau reguliert wird. Aber bei der versteckten Übersäuerung ist kein merkliches Absinken des Säuregrades im Blut festzustellen. Denn notfalls puffert der Organismus das Blut ja noch mit basischem Kalzium, das er in seiner Verzweiflung aus den Knochen löst. Aber nach dem Motto »Was im Blut nicht meßbar ist, das gibt es auch nicht« lehnt die Mehrzahl der Ärzte den Begriff der latenten Azidose ab.
- Eine Alkalose liegt vor, wenn der Säuregrad im Blut auf einen basischen Wert von mehr als pH 7,50 ansteigt. Dazu kann es auch wieder nur unter sehr extremen Bedingungen kommen, beispielsweise wenn eine krankhafte Überatmung stattfindet, die durch Angst, Schmerz oder Schock ausgelöst werden kann. Bei allzu stürmischer Atmung (Hyperventilation) kann auf Dauer zuviel Kohlensäure abgeatmet werden, so daß ein Übergewicht der Basen entsteht. Über den Stoff-

wechsel ist ebenfalls die Entstehung einer Alkalose möglich, wenn auch selten. Dafür müssen entsprechend große Mengen Natriumbikarbonat eingenommen werden, oder es muß ein unstillbares Erbrechen vorliegen, was dazu führen kann, daß übermäßig viel Magensäure ausgeschieden wird.

Unter normalen Umständen aber kann der Organismus durch die körpereigenen Säuren das vorübergehende Überangebot von Basen mühelos neutralisieren und regulieren.

Einteilung der Säuregrade

Da die Überalkalisierung, also die Alkalose, nur bei Vorliegen schwerer Krankheiten oder durch Unfalleinwirkung denkbar ist, befassen sich die Säureforscher im Grunde nur mit der Übersäuerung. Diese ist immerhin durch mehrere Faktoren wie Lebensgewohnheiten, durch Nahrungszusammenstellung, durch Genußgifte, durch geistige Einstellung und Bewegungstraining des Körpers beeinflußbar. Einschließlich des Idealzustandes unterscheidet Dr. Michael Worlitschek folgende sechs Säuregrade:

Die sechs Säuregrade

1 Idealzustand

Hier herrscht das optimale Gleichgewicht von Säuren und Basen, es gibt keinen Mangel an Pufferstoffen, um gelegentliche, durch Mahlzeiten bedingte Säure- und Basenfluten auszugleichen.

2 Versteckte Übersäuerung

Latente Azidose. Das Blut hat wegen der hohen Regulierungsfähigkeit noch einen guten Säurewert, aber die Müllkippen sind bereits mit Säureresten angefüllt. Experten entdecken in diesem Stadium meist verräterische Anzeichen am Patienten, auch wenn dieser sich nicht ausdrücklich krank fühlt. Solche Patienten klagen gern über unerklärliche Müdigkeit, Verstopfung, Magendrücken.

3 Vorübergehende Übersäuerung

Akute Azidose. Darunter wird eine Verschiebung des Säure-Basen-Gleichgewichtes verstanden, die z.B. durch eine Infektionskrankheit bewirkt werden kann. Denn die Infektion zwingt den Körper zu Gegenmaßnahmen wie Fieber, Durchfall, Entzündungen, vermehrter Harnausscheidung – allesamt Vorgänge, die saure Stoffwechsellagen zur Folge haben oder verstärken. Nach Überwindung der Krankheitserreger normalisiert sich der Stoffwechsel wieder – wenn genügend Basenreserven vorhanden sind. Bei Basenmangel besteht dagegen die Neigung zu neuerlicher Infektion, die wiederum jene aufgezählten »sauren« Gegenmaßnahmen nötig macht.

4 Chronische Übersäuerung

Chronische Azidose. Diese Form äußert sich bereits in oft drastischen Krankheitsbildern, deren Entstehung teilweise »unbekannten Ursachen« wie bei Rheuma zugeschrieben wird.

5 Örtliche Übersäuerung

Lokale Azidose. Dazu zählen Erscheinungen wie Herzinfarkt, Schlaganfall. Ursache können Durchblutungsstörungen durch Säurestarre der roten Blutkörperchen, Arteriosklerose, Erhöhung der Klebstoffkomponente Fibrinogen, die die Bildung von Blutgerinnseln bewirkt, oder Sauerstoffmangel wegen abnehmender Fließfähigkeit des Blutes sein. Im schlimmsten Fall werden Teile des Herzmuskels oder des Gehirns durch einen Gefäßverschluß von der Sauerstoffversorgung völlig abgeschnitten; das Gewebe erstickt und stirbt ab.

6 Säuretod
Die endgültige Säurekatastrophe kann viele Gesichter haben – von Nierenversagen über tödlichen Infarkt und Krebs bis hin zum Zuckerkoma.

Ein »saurer Mensch« sieht auch so aus

Erfahrene Ärzte kennen die Zeichen der versteckten Übersäuerung, auch ohne daß sie die Meßdaten einer Labordiagnose brauchen. Folgende Zeichen sprechen für sich:

- Die Hautfarbe verändert sich krankhaft, die Hautoberfläche wirkt spröde bis schmutzig. Die Spannung läßt nach, vorzeitige Falten entstehen.
- Die Farbe der Augäpfel kann sich verändern. Gelbliche Farbe ist das Anzeichen für eine Störung im Leberstoffwechsel, rötliche Verfärbung deutet auf Entzündungen hin, die u.a. durch Säure bewirkt sein können. Das kommt daher, weil die Tränenflüssigkeit von einem übersäuerten Organismus als Entsorgungstransportmittel für Stoffwechselabfälle benutzt wird.
- Die Zunge kann beim übersäuerten Menschen Veränderungen zeigen. Diese reichen von weißlichen und braunen Belägen bis zu Furchen und Einrissen.
- Der Mund wirkt beim chronisch übersäuerten Menschen verkniffen, weist nur einen schmalen Spalt auf.
- Die vorzeitige Alterung des Gerüsteiweißes Kollagen führt beim Säurepatienten auch zu Veränderungen der Haare und Nägel. Typisch ist trockenes, sprödes, mattes Haar, das zur Schuppenbildung neigt.
- Finger- und Zehennägel reißen leichter ein. Es kann auch zu schwieligen Verdickungen der Nägel kommen.

- Mundgeruch kann ein Zeichen der Übersäuerung sein, wenn mangelhafte Verdauung zu Gär- und Fäulnisprozessen in tiefer liegenden Darmabschnitten führt. Die dabei entstehenden Gase werden teilweise über die Lunge abgeatmet.
- Körpergeruch kann ebenfalls auf Übersäuerung hindeuten. Über den Schweiß versucht der Organismus, schädliche Abfallstoffe loszuwerden.

Säurewerte im Blut

Wie kann man nun aber genau feststellen, ob die äußeren Zeichen tatsächlich auf einer Übersäuerung beruhen? Selbst wenn man den Säurewert labortechnisch aus dem Blut feststellt, hat man nur eine Momentaufnahme. Schließlich schwankt ja auch der Säurewert ständig, da er sich durch körperliche Anstrengung, durch Mahlzeiten, Aufregung oder Entspannung verändert. Ein solcher Säurewert gibt lediglich Auskunft darüber, ob der Körper noch in der Lage ist, den Säurewert des Blutes zwischen pH 7,35 und 7,45 einzupendeln. Eine latente Azidose kann so nicht nachgewiesen werden.
Es gibt allerdings eine Möglichkeit, aus einer Blutprobe Meßwerte zu gewinnen, die exakte Rückschlüsse auf die Fähigkeit des Blutes zulassen, Säuren zu neutralisieren.

Was das Blut verrät:
Die Pufferkapazität

Gemessen werden zuerst die Reserven an basischen Stoffen, die das Blut und der restliche Organismus zu ihrer eigenen Stabilisierung des Säuregrades heranziehen können. Das wird auch als Bestimmung der Pufferkapazität bezeichnet. Unser Blut kann mit Hilfe von vier verschiedenen Pufferstoffen überschüssige Säuren abbauen. Mengenmäßig am wichtigsten ist das Natriumbikarbonat, das über die Hälfte der Pufferkapazität ausmacht. Daneben werden Säuren durch Hämoglobinat, einen Bestandteil der roten Blutkörperchen, Eiweißstoffe und Phosphorverbindungen neutralisiert.

Der Säuregrad der Zellen

Ein zweiter Meßwert ergibt sich, wenn man nicht nur den Säuregrad der Blutflüssigkeit, sondern auch den des Inneren der Zellen erfaßt. Dazu muß man nun nicht unbedingt eine Probe des menschlichen Gewebes entnehmen. Man kann auch diesen Wert aus dem Blut ermitteln, nämlich aus dem Blutplasma. Das sind die Bluteiweißkörperchen, vergleichbar den Zellen des Bindegewebes, des Knochenmarks und der Muskeln.
Diesen Wert braucht man, um den Unterschied im Säuregrad zwischen Blut und Zellen feststellen zu können. Denn Säure neigt dazu, durch die Hülle der Zelle, auch Zellmembran genannt, ins Innere zu schlüpfen und sich darin zu verstecken. Das passiert vor allem, wenn im Körper ein Kaliummangel besteht.

Wenn Sie eine solche Untersuchung bei einem kundigen Arzt machen lassen, werden fünf Einzelwerte ermittelt. Es ist ein allzu schwierig zu erklärendes Verfahren, deshalb hier nachfolgend nur die Normalwerte, die dabei herauskommen sollten. Die Werte, die Sie kennen sollten, finden Sie auf der nächsten Seite. Alle Abweichungen deuten auf eine krankhafte Verschiebung im Säure-Basen-Haushalt hin.

Säuremessung im Blut	
Was wird gemessen?	**Was ist normal?**
Säurewert des Blutes (pHB)	Normal 7,35–7,45
Pufferfähigkeit des Blutes (PB)	Normal 47–56 (mmol/l)
Pufferfähigkeit im Blutplasma (PPL)	Normal bei 27–36 (mmol/l)
Pufferfähigkeit in der Zelle (IZP)	Normal größer als 20 (mmol/l)
Basenüberschuß (BE)	Normal bei 28 (mmol/l)

Über den Säurewert des Blutes ist schon eine Menge gesagt worden. Die Pufferfähigkeit des Blutes ist in der Praxis der erfahrenen Ärzte nur sehr selten noch im Normalbereich; auch bei der Pufferfähigkeit des Blutplasmas werden die Normalwerte kaum je erreicht, was in jedem Fall auf einen erheblichen Basenmangel hindeutet. Die Pufferfähigkeit in der Zelle läßt sich errechnen, wenn man den Wert der Pufferfähigkeit des Plasmas von der Pufferfähigkeit des Blutes (die ja immer höher ist) abzieht.

Diese Differenz läßt erkennen, wie säurebeladen das Bindegewebe bzw. Muskeln, Gelenke und Sehnen sind. Mit dem Basenüberschuß schließlich werden die frei in Blut und Plasma befindlichen Basenstoffe bezeichnet.

Säuremessung im Urin

Ebbe und Flut der Säuren und Basen

Bei dieser Methode werden im Lauf eines Tages zu bestimmten Uhrzeiten Urinproben gesammelt, beschriftet und an ein Speziallabor (Adressen siehe Seite 296) eingesandt. Dort können der Säuregrad und, daraus abgeleitet, auch die Fähigkeit des Körpers, Säuren zu binden und zu neutralisieren, abgelesen werden.

Diese Methode entwickelte der Säureforscher Friedrich Sander schon vor ein paar Jahrzehnten, nachdem er herausgefunden hatte, daß Säuren und Basen im Körper einem bestimmten Rhythmus unterliegen, ähnlich wie Ebbe und Flut. Das bedeutet aber keine Abwechslung von Basen- und Säurefluten, sondern eigentlich nur eine Abwechslung von Basenfluten und Basenebben. Sie beeinflussen auch die Säureausscheidung über die Nieren.
Im menschlichen Körper unterscheidet man zwei verschiedene Basenströme:

- Der erste ist ein Grundstrom, der die Pufferreserven im Blut gleichmäßig hoch hält. In direkter Beziehung zu diesem Grundstrom steht das Ausscheidungsorgan Niere, das bei Basenmangel im Körper auf einen Sparmechanismus umschaltet: Die Nieren spalten dann die an starke Säuren gebundenen Basenstoffe ab, ersetzen sie durch Ammoniak und schicken die Basen in den Körper zurück.
  Ein Teil der Säuren wird auf diese Weise mit dem Harn ausgeschieden, der sich bei einer pH-Messung dann als sauer erweist. Das ist noch ein relativ gesunder Zustand.
- Der zweite Basenstrom wird gebildet von den Basenfluten, die im Zusammenhang mit dem Tagesrhythmus der Leber durch die Einnahme der Mahlzeiten entstehen. Beim Essen wird, wie wir wissen, die Kochsalzspaltung im Magen angeregt, die gleichzeitig die Flut von Natriumbikarbonat im Blutstrom erzeugt.
  Allerdings wird dieser Basenreichtum im Blut fast nicht erkennbar – dort wird die Basenreserve ja bekanntlich gleichmäßig niedrig gehalten. Deutlicher als im Blut äußert sich die Flut von Basen vorübergehend im ausgeschiedenen Harn, der einen deutlich basischen Meßwert annehmen kann, besser: annehmen sollte. Denn bei einem übersäuerten Menschen funktioniert das so nicht mehr.

Im Harn ist Wahrheit

Die Urinuntersuchung nach dem von Friedrich Sander ermittelten Tagesrhythmus nutzt die Tatsache aus, daß in einem gesunden Körper zu verschiedenen Tageszeiten unterschiedlich viele Säuren und Basen mit dem Harn ausgeschieden werden. Es wird also eine Tageskurve durch fünf verschiedene Messungen zu unterschiedlichen Tageszeiten hergestellt.

Bei der Messung wird jeweils das prozentuale Verhältnis der Menge von Säuren und Basen zueinander ermittelt.

Vom Nutzen geregelter Mahlzeiten

Die Leber steuert den Hunger …

Die Mahlzeiten, die diese Basenfluten hervorrufen, nehmen wir nicht willkürlich irgendwann ein, sondern nach einem bestimmten zeitlichen Rhythmus, der hauptsächlich von der Leber bestimmt wird. Der schwedische Forscher E. Forsgren hat bereits in der ersten Hälfte des 20. Jahrhunderts herausgefunden, daß die Leber zwischen 6 Uhr morgens und 18 Uhr bereit und in der Lage ist, Galle und Abfallprodukte des Stoffwechsels, wie beispielsweise durch Basen gepufferte Säuren, zu speichern – und zwar so lange, bis diese während der Ruhephase in der Nacht entsorgt werden können. Auch die vorübergehend im Bindegewebe abgelagerten Säuren werden bei einer solchen Basenflut neutralisiert und gelangen erst einmal ins Zwischenlager unserer Leber, weil die langsam arbeitenden Nieren mit dem Überangebot überlastet wären.

Deshalb ist es bei einem natürlich lebenden Menschen auch normal, wenn er seine Mahlzeiten in die Zeit verlegt, in der ihm die Leber die größtmögliche Verdau-

ungshilfe (durch die Bereitstellung von Galle) geben und gleichzeitig als Zwischenlager für schädliche Abfallprodukte des Stoffwechsels dienen kann.
Geregelte Mahlzeiten nennt man das im Volksmund. Der Höhepunkt der Leberaktivität liegt um die Mittagszeit gegen 14 Uhr. Dadurch wird sogar die Körpertemperatur beeinflußt und die sogenannte Mittagsmüdigkeit ausgelöst.

… **das Tageslicht die Leber**

Die Leber ist in ihrem Rhythmus durchaus anpassungsfähig. Aber sie wird dabei über das vegetative Nervensystem gesteuert, das wiederum das Tageslicht als einen wichtigen Taktgeber nimmt. Auf diese Weise kann sich ein Mensch, der Urlaub in Australien macht, an den Austausch von Tag und Nacht in kurzer Zeit ganz gut anpassen. Wer dagegen als Folge von Schichtarbeit seine Hauptmahlzeiten mitten in die Nacht verlegt, wird nach kürzester Zeit Probleme mit dem Stoffwechsel, mit dem Leberrhythmus und mit dem Säurespeicher seines Körpers bekommen. Denn die Leber nimmt nachts keine Abfallprodukte des Stoffwechsels auf, die bei der Verdauung entstehen, ebensowenig wie sie den aus nächtlichen Mahlzeiten entstehenden Zucker speichern kann.
Also wird das Bindegewebe, eine Art Allzweckdepot in unserem Körper, zusätzlich als Depot belastet. Und die Säuren bleiben dort, wenn durch einen dauernd verschobenen Tagesrhythmus die natürlichen Zeiten für Nährstoffzufuhr und Schadstoffentsorgung nicht mehr eingehalten werden.

Wie hoch ist eigentlich Ihr AQ?

Um den Grad der Übersäuerung feststellen zu können, wird aus den fünf ermittelten Meßwerten ein Durchschnittswert gewonnen, der mittlere AQ (Aziditätsquotient). Man zählt einfach die fünf gewonnenen Werte zusammen und teilt sie wieder durch fünf. Liegt dieser Wert zwischen -10 und +10, dann sind Sie vermutlich rundum gesund. Das ist der ideale Wert. Zu zehn Prozent dürfen Sie sich nämlich im basischen oder im sauren Milieu bewegen. Alles, was größer ist, deutet auf Krankheit hin.
Die Entsäuerungsärzte Dr. Rummler, Gmunden in Oberösterreich, und Dr. Biedermann, Stuttgart, teilen den Schweregrad der Übersäuerung nach folgendem Schema ein, jeweils gemessen am mittleren AQ:

- 10–30: Leichte Übersäuerung
- 30–50: Mittelschwere Übersäuerung
- 50–70: Schwere Übersäuerung
- 70–100: Sehr schwere Übersäuerung

So wird der Test gemacht

Erste Probe, 6 Uhr morgens: Der Morgenurin ist normalerweise am stärksten sauer. Denn nachts werden viele Säuren an den Harn abgegeben, und zwar aus zwei Gründen: Erstens fehlen in dieser Zeit die durch Mahlzeiten ausgelösten Basenfluten, zweitens entledigt sich die Leber als Speicherorgan für saure Abfallprodukte in dieser Zeit ihrer Säurelast.

Zweite Probe, 9 Uhr morgens: Diese Probe ist zwei bis drei Stunden nach dem Frühstück fällig, das gleich nach der ersten Probe eingenommen werden sollte. Beim Gesunden fällt diese Probe leicht basisch aus, denn es wirken noch die durch das Frühstück ausgelösten Basenfluten nach.

Dritte Probe, 12 Uhr mittags: Sie wird kurz vor dem Mittagessen genommen. Um diese Uhrzeit ist die Basenflut nach dem Frühstück weitgehend abgeebbt, und zwar durch vier wesentliche Vorgänge: Einmal wird das aufgespaltene Kochsalz im Zwölffingerdarm wieder zusammengesetzt – Salzsäure und Natriumbikarbonat verbinden sich zu dem neutralen Salz. Zweitens wurden Basen verbraucht, um die Alkalireserve im Blut aufzustocken und um Säuredepots im Bindegewebe abzubauen. Drittens werden auch Basen mit dem Harn ausgeschieden. Und viertens beeinflussen den Wert auch die Säuren, die durch den normalen Stoffwechsel, vermehrt aber unter Termindruck und Streßbelastung entstehen.

Vierte Probe, 15 Uhr nachmittags: Sie fällt noch in eine Spätphase der größten Basenflut des Tages, die nämlich das Mittagessen ausgelöst hat. Deshalb führt diese Kurve mit einem deutlichen Zacken tief nach unten in den basischen Bereich.

Fünfte Probe, 18 Uhr abends: Kurz vor dem Abendessen ist diese Urinprobe fällig. Wenn der Organismus gesunde Reserven an Pufferstoffen hat, wird der Harn um diese Tageszeit nur knapp im sauren Bereich liegen. Seit sechs Stunden hat der Patient nichts gegessen, also auch keine Basenfluten mehr erzeugt. Dafür aber hat er sicherlich unter beruflicher oder körperlicher Belastung gestanden, die beide von Säureerzeugung begleitet sind.

Wichtig

- An dem betreffenden Testtag darf der Patient insgesamt nur drei Mahlzeiten, und zwar zu den vorgeschlagenen Uhrzeiten, zu sich nehmen.
- Zwischenmahlzeiten – auch das Stückchen Obst oder vor allem der Schokoriegel – sind zu meiden, da sie

zwischendurch kleine Basenfluten erzeugen und dadurch das Testergebnis verfälschen.
- Am Testtag und am Tag zuvor dürfen selbstverständlich keine Basenmineralien zusätzlich zur Nahrung eingenommen werden. Auch sie verändern sonst die Werte - und zwar zugunsten des Patienten.

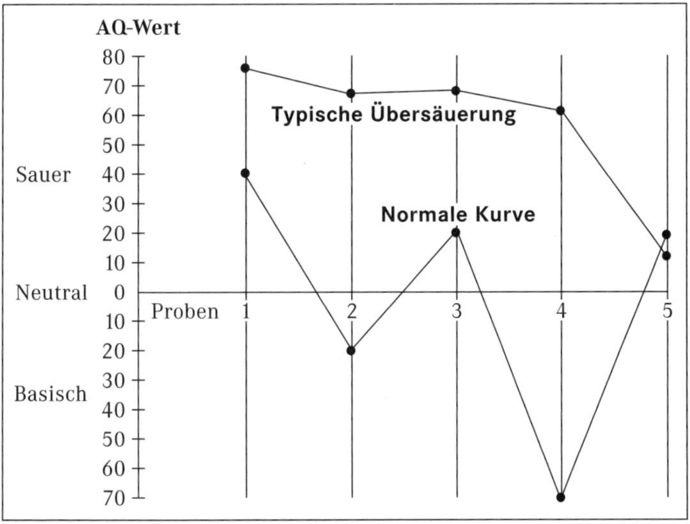

Der Kurvenverlauf des Aziditätsquotienten AQ: bei einem Säuregesunden (unten) und bei einem übersäuerten Menschen (oben).

Die Tageskurve, die sich durch die fünf Harnproben ergibt, hat beim gesunden Menschen einen sehr charakteristischen Zickzackverlauf (siehe Darstellung).
Die untere Linie zeigt die Kurve eines normal gesunden Menschen; die obere Kurve, die sich ausschließlich im sauren Mi-

lieu bewegt, ist typisch für eine latente Azidose, also eine versteckte Übersäuerung.
Nach den dargestellten Werten beträgt der mittlere AQ des gesunden Patienten -2. Da erst bei +10 die leichte Übersäuerung beginnt, kann dieser Patient als kerngesund bezeichnet werden. Anders bei der oberen Kurve, die einen mittleren AQ von 57 ausweist. Dieser Patient befindet sich bereits im Anfangsstadium einer schweren Übersäuerung.

Flache Kurven beim Säure-Flatliner

Die wie Hochgebirge anmutenden Zacken der Normalkurve eines Gesunden sollte man sich einprägen – auch wenn man vielleicht beim ersten Test noch zu denen zählt, die wegen der flachen Linie im hohen Säurebereich als Säure-Flatliner bezeichnet werden könnten. Bei hochgradig Zuckerkranken gleicht die Kurve häufig einer geraden, waagerechten Linie, die hoch oben im sauren Milieu verläuft. Bei solchen Patienten versagen die Möglichkeiten zur Regulierung der im Körper anfallenden Säure dann völlig.
Das typische Bild einer Übersäuerung zeigt zum Vergleich die zweite Kurve in der abgebildeten Darstellung. Die Linie beginnt hoch im sauren Bereich und wird durch das Frühstück und dessen Basenflut kaum beeinflußt. Die Säure steigt bis zur Mittagszeit nur noch gering an, da ihr Spiegel ohnehin schon sehr hoch ist. Durch das Mittagessen wird bis zur vierten Probe um 15 Uhr kaum eine Veränderung der Kurve bewirkt, die doch beim Gesunden so eindrucksvoll in den basischen Bereich eintaucht. Scheinbar bleibt die Basenflut aus – aber nur scheinbar: In Wirklichkeit wird sie restlos im Organismus verbraucht; überschüssige Basen gelangen erst gar nicht in den Harn. Erst gegen Abend wird ein normaler Säurespiegel sichtbar.
Dieser Patient bewegt sich also rund um die Uhr in einer säurebetonten Stoffwechsellage. Wenn er über Beschwerden wie

Rheuma, Kopfschmerzen, Reizbarkeit oder Verdauungsstörungen klagte, wäre das nach allem, was wir bisher erfahren haben, kein Wunder.

So messen Sie sich selbst

Der Selbsttest funktioniert nach dem gleichen Zeitprinzip wie der soeben geschilderte Harntest. Gemessen wird fünfmal am Tag der Säuregrad des ausgeschiedenen Urins. Sie halten sich wie bei den fünf Harnproben an die gleichen Uhrzeiten – wobei Sie der Bequemlichkeit halber auch den gesamten Probenplan um eine Stunde weiter in den Tag hinein verschieben können. Sie testen dann um 7, um 10, um 13, um 16 und um 19 Uhr.

Die Ergebnisse sind ohnehin nicht so genau wie der exakte Labortest, weil ja nicht das Verhältnis von Säuren zu Basen gemessen werden kann, sondern nur der reine Säurewert. Aber Sie können daran immerhin ablesen, wie sich der Säureregulationsmechanismus in Ihrem Körper verbessert, wenn Sie beispielsweise eine Entsäuerungskur machen.

Für den Selbsttest brauchen Sie spezielle Teststreifen, die sich je nach Säuregrad des Urins verfärben, wenn man sie in den Harnstrahl hält – von hellgelb bis dunkelblau. Es gibt sie in Apotheken zu kaufen. Einer der Hersteller von Basentabletten legt seinen Präparaten ebenfalls einen kleinen Block mit solchen Teststreifen bei. Wichtig ist dabei, daß der Streifen in den sogenannten Mittelstrahl des Urins gehalten wird. Es ist also zweckmäßig, erst einen kleinen Teil des Harns ablaufen zu lassen, bevor dann der Teststreifen hineingehalten wird.

Die Testergebnisse

Normalerweise verfärbt sich beim gesund reagierenden Menschen der erste Teststreifen morgens zwischen 6 und 7 Uhr gelblich: Das bedeutet sauer. Der zweite Teststreifen um 9 Uhr (bzw. 10) Uhr sollte zwischen schwach sauer und neutral anzeigen. Beim dritten Test um 12 (bzw. 13) Uhr darf das Ergebnis im sauren Bereich liegen. Wichtig ist, daß beim Nachmittagstest um 15 (bzw. 16) Uhr ein basischer Wert erscheint, der also eine kräftig blaue Färbung haben darf. Die Abendmessung wird wieder etwas in den sauren Teil der Farbskala rutschen.

Auch wenn Ihre Meßergebnisse nicht gleich Grund zum Aufatmen geben: Verzweifeln Sie nicht. Es gibt, wie später noch ausführlich geschildert wird, eine ganze Reihe von Maßnahmen, mit deren Hilfe Sie Ihren Körper wieder aus dem Säurezustand herausbringen können. Einer Behandlung kaum noch zugänglich sind eigentlich nur Menschen, bei denen die Säurekatastrophe bereits zur Zerstörung der Belegzellen des Magens geführt hat. Wenn Ihr Testergebnis beim ersten Mal nicht zufriedenstellend ist, besorgen Sie sich neue Teststreifen und versuchen es nochmals!

Gesund durch Basen

Essen Sie richtig?

Dumme Frage? Im großen und ganzen schon, glauben Sie doch bestimmt. Die paar Ausrutscher wiegen sicher nicht so schwer.
Aber weshalb ist dann inzwischen jeder dritte Sterbefall in Deutschland auf langjährige Ernährungsfehler zurückzuführen? Weshalb haben bei uns die Gesundheitskosten, die wegen ernährungsbedingter Krankheiten entstehen, inzwischen die schwindelnde Höhe von jährlich 150 Milliarden DM erreicht?
Es ist verständlich, daß immer wieder die Forderung nach einem verstärkten »Ernährungsunterricht« in den Schulen auftaucht. Ähnlich wie in der Umwelterziehung verspricht man sich langfristigen Erfolg von frühzeitiger Aufklärung über die Risiken einer falschen Ernährung.

Immer mehr Dicke

Im vergangenen Jahrzehnt hat sich die Häufigkeit von krankhafter Fettsucht (Adipositas) in Europa verdoppelt. Inzwischen leidet in Deutschland jede sechste erwachsene Frau und jeder siebte erwachsene Mann an Fettsucht! Bei der Vorstufe dieser Krankheit, dem normalen bis starken Übergewicht, sind die Männer stärker beteiligt: Jeder zweite bis dritte Mann und knapp jede dritte Frau schleppt zwischen drei und zehn Kilogramm zuviel Körperfett mit sich herum.

Kein Wunder. Denn sie essen, als hätten sie noch wie vor zwei Jahrhunderten den Schmiedehammer zu schwingen, den Pflug zu ziehen und schwere Lasten zu schleppen. Aber das tun sie eben nicht. Statt dessen fahren sie mit der Rolltreppe zur U-Bahn, mit dem Bus zum Bahnhof, mit dem Auto bis in die Tiefgarage des Bürohauses, wo sie auch noch der Lift in den vierten Stock bringt. Sie müssen nicht einmal mehr aufstehen, wenn sie im Radio oder am Fernseher das Programm wechseln wollen – die Fernbedienung nimmt ihnen auch noch diesen winzigen Gang ab. Die Waschmaschine wäscht, die Spülmaschine spült, die Bügelmaschine bügelt. Der Mensch ruht.

Der deutsche Mann nimmt nach neuesten Studien täglich durchschnittlich 2800, die deutsche Frau 2150 Kilokalorien zu sich. Aber der menschliche Körper verbraucht für sein Eigenleben, also für Herzschlag, Lungentätigkeit, Stoffwechsel und Verdauung, nicht mehr als 1200 bis 1800 Kilokalorien pro Tag. Das nennt man Grundumsatz. Dieser Grundumsatz ist für Männer und Frauen und für die verschiedenen Altersgruppen unterschiedlich hoch – ebenso verschieden wie die Körpergröße und das durchschnittliche Gewicht. Der Rest der pro Tag durch die Nahrung aufgenommenen Kalorien muß durch körperliche Tätigkeit, durch Kraft und Bewegung, verbraucht werden. Und wer schafft das schon?

Grundumsatz pro Tag (in kcal)

Alter	Frauen	Männer
18 Jahre	1600	1800
24 Jahre	1500	1700
42 Jahre	1500	1600
66 Jahre	1400	1500
75 Jahre	1300	1400

Von beispielsweise 1500 auf 2800 Kilokalorien - das ist immerhin ein Unterschied von 1300 Kilokalorien. Dafür müßten Sie, rein rechnerisch, mehr als zwei Stunden am Tag joggen, drei Stunden angestrengt radfahren, 26 Stunden Gymnastik machen oder 43 Stunden lang Ihre Wohnung putzen. Sie sehen, so viele Stunden hat der Tag gar nicht. Was also passiert? Sie setzen Gewicht an, jeden Tag ein kleines bißchen mehr. Aber auch jeden Tag ein weiteres Quantum Säure, die durch falsche Ernährung entsteht und die durch Mangel an Bewegung auch nicht mehr ausgeschieden werden kann. Jeden Tag eine weitere Ablagerung auf den wilden Müllkippen in Ihrem Körper. Kein Wunder, daß die Zahl der Säureerkrankungen in allen westlichen Industrieländern so drastisch in die Höhe schnellt! Denn: Eine Ernährung, die Übergewicht zur Folge hat, enthält grundsätzlich zu viele Säuremacher.

Was macht dick?

Dick machen Fett, Zucker, Fleisch, Käse, Eier, Süßigkeiten, Kuchen, Torten, Wurst und die meisten Brotaufstriche. Auch Weißbrot, Nudeln und polierter Reis, raffinierte Fette und Öle, Margarine, Salatöl, Butter und tierische Fette gehören dazu.
Tja, was bleibt denn dann noch übrig, was man essen kann? Soll man sich nur noch von Rohkost oder von Grünfutter ernähren wie die Kaninchen?
Nein, das sollen Sie nicht. Das wäre auch gar nicht gut für Sie. Sie dürfen fast alles, was Sie mögen, auch weiterhin essen. Meiden müssen Sie nur ein paar ganz bestimmte Nahrungsmittel, weil die nicht nur Säurefluten erzeugen, sondern auch noch in Ihrem Körper wichtige Mineralstoffe unwirksam machen.
Sie müssen allerdings lernen, die Speisen, die Sie mögen, in einem anderen Mengenverhältnis als bisher zu essen. Die Formel dafür ist eigentlich ganz einfach.

Essen Sie viermal soviel Basenspender wie Säurebildner

Das entspricht ungefähr dem Verhältnis von Säuren und Basen, wie es auch natürlicherweise im Körper besteht (bzw. bestehen sollte). Dazu müssen Sie eigentlich nur wissen, was Basenspender und Säurebildner sind. Das ist nach kurzer Zeit leicht zu merken.

Säuren und Basen in unserer Nahrung

Grundsätzlich werden vier Gruppen von Nahrungsmitteln hinsichtlich ihres Einflusses auf unser Säure-Basen-Gleichgewicht unterschieden.

Basenliefernde Nahrungsmittel

Dazu zählen vor allem:

- Kartoffeln
- Gemüse (Wurzel-, Blatt- und Wildgemüse)
- Obst
- Rohe Milch und Sahne
- Stille Mineralwässer
- Gewürzkräuter wie Petersilie, Schnittlauch, Majoran, Thymian, Oregano, Dill, Senf, Kümmel, Pfeffer, Paprika

Neutrale Nahrungsmittel

Sie halten das Gleichgewicht zwischen Säuren und Basen. Dazu zählen:

- Butter
- Naturbelassene Öle (Olivenöl, Distelöl)
- Walnüsse
- Leitungswasser

Säureerzeuger

Das sind Nahrungsmittel, die selbst keine Säuren enthalten, sie aber bei der Verarbeitung im Stoffwechsel entstehen lassen:

- Zucker

- Zuckerhaltige Süßigkeiten (Marzipan, Schokolade, Kuchen, Torten, Eiskrem, Bonbons)
- Weißmehlprodukte (Brötchen, Weißbrot, Toastbrot, Nudeln, Spätzle)
- Polierter Reis
- Alle geschälten oder polierten Getreideprodukte, also auch Graubrot
- Zuckerhaltige Limonaden
- Bohnenkaffee
- Alkoholhaltige Getränke

Säurelieferanten
Das sind Nahrungsmittel, die einen Überschuß an sauren Mineralstoffen (wie Schwefel, Phosphor, Chlor, Jod, Fluor oder Silizium) bringen. Teilweise werden durch ihren Genuß bei der Verstoffwechslung auch noch zusätzlich Säuren erzeugt. Auf diese Weise sorgt z.B. Fleisch für einen doppelten Basenverlust. Zu den ausgesprochenen Säurelieferanten zählen:
- Fleisch und Innereien (Leber, Herz, Nieren, Bries, Hirn)
- Geflügel (Huhn, Ente, Gans, Pute)
- Wild (Hase, Reh, Hirsch, Wildschwein)
- Eier (nur der Dotter ist basisch)
- Käse, Quark
- Fleischbrühe

Die besten Basenlieferanten

Ernährungswissenschaftler haben die Nahrungsmittel einmal nach dem Anteil der basischen bzw. sauren Salze geordnet, der bei Verbrennung des jeweiligen Lebensmittels in der Asche zurückbleibt. Daraus ergibt sich der Hinweis, wie viele basische bzw. saure Salze darin enthalten sind. Es geht hierbei also um Säure- oder Basenlieferanten. Nicht berücksichtigt ist dabei, ob die Nahrungsmittel auch Säure im Körper erzeugen. Deshalb ist immer zusätzlich ein Vergleich mit der

Einstufung in die vier oben beschriebenen Nahrungsmittelgruppen nützlich.

Die Reihenfolge wurde ermittelt, indem die Hauptlieferanten von Basen in das entsprechende Verhältnis zu den für den Säure-Basen-Haushalt schädlichen Phosphaten und Purinen, aber auch ins Verhältnis zu den Kalorien gesetzt wurden. Je niedriger die Kalorienzahl und je höher im Verhältnis dazu der Gehalt an Basenstoffen, desto höher auch der Rang des entsprechenden Nahrungsmittels in der Hitliste. Wenn man ohne Rücksicht auf die Kalorien nur das Verhältnis der Basenlieferanten zu den Phosphaten und Purinen nimmt, ergibt sich zwangsläufig eine andere Reihenfolge.
Nicht berücksichtigt werden konnte hier der Gehalt an anderen für die Gesundheit wichtigen Basenbildnern wie Natrium, Eisen, Kupfer, Zink oder Mangan.
Alle Nahrungsmittel in der folgenden Tabelle, die einen Quotienten von unter 30 aufweisen, sind als Basenlieferanten nicht geeignet.

Die Basenhitliste

Quotient	Nahrungsmittel (100 g)	Kalorien (kcal)	Kalium (mg)	Kalzium (mg)	Magnesium (mg)	Phosphate (mg)	Purin (mg)
490	Spinat	15	633	126	58	55	23
430	Pfifferlinge	11	507	8	14	44	10
350	Endivien	10	346	54	10	54	7
260	Rettiche	13	320	33	15	30	5
250	Fenchel	23	500	100	30	51	3
240	Steinpilze	16	486	23	12	115	17
220	Champignons	15	420	8	13	120	0
210	Kopfsalat	11	224	37	11	33	7
200	Schnittlauch	27	434	129	44	75	6
190	Brokkoli	26	464	105	24	82	21

Die Basenhitliste							
Quotient	**Nahrungsmittel** (100 g)	**Kalorien** (kcal)	**Kalium** (mg)	**Kalzium** (mg)	**Magnesium** (mg)	**Phosphate** (mg)	**Purin** (mg)
185	Radieschen	14	250	35	8	26	4
180	Kohlrabi	24	380	70	45	50	5
175	Schwarzwurzeln	16	320	50	20	75	29
175	Grünkohl	36	490	210	31	87	3
170	Sellerie (Knolle)	18	320	70	10	80	10
165	Sauerkraut	18	288	48	14	43	5
160	Tomaten	19	300	14	20	26	3
160	Brunnenkresse	22	230	170	15	52	12
150	Kürbis	24	383	22	8	44	4
150	Dill	55	647	230	28	85	6
145	Topinambur	29	480	10	20	78	6
140	Blumenkohl	22	330	20	17	54	8
135	Rotkohl	21	266	35	18	30	5
125	Artischocken	22	350	53	26	130	25
125	Zucchini	18	200	30	20	23	4
115	Wirsing	24	282	47	12	56	8
115	Lauch	24	225	87	18	46	10
110	Spargel	17	207	21	20	46	10
110	Rosenkohl	35	411	31	22	84	5
105	Gurken	12	110	20	11	23	3
105	Weißkohl	25	227	46	23	28	8
100	Löwenzahn	52	440	155	35	70	25
100	Meerrettich	63	560	110	32	65	8
100	Paprika, grün	20	210	10	12	29	4
85	Karotten	30	240	35	10	25	6
85	Rote Bete	41	340	30	25	45	5
70	Johannisbeeren, rot	36	240	30	13	27	–
65	Pastinaken	64	450	40	23	74	8

Die Basenhitliste

Quotient	Nahrungsmittel (100 g)	Kalorien (kcal)	Kalium (mg)	Kalzium (mg)	Magnesium (mg)	Phosphate (mg)	Purin (mg)
65	Kartoffeln	66	430	13	18	34	3
60	Aprikosen	45	278	16	9	21	-
60	Zwiebeln	30	175	31	11	42	3
55	Himbeeren	36	170	40	30	44	-
55	Brombeeren	43	190	44	30	30	-
50	Mandarinen	46	210	33	11	20	-
50	Erdbeeren	33	150	26	15	29	-
45	Pfirsiche	42	205	8	9	23	-
45	Buttermilch	39	147	110	15	90	0
45	Pflaumen	50	220	14	10	18	-
45	Bananen	92	390	9	36	28	-
45	Wassermelonen	37	158	10	3	11	-
40	Knoblauch	137	620	38	25	134	10
40	Feigen	242	850	190	70	108	-
35	Weiße Bohnen	300	1300	106	132	430	43
35	Eßkastanien	194	700	33	45	87	2
35	Ananas	56	173	16	17	9	-
35	Datteln (frisch)	107	350	21	21	24	-
30	Seelachs	88	430	10	50	375	54
30	Kuhmilch 3,5%	67	157	120	12	92	0
25	Eiklar	55	155	11	12	21	0
25	Joghurt	73	160	120	12	90	-
25	Erbsen, grün	84	304	24	33	108	28
25	Äpfel	55	144	7	6	12	-
25	Rosinen	280	780	30	15	110	
25	Birnen	55	125	10	8	15	-
20	Kabeljau	82	350	24	25	185	36
20	Preiselbeeren	36	72	14	6	10	0
20	Sauerkirschen	55	114	20	8	20	-

Die Basenhitliste							
Quotient	Nahrungsmittel (100 g)	Kalorien (kcal)	Kalium (mg)	Kalzium (mg)	Magnesium (mg)	Phosphate (mg)	Purin (mg)
20	Erbsen, getrocknet	342	930	50	116	378	60
20	Scholle	83	310	60	22	200	41
15	Heidelbeeren	37	65	10	2	13	-
15	Reh	132	340	25	30	220	35
15	Parmesan	396	130	1290	45	840	0
15	Forelle	112	465	18	27	240	99
15	Linsen	325	810	74	77	412	56
15	Hase	116	400	9	20	220	35
13	Kaninchen	127	380	15	30	225	31
13	Emmentaler	403	105	1020	35	635	0
12	Lachs, geräuchert	145	450	20	32	250	65
10	Schweinefleisch	175	378	5	25	188	46
9	Rindfleisch, roh	155	343	5	20	177	40
9	Haselnüsse	258	225	84	61	125	3
9	Kalbfleisch	135	340	10	15	190	50
8	Erdnüsse	608	706	59	163	370	30
8	Knäckebrot	317	436	85	68	300	20
8	Oliven, schwarz	145	40	80	16	17	-
8	Kalbfleisch	150	331	10	16	189	50
7	Vollkornprodukte	210	254	25	105	220	10
6	Bratwurst	260	350	26	33	216	30
6	Huhn	261	350	11	30	180	53
5	Gans	392	420	12	23	180	55
5	Datteln, getrocknet	278	65	63	50	24	-
5	Hafer	358	355	80	129	342	34
5	Weizenbrot	237	130	58	24	87	5

Die Basenhitliste

Quotient	Nahrungsmittel (100 g)	Kalorien (kcal)	Kalium (mg)	Kalzium (mg)	Magnesium (mg)	Phosphate (mg)	Purin (mg)
5	Walnüsse	680	540	87	129	409	8
5	Lamm	240	310	6	22	170	50
4	Hirsch	143	330	10	30	250	53
4	Camembert	350	120	280	16	250	0
4	Zwieback	374	250	20	15	100	8
4	Roggenbrot	228	170	30	35	120	10
4	Sahne	320	110	80	10	63	0
3	Graubrot	239	175	20	26	128	7
3	Hummer	88	220	60	24	234	39
3	Haferflocken	375	340	50	140	380	25
2	Gerste	314	160	16	110	190	11
2	Cornflakes	357	139	13	14	59	10
2	Quark	179	107	110	10	180	0
1	Ente	430	210	11	15	130	50
1	Teigwaren	342	160	25	56	190	11

Die Steinzeitdiät

Ebensowenig, wie der Mensch dazu gemacht ist, sich überwiegend von Fleisch, Fisch, Käse, Eiern, Fett und Salz zu ernähren, bekommt ihm eine ausschließlich rohe, pflanzliche Nahrung.
Der Mensch ist von der Entwicklung her ein »Lauftier«, und sein Gebiß weist ihn eindeutig als Allesfresser aus. Die Entwicklungsgeschichte hat ihn jedenfalls nicht zum ewigen Rohköstler verdammt. Schon sehr früh hat er das Feuer genutzt, um Nahrungsmittel zu garen, was sie geschmackvoller und vor allem leichter verdaulich machte. Nur ging das wohl nie so weit, daß er eine Vielfalt an gegarten und raffinierten Speisen zu schlemmen bekam wie wir heute.
Oder können Sie sich vorstellen, daß ein Steinzeitmensch mor-

gens Leberkäsaufschnitt mit frischen Brötchen und duftendem Kaffee auf dem Steinblock servierte? Und mittags ein dreigängiges Menü mit Räucherlachs und Sahnemeerrettich, gebutterten Möhrenstreifen an Brokkolischaum, einer Schnitte Mammutlende und dazu vielleicht sogar ein Viertel trockenen Neandertaler Riesling?
Nein, das ist Unfug. Die Menschen ernährten sich damals von dem, was sie gerade hatten. Als Jäger und Sammler konnten sie vielleicht einen Vorrat an Nüssen, Wurzelgemüse und Körnern anlegen. Sie konnten wilde Birnen und Äpfel in der Sonne dörren und notfalls davon zehren. Ansonsten sammelten sie Beeren und Pilze, Früchte der Jahreszeit. Sie klauten Eier aus Vogelnestern, aber das geht bekanntlich nur zu bestimmten Wochen im Jahr. Wer geschickt genug war, fing mit dem Speer auch mal einen Fisch im Bach. Da dem Steinzeitjäger das Jagdglück nicht immer hold war, folgte nach einem Festmahl oft erst einmal eine Periode des Fastens, so daß der Verzehr von tierischem Eiweiß sich in engen Grenzen hielt.
Die Urmenschen ernährten sich folglich hauptsächlich von basenspendenden oder neutralen Speisen: von Früchten, Beeren, Pilzen, Gemüsen, Körnern, Wurzeln und selten Eiern, Fleisch oder Fisch. Und wir?

40 Prozent der Kalorien sind pures Fett

Es gibt eine europäische Studie, das sogenannte Monica Projekt, das eigentlich die Ursachen von Herz-Kreislauf-Erkrankungen beobachtet, dabei aber u.a. auch die Ernährungsgewohnheiten der Menschen unter die Lupe nimmt. Daher wissen wir, was bei den Durchschnittsdeutschen vorrangig auf den Tisch kommt:

- 35 Gramm sichtbares Fett wie Butter, Schmalz und Margarine, noch nicht gerechnet die versteckten Fette in Wurstwaren, Torten und Backwaren, in Pommes frites oder Sahnesaucen.

- 234 Gramm Fleisch und Wurst täglich.
- Knapp 40 Prozent der aufgenommenen Nahrungskalorien stammen aus Fett, und zwar überwiegend aus ungesundem, gesättigtem Fett.
- Ein Fünftel unserer Kalorien liefern tierische Eiweißprodukte.
- 37 Prozent der täglichen Nahrung werden von Kohlenhydraten gedeckt. Darunter sind aber mindestens ein Drittel Zuckerkalorien, die in einer säure- bzw. basenbewußten Diät nichts verloren haben.
- Ein knappes Zehntel des täglichen Kalorienbedarfs steuert der Alkohol bei – auch das ist nicht ideal, wie wir noch sehen werden.

Diese Bilanz ist eine Katastrophe. Sie zeigt, daß 1500 Kilokalorien täglich aus Fleisch, Fett, Zucker und Alkohol stammen. Das kann einfach nicht so besonders gesund sein. Denn wir sollten uns eigentlich in ähnlicher Weise ernähren wie unsere Urururahnen aus der Steinzeit. Das ist zwar schon einige 10000 Jahre her, aber die Anpassung des menschlichen Organismus an veränderte Lebensbedingungen ist eben auch eine langwierige Sache. Er lernt nicht über Nacht, daß er sich nun überwiegend von Schokolade, Steaks, fetten Pommes und Wurst ernähren soll.

Langsame Anpassung

Nehmen wir nur mal das Beispiel Salz. Gemeint ist Kochsalz. Das war in der Steinzeit noch ein sehr rares Gewürz, und an diesen Mangel war der menschliche Körper angepaßt. Er entwickelte einen Mechanismus, der bei Salzmangel in den Nieren verhindert, daß Kochsalz mit dem Harn ausgeschieden wird. Und das ist uns geblieben – selbst in Zeiten, in denen Meersalz und Steinsalz sowie jodiertes Salz in Hülle und Fülle zur Verfügung stehen.

Gewissermaßen leben unsere Nieren noch in der Steinzeit, wir selbst aber am Ende des 20.Jahrhunderts. Und so hängt auch unsere Verdauung noch den Neandertaler-Zeiten nach. Die Säureausscheidung stößt auf Probleme, wenn sie die heutigen Fleisch-, Fett- und Zuckermengen verkraften soll.

Gesünder leben mit weniger Fleisch

Die moderne Ernährungswissenschaft bezieht ihre Erkenntnisse vorwiegend aus Erfahrungen. Sie beobachtet Tausende von Menschen über Jahrzehnte hinweg, zeichnet die Ernährungsgewohnheiten auf und setzt sie dann in Beziehung zu dem Gesundheitszustand der Betreffenden. Daher weiß man heute auch, daß diejenigen Menschen am gesündesten und am längsten leben, die sich überwiegend von möglichst frischen pflanzlichen Nahrungsmitteln ernähren, die aber gelegentlich auch Eier, Milch, Fleisch, Fisch und Käse nicht verachten. Sie – und durchaus nicht die strengen Vegetarier – haben nach einer Studie des Deutschen Krebsforschungsinstitutes in Heidelberg die besten Lebenserwartungen.

- Instinktiv ernähren sich diese Menschen perfekt im Säure-Basen-Gleichgewicht.
- Sie sind fröhlich und lebenslustig. Denn ihr Vitamin- und Mineralstoffhaushalt ist im wünschenswerten Gleichgewicht.
- Sie haben ein Krebsrisiko, das 50 bis 60 Prozent geringer ist als das der notorischen Fleischesser.
- Sie haben ihr jeweiliges Idealgewicht, kein Gramm zuviel.
- Sie haben bessere Blutdruckwerte als übersäuerte Fleischesser.
- Sie haben ideale Blutfettwerte und damit ein um 70 Prozent verringertes Herzinfarkt- und Schlaganfallrisiko.
- Sie haben durchwegs gesunde, leistungsfähige Nieren.
- Sie haben keine Magen-Darm-Erkrankungen, keine Verstopfung, keinen Darmkrebs.
- Sie bekommen keine Gallen- und keine Blasensteine.

Dr. Linda Youngman von der Universität Oxford hat ermittelt, daß der Mensch am gesündesten lebt, wenn nur 7,5 Prozent der täglichen Nahrungskalorien aus Eiweiß bestehen und wenn dieses Eiweiß nach Möglichkeit auch noch aus pflanzlichen Produkten wie Vollkornbrot, Kartoffeln, Soja und Hülsenfrüchten wie Erbsen, Linsen und Bohnen besteht. Denn ein gewisses Maß an Eiweiß braucht der Mensch.
Nach der vorhin erwähnten Monica-Studie essen die Deutschen aber fast das Dreifache der notwendigen Menge an Eiweiß. Und auch noch dazu tierisches Eiweiß.
Das ist nicht verwunderlich. Denn erhöhter Eiweißbedarf ist stets eine Folge von Übersäuerung. In einem übersäuerten Organismus läßt nämlich die Kraft zur Verwertung von Eiweiß nach, folglich wächst auch der Hunger nach Eiweiß.

Fleisch nur noch gelegentlich
Es gibt also gewichtige Gründe, die dafür sprechen, Fleisch und Fleischprodukte nur als gelegentliche Beilage zu verwenden.

Lieber Reis statt Fleisch

Im alten China wurde eine sehr bemerkenswerte Hinrichtungsart angewendet. Der zum Tode Verurteilte, den wir uns aus besserem Stande stammend vorstellen dürfen, wurde nicht geköpft, nicht gehängt, nicht mit Marterwerkzeugen gefoltert. Er bekam nur eine bestimmte Diät vorgesetzt: Fleisch, soviel er wollte, und Wein, soviel er trinken konnte. Sonst nichts.
Es gehört keine große Vorstellungskraft dazu, sich den qualvollen Säuretod dieser Delinquenten vorzustellen.
Ausgerechnet in China, wo der Reis eine lebenswichtige Rolle spielt! Wo es als unhöflich gilt, bei einem Essen die Reis-

schale nicht zu leeren – Fleisch darf man als Gast schon eher stehenlassen.

Von Hongkong über Tokio bis hin nach dem indonesischen Jakarta warnen Ärzte heute ihre Bevölkerung davor, sich dem Unfug der westlichen Zivilisationsernährung anzuschließen. In der an Europa und den USA orientierten chinesischen Kronkolonie Hongkong, wo die westliche Ernährung ihre Eroberung bereits am weitesten vorangetrieben hat, haben die Schulkinder inzwischen den zweithöchsten Cholesterinspiegel der Welt (nach Finnland). In nur drei Jahrzehnten hat sich der Fleischverbrauch in Hongkong fast verdreifacht.
In Japan wird inzwischen viermal soviel Fleisch gegessen wie noch in den sechziger Jahren. Es wird gebraten und fritiert, es gibt Fleisch statt Reis, Fett und Eiweiß statt Gemüse und Stärke. Die fernöstliche Diät, die einst als die gesündeste der Welt galt, verfettet und verbrutzelt langsam zu einer Übersäuerungskost.

Stärke gegen Krebs

Wissenschaftler der britischen Universität Cambridge haben festgestellt, daß stärkehaltige Nahrungsmittel die beste Gesundheitsvorsorge gegen Krebs sind. Auf welche Weise sich die Stärke im Körper gegen den Krebs stark macht, wissen die Forscher nicht genau. Aber sie haben durch vergleichende Studien festgestellt, daß in den sogenannten zivilisierten Ländern mit hohem Fleischverbrauch Darmkrebs viermal so häufig vorkommt wie in Ländern wie Indien oder China, in denen sich die Menschen traditionsgemäß von stärkehaltigen Nahrungsmitteln wie Reis, Gemüse oder Brot ernähren.
In Australien und Amerika dagegen, wo mit falscher Rücksicht auf die schlanke Linie wenig Stärke, dafür aber viel Fleisch verzehrt wird, ist die Darmkrebsrate am höchsten.
Die Stärke, auch Polysaccharide genannt, gehört zu den Koh-

lenhydraten. Sie wird aus der Nahrung aufgespalten und in Form von Glykogen als Vorratsstoff in der Leber gespeichert. Stärke, die nicht unmittelbar im Dünndarm verwertet wird, muß im Dickdarm durch Bakterien aufgespalten werden. Hinter diesem Vorgang vermuten die Wissenschaftler die krebsschützende Wirkung: Zellveränderungen werden nämlich durch einen Wirkstoff unterdrückt, den die Darmbakterien dabei absondern.

Die Antikrebsdiät
Eine Ernährung, die reich an Reis, Mais, Weizen, Nudeln, Kartoffeln, Bohnen, Linsen, Knödeln, Bananen, Oliven und Eßkastanien ist, ist offenbar der beste Schutz gegen Krebs.

Viele Nahrungsmittel sind besonders stärkereich. Bananen sind besonders wertvoll, aber man sollte sie möglichst verzehren, wenn sie noch etwas grün sind – bei überreifen Bananen hat sich die meiste Stärke schon in Zucker verwandelt. Fleisch, Fisch, Eier, Zucker und Käse enthalten dagegen überhaupt keine Stärke. Nun sind zwar einige dieser Nahrungsmittel nicht unbedingt auch gute Basenspender. Aber weil sie die Darmgesundheit fördern und dadurch zur Säurekontrolle beitragen, sollten sie in eine säurebewußte Ernährungsweise aufgenommen werden. Vor allem, wenn man zu unpoliertem Reis, zu Vollkornmehl und Vollkornprodukten greift, werden wertvolle Vitamine und Vitalstoffe aufgenommen.
Eigentlich sollte jeder Mensch pro Tag etwa 500 Gramm Stärke zu sich nehmen, empfehlen die Forscher in Cambridge. Nachstehende Tabelle könnte dabei helfen.

Die wichtigsten stärkehaltigen Lebensmittel

Nahrungs-mittel	Stärke (g/100 g)	Ballast-stoffe (g/100 g)	Nahrungs-mittel	Stärke (g/100 g)	Ballast-stoffe (g/100 g)
Maisgrieß	73,5	5,0	Brötchen	45,0	3,0
Reis	72,7	2,9	Roggenbrot	44,0	5,5
Buchweizen	72,2	3,2	Müsli	43,6	6,5
Nudeln	70,8	3,4	Mischbrot	42,0	3,5
Weizenmehl	70,6	4,0	Pommes frites	30–40	2,4–3,5
Vollkornmehl	67,2	3,2	Eßkastanien	27,0	5,0
Knäckebrot	64,0	14,0	Cashewnuß	21,0	2,9
Roggenmehl	61,6	8,0	Kartoffel-knödel	18,4	1,2
Haferflocken	60,5	5,4	Kartoffeln	16,7	1,1
Vollkorn-nudeln	60,0	9,1	Erbsen	11,0	4,3
Linsen	50,8	10,6	Pastinaken	6,2	4,5
Kichererbsen	47,7	10,7	Erdnüsse	6,0	7,0
Bohnen, weiß	46,2	17,0	Bananen	2,8	3,1
Toastbrot	45,6	3,6	Oliven	1,6	2,4

Ballaststoffe – so wichtig wie Vitamine

Ballaststoffe stehen in dem Ruf, inhaltslose Füllstoffe zu sein, die unsere Verdauung belasten, ohne uns dabei mit wichtigen Nährstoffen zu versorgen. Das ist eindeutig Rufmord. Denn Ballaststoffe in unserer Nahrung sind für die Gesundheit genauso wichtig wie Vitamine und Spurenelemente.

Es gibt eine ganze Reihe von verschiedenen Ballaststoffen. Allesamt kommen sie hauptsächlich in Nahrungsmitteln vor, die zu unseren Basenspendern zählen: in Gemüsen, Getreide, Obst, Nüssen, Kartoffeln oder Hülsenfrüchten.

Unlösliche und lösliche Ballaststoffe

Unlösliche Ballaststoffe, wie z.B. Weizenkleie, haben die Fähigkeit, sich mit Wasser vollzusaugen, und werden nahezu unverändert mit dem Stuhl ausgeschieden. Sie haben auch die Fähigkeit zur Bindung von Schadstoffen, von unverdauten Nahrungsmittelresten, Gallensäuren und Cholesterin. Lösliche Ballaststoffe sind keine Faserstoffe, sondern wasserlösliche, im Magen und Dünndarm weitgehend unverdauliche Stoffe. Im Dickdarm werden sie von bestimmten Bakterien abgebaut, die dabei lebenswichtige Wirkstoffe produzieren. Eigentlich sollte der Mensch jeden Tag mindestens 30 Gramm Ballaststoffe zu sich nehmen, ideal wären sogar 40 Gramm. Die Deutschen bekommen aber durchschnittlich nur die Hälfte dieser Menge mit der Nahrung zugeführt. Die Nahrungsmittel mit dem höchsten Gehalt an löslichen Ballaststoffen sind:

- Haferkleie
- Weiße Bohnen
- Gerstengraupen
- Artischocken
- Linsen
- Sellerie
- Pastinaken
- Mangos
- Feigen, getrocknet
- Rosenkohl
- Orangen
- Pflaumen
- Erbsen, grün
- Brokkoli
- Karotten
- Grapefruit
- Grüne Bohnen
- Äpfel

Was uns Ballaststoffe Gutes tun

- Sie verbessern durch Bindung der im Darm entstehenden Säuren den pH-Wert des Darminhalts und verhindern ein saures Milieu.
- Ballaststoffe senken die Blutfettwerte des »bösen« Cholesterins (LDL) und heben den Wert des »guten« Cholesterins (HDL) an.
- Ballaststoffe erhöhen das Volumen unserer Nahrung, verstärken damit das Sättigungsgefühl, ohne uns mit zusätz-

lichen Kalorien zu belasten. So ist es leichter, Übergewicht zu vermeiden.

- Ballaststoffe erhöhen das Volumen des Darminhalts, was zu einer Kräftigung der Darmwände führt und die Stuhlmenge vergrößert. Ein einziges Gramm Ballaststoffe führt durch die Quellwirkung zu einer Erhöhung der Stuhlmenge um zwei bis neun Gramm.
- Ballaststoffe beschleunigen die sogenannte Darmpassage, d.h.: Sie verkürzen die Verweildauer des Speisebreis im Darm. Dadurch wird auch die Möglichkeit verringert, daß – wie bei Verstopfung – Stoffwechselgifte und Krankheitskeime aus dem Stuhl über die Darmschleimhaut in den Körper gelangen.
- Ballaststoffe verzögern die Entleerung des Mageninhalts in den Darm und bewirken dadurch eine wirksamere Vorverdauung.
- Ballaststoffe stärken das Immunsystem des Darms. Bei fett- und zuckerreicher Normalkost ist eine Verdoppelung der weißen Blutkörperchen in den Blutgefäßen des Darms zu beobachten – eine Abwehrmaßnahme gegen die Darmbakterien, die Fäulnis und Gärung bewirken.
- Ballaststoffe hemmen auf noch unbekannte Weise die Insulinfreisetzung und schonen dadurch sowohl die Bauchspeicheldrüse als auch die Leber.
- Ballaststoffe verhüten Krankheiten wie Divertikel und Hämorrhoiden, indem sie die Verdauung gesund, den Stuhl voluminös und weich erhalten und den Darm trainieren. Divertikel sind Einstülpungen der Darmschleimhaut an Stellen, wo die Muskulatur der Darmwände versagt. In diesen Einstülpungen kommt es oft zu Entzündungen. Hämorrhoiden sind meist die Folge von Fehlernährung durch säurereiche Nahrungsmittel, die zur Erschlaffung der Blutgefäße im Enddarm führt. Der Mangel an Ballaststoffen beeinträchtigt den Stuhlgang, erhöhter Preßdruck begünstigt

durch Blutstau die Entstehung von Hämorrhoiden in den erschlafften Gefäßen.

Die besten Darmsanierer			
Ballaststoffanteil in Gramm pro 100 Gramm eßbarer Anteil			
Weizenkleie	42	Graubrot	5
Leinsamen	36	Eßkastanien	5
Weizenkeime	25	Walnüsse	5
Bohnen, weiß	17	Erdnüsse	4
Schwarzwurzeln	17	Pastinaken	4
Erbsen, gelb	16	Rosenkohl	4
Sojabohnen	16	Erbsen, grün	4
Roggen, Vollkorn	13	Grünkohl	4
Roggenschrot	13	Sellerieknolle	4
Artischocken	11	Weizenmehl (Type 405)	4
Kichererbsen	11	Kiwis	3,5
Linsen	11	Gemüsemais	3,5
Vollkornweizen	10	Weißbrot, Brötchen	3,5
Weizenmehl (Type 1700)	10	Teigwaren	3,5
Mandeln (geschält)	10	Fenchel	3
Feigen (getrocknet)	10	Avocados	3
Datteln	9	Bananen	3
Vollkornnudeln	9	Zwiebeln	3
Meerrettich	8	Brokkoli	3
Roggenmehl	8	Reis, unpoliert	2,5
Vollkorntoast	7	Blumenkohl	2,5
Steinpilze	7	Möhren	2,5
Pfifferlinge	6	Weißkohl	2,5

Darf's ein bißchen mehr Gewicht sein?

Wonach streben Sie? Nach dem Normalgewicht? Dem Idealgewicht, dem lügnerischen »Wohlfühlgewicht«? Oder ist es Ihnen völlig egal, wieviel Sie wiegen?

Sie sollten auf keinen Fall unerreichbaren Idealen nachstreben, die ohnehin dem Geschmack der Zeit unterworfen sind. Das Idealbild der Frau wird seit den fünfziger Jahren immer schlanker und schlanker, wie die Wiegeproben bei den Mißwahlen in Amerika zeigen – hingegen ist das tatsächliche Gewicht der deutschen Durchschnittsfrau im gleichen Zeitraum immerzu ein bißchen gewachsen.
Wie kann das angehen in unserem Zeitalter der unzähligen Diäten?
Machen Sie am besten einen Strich unter Ihre Bemühungen, durch eine 5-Tage-Crashdiät oder ähnlichen Unfug zur Traumfigur zu kommen. Lesen Sie statt dessen dieses Kapitel genau durch. Dann werden Sie nämlich sehen, daß Sie keine Diät mehr brauchen, wenn Sie sich im Säure-Basen-Gleichgewicht ernähren.
Der Rezeptteil ab Seite 259 ist ein Angebot für Einsteiger, die gleichzeitig Probleme mit ihrem Körpergewicht haben. Er verspricht nicht, daß Sie die Traumfigur für Hollywood bekommen, wenn Sie mitmachen. Aber er verspricht ohne Übertreibung, daß Sie sich hinterher um einiges wohler, leichter, leistungsfähiger und fröhlicher fühlen werden.

Das ehrliche Gewicht

Mit dem Körpergewicht ist das so eine Sache. Stimmen die bekannten Gewichtsregeln eigentlich? Hat der eine Mensch starke und schwere Knochen, der andere aber ganz leichte? Gibt es das, gute und schlechte Futterverwerter?
Das mit den starken Knochen stimmt. Einer, der beruflich schwere körperliche Arbeit verrichtet, oder einer, der fünfmal in der Woche Sport macht, hat bestimmt schwerere Knochen – nur ist ein solcher Mensch selten fett. Je schwerer ein Übergewichtiger, desto schwächer, weil untrainierter, sind im Regelfall seine Knochen.
Das mit dem Futterverwerter stimmt auch. Ein Mensch, der

sich nach dem Säure-Basen-Gleichgewicht ernährt, ist der denkbar beste Futterverwerter. Denn sein gesundes Magen-Darm-System nutzt alle wichtigen Inhaltsstoffe der Nahrung aus. Ein Übergewichtiger ist normalerweise nicht ein guter, sondern ein schlechter Futterverwerter. Denn bei ihm gehen Kalorien auf Depot, statt zu Energie verbrannt zu werden und den Menschen zur Höchstleistung anzuspornen. Der wirklich gute Futterverwerter dagegen ist meist schlank, energisch, voller Tatkraft.

Auch die üblichen Regeln für das Körpergewicht stimmen im großen und ganzen. So ganz falsch ist die Daumenregel nicht, wonach man so viele Kilogramm wiegen sollte, wie man Zentimeter über einen Meter groß ist. Aber diese Rechnung hat natürlich einen Haken. Sie mißt die Menschen nach ihrer Größe, nicht nach ihrem Grundumsatz.

Ein Mensch, der zwischen 150 und 170 Zentimeter groß ist, muß danach im Verhältnis viel stärker auf sein Gewicht achten als ein langer Lulatsch mit 190 Zentimetern, der nur aus Armen und Beinen zu bestehen scheint. Und ein junger Mensch, der viel Sport treibt und deshalb aus mehr Muskeln besteht als ein 60jähriger, wird ebenfalls mit der gleichen Waage gemessen.

Der Bodymass Index

Deshalb haben Ernährungswissenschaftler eine international gültige Berechnung entwickelt, genannt Bodymass Index (BMI), die ein objektives Körpergewicht ermitteln läßt. Diese Formel berechnet das Gewicht nach der fettfreien Körpermasse (Bodymass), also den Knochen und Muskeln. Die Berechnung ist genauer und zutreffender, aber leider nicht ganz so einfach wie die oben erwähnte Daumenregel:

So berechnen Sie Ihren Bodymass Index
Körpergewicht in Kilogramm dividiert durch das Quadrat der Körpergröße (in Metern).

Nehmen wir als Beispiel einen Menschen mit 1,70 Meter Körpergröße und 76 Kilogramm Gewicht:
Quadrat der Körpergröße: 1,7 × 1,7 = 2,89.
Bodymass Index: 76 : 2,89 = 26,3.
Der BMI beträgt in diesem Fall also 26.

Nun kann aber ein Sportler, der überdurchschnittlich aus Muskeln besteht, ähnlich viel wiegen wie ein gleich großer anderer Mensch, bei dem sich schon sichtbar die Pfunde um die Hüfte sammeln. Deshalb gibt es Schwankungsbreiten beim BMI. Diese richten sich u.a. nach dem Geschlecht und nach dem Alter.

Bodymass Index für Männer und Frauen
Nach einer Richtlinie des Ernährungswissenschaftlers Dr. Joachim Westenhöfer von der Universität Göttingen liegen die Normalwerte für Frauen bei 19 bis 24, für Männer bei 20 bis 25.

Bodymass Index und Alter
In Amerika hat die Abteilung für Ernährungsforschung des National Research Council auch die Idealwerte für die verschiedenen Altersgruppen veröffentlicht. Danach ist für beide Geschlechter, je nach Alter, folgender BMI anzustreben:

- 19 bis 24 Jahre: BMI 19 bis 24
- 25 bis 34 Jahre: BMI 20 bis 25
- 35 bis 44 Jahre: BMI 21 bis 26
- 45 bis 54 Jahre: BMI 22 bis 27
- 55 bis 64 Jahre: BMI 23 bis 28
- über 64 Jahre: BMI 24 bis 29

Nach diesen Berechnungen kann ein Mann von 1,80 Meter Körpergröße also zwischen 64 und 82 Kilogramm wiegen, ohne daß dieses Gewicht gleich als krankhaft bezeichnet werden müßte. Das ist immerhin ein Spielraum von 18 Kilogramm! Vom Standpunkt des Säure-Basen-Haushalts aus betrachtet, würde man den gesunden Bereich eher etwas enger fassen: etwa zwischen 64 und 74 Kilogramm.
Für Frauen ist das Spektrum ebenso breit: Eine Frau mit 1,60 Meter Körpergröße kann nach dieser großzügigen Auslegung zwischen 49 und 62 Kilogramm wiegen, ohne daß von ausdrücklichem Unter- oder von krankhaftem Übergewicht gesprochen werden sollte. Das optimale Gleichgewicht von Säuren und Basen dürfte sich jedoch bei dieser Körpergröße zwischen 50 und 56 Kilogramm einstellen.

Das Diät-Jo-Jo

Warum ist es aber so schwer, das richtige Gewicht zu erreichen – und erst recht, es zu halten? Wer hat noch nicht die leidvolle Erfahrung gemacht, daß er einige Kilogramm abhungert oder mit äußerster Willenskraft abtrainiert – und schwupp, sechs Wochen später ist das alte Gewicht wieder da? Man nennt das auch den Jo-Jo-Effekt: runter, rauf, runter, rauf mit dem Gewicht. Oft bringt einer hinterher sogar noch mehr auf die Waage als zu Beginn der letzten Abmagerungsphase.
Diese Erfahrung werden Sie nie wieder machen, wenn Sie sich im Säure-Basen-Gleichgewicht ernähren! Denn dann

wird Ihr Flüssigkeitshaushalt wieder stimmen, Ihr Körper wird keine Flüssigkeit zuviel speichern.

- Das Wasser wird nicht mehr im Gewebe gestaut, wo es für eine Verdünnung der Giftstoffe sorgen muß, die nämlich sonst in höherer Konzentration Ihrem Körper schaden.
- Der Körper entwickelt auch nicht mehr die Gier nach Unmengen von Eiweiß oder nach Süßem, weil er jetzt nämlich die Nährstoffe aus den Speisen optimal aufnimmt und verarbeitet.
- Dann werden Sie auch gelernt haben, sich soviel Zeit zum Essen und zum Kauen zu nehmen, daß Sie auf natürliche Weise während des Essens satt werden – und nicht erst hinterher, wenn der Bauch schon spannt und schmerzt.

Wenn der Magen Druck macht

Vielleicht haben Sie es auch schon erlebt, daß Sie sich im Restaurant voller Appetit den zweiten Gang bestellen – und wenn er kommt, merken Sie, daß Sie bereits vom ersten satt sind. Das liegt an Ihrem Sättigungsgefühl. Dieses braucht mindestens 20 Minuten, um zu funktionieren. Die Langzeitsättigung, die uns oft viele Stunden zwischen Mahlzeiten überstehen läßt, wird ohnehin erst mit fortgeschrittener Verdauung erreicht, wenn nämlich Nährstoffe durch den Körper kreisen und auch dem Gehirn signalisieren: Jetzt reicht's wieder eine Weile.

Satt werden kann man lernen

So gibt es Bestandteile der Nahrung, die im Appetitzentrum des Gehirns die Botenstoffe für Sättigung auslösen – andere wieder tun das nicht. Der Nährwert, also die Kalorienzahl, hat aber mit dem Gefühl des Sattseins überhaupt nichts zu tun.
Fett ist z.B. ein solcher Stoff, der keinerlei Signalwirkung hat. Fett bewirkt höchstens eine bestimmte Form von Übelkeit, die durch Verdauungsprobleme hervorgerufen wird. Aber das

Gefühl des Sattseins bewirkt Fett nicht – dabei hat es die höchste Kaloriendichte von allen Nahrungsmitteln.
Fett erhöht außerdem das angenehme Aroma von Speisen, ist ein sogenannter Aromaverstärker. Nicht von ungefähr reichern so viele Menschen ihre Saucen mit Sahne oder Butter an und lassen dafür lieber oft die Dinge weg, die im Ruf stehen, dick zu machen, die es aber in Wirklichkeit überhaupt nicht tun: Kartoffeln, Nudeln, Reis und Brot. Gemüse und Salat erklären sie zur Kaninchendiät. Sie enthalten Nahrungsbestandteile, die uns nachhaltig satt machen.

- Wenn wir ausreichend oder zu viele Kohlenhydrate essen, meldet der Körper Sattheit. Den Überschuß verbrennt er mühelos und erhöht dadurch die Leistungsbereitschaft des Menschen.
- Wenn wir zuwenig Kohlenhydrate essen, signalisiert der Körper Hunger, auch wenn wir genügend anderes gegessen haben. Das erklärt die Heißhungerattacken, an denen viele Menschen, vor allem auch bei einseitigen Diäten, zwischen den Mahlzeiten leiden.
- Wenn wir zuviel Eiweiß zu uns nehmen, verbrennt der Körper den Überschuß, aber es erhöht nicht die Leistungsfähigkeit, weil dabei zu viele saure und schädliche Abfallprodukte entstehen.
- Wenn wir zuviel Fett essen, ob nun Sahne, Butter, fetten Käse, Speck, Wurst oder Schokolade, dann ist der Körper hilflos: Nur ein Viertel der überflüssigen Kalorien kann er verbrennen. Den Rest nimmt er auf Fettdeponie, d.h., er verstärkt die Fettpolster.

Der Sättigungsinstinkt

Ein Kind, bei dem die Sättigungsregelung durch das Gehirn noch in Ordnung ist, wird es grundsätzlich ablehnen, unverhältnismäßig viel Fettes zu essen. Ich kenne Kinder, die protestieren schon, wenn man ihnen die Butter ein bißchen zu dick aufs Brot schmiert. Andererseits gibt es Kinder, die aus natürlichem Instinkt immer wieder nach Kohlenhydraten verlangen und nach nichts anderem: nach »sauberen Nudeln« ohne Sauce oder Beilage, nach trockenem Brot, nach »Kartoffeln ohne alles«. Fleisch lehnen sie ab, Fett wollen sie nicht. Unter solchen Kindern habe ich aber noch nie ein dickes gesehen. Sie sind in der Regel sehr aufgeweckt und haben dabei kein überflüssiges Gramm Gewicht.

Erwachsene ohne Chance

Es kann demnächst auch wieder bei Ihnen funktionieren – und zwar ohne daß Sie mühselig Kalorien zählen, ohne daß Sie sich Nahrungsmittel hineinzwingen müssen, die Sie eigentlich gar nicht leiden können, auch ohne daß Sie bestimmte Nahrungsmittel so häufig essen müssen, daß sie Ihnen auf Dauer verleidet sind. Denn das ist ein häufiger Nebeneffekt der vielgepriesenen Wunderkurzdiäten.

Wer eine Woche lang früh, mittags und abends Ananas auf seinem Teller fand, wird eine ganze Zeitlang um jeden Südfrüchtestand einen Bogen machen.

Unsinnige Kurzdiäten

Die meisten Diäten machen nämlich eines falsch: Weil ein kurzfristiger Erfolg nur erzielbar ist, wenn die Kalorien drastisch reduziert werden, streichen sie alles, was satt und gesund macht. Damit es besser aussieht, werden eiweißreiche und gleichzeitig kohlenhydratarme Gerichte vorgeschlagen, ergänzt um ein bißchen Salat und Gemüse. Denn von Eiweiß kann man im Verhältnis mehr Kalorien essen, ohne gleich zuzunehmen. Eiweiß erhöht vorübergehend die Verbrennungsleistung des Körpers. Aber das sind sozusagen Strohfeuer, dadurch wird der Betreffende nicht unbedingt gesünder.

Fatale Folgen falschen Fastens

Die Menschen beginnen bei solchen Diäten zu frieren, entwickeln Heißhunger, der sie gleich wieder sündigen läßt. Und sie atmen nach der Zeit der als Folter empfundenen Diät auf, wenn das »normale Leben« wieder beginnt. Dann essen sie hemmungslos alles, was sie entbehren mußten. So falsch wie zuvor, versteht sich.

Wer seine Kalorien rigoros reduziert, dessen Stoffwechsel reagiert entsprechend, indem er die Energiegewinnung herunterfährt. Die Leute nehmen nicht Gewicht ab, sondern sie sitzen antriebslos und untätig herum und frieren. Bei Übergewichtigen sinkt nach einer Mahlzeit die Wärmeproduktion um bis zu 50 Prozent! Denn der Stoffwechsel leiht sich Energie aus dem Körper, um die Nahrung sofort in Fett umzusetzen und in die Depots abzulagern!

Das hört aber auf, wenn während des Abnehmens auch die richtige Nahrung zugeführt wird. Bei einer Ernährung mit überwiegend Kartoffeln, Gemüse, Salaten, Obst, Brot, Reis und Nudeln verdoppelt sich die Wärmeproduktion im Vergleich zur Ernährung durch fettreiche Speisen. Ergänzt man diese Ernährung durch gelegentliche Zufuhr von Fleisch, Fisch, Ei, Käse und Hülsenfrüchten, dann wird auch der Eiweißbedarf gedeckt.

Wieviel Eiweiß der Mensch täglich braucht

Pro Kilogramm Körpergewicht braucht der Mensch pro Tag rund ein Gramm Eiweiß, nicht mehr. Und zu bevorzugen sind jedenfalls pflanzliche Quellen.

Wenn Sie die folgende Tabelle ansehen, werden Sie feststellen, daß die tierischen Nahrungsmittel zwar einen hohen Anteil an Eiweiß liefern, daß sie aber auch viel Fett transportieren und keinerlei Ballaststoffe bzw. Kohlenhydrate. Ideale Eiweißlieferanten dagegen sind Hülsenfrüchte, Sojaprodukte und Getreideprodukte. Nüsse müssen wegen ihres hohen

Fettgehaltes und der dadurch bedingten vielen Kalorien mit Vorsicht genossen werden. Ideal ist es natürlich, wenn man durch Gemüse wie Erbsen, Rosenkohl, Grünkohl oder Spinat einen Teil des Eiweißbedarfs decken kann. Geachtet werden sollte unbedingt auf den Gehalt an Zink und Selen. Bei Zink liegen wieder Hülsenfrüchte und Getreide auf den vorderen Plätzen; bei Selen sind Steinpilz, Paranuß, Hering und Thunfisch die Renner.

Die Eiweißkönige

Nahrungs-mittel	Kalo-rien	Eiweiß	Fett	Kohlen-hydrate	Ballast-stoffe	Zink	Selen
(kcal/ 100 g)	(g/ 100 g)	(g/ 100 g)	(g/ 100 g)	(g/ 100 g)	(g/ 100 g)	(mg/ 100 g)	(μ/ 100 g)
Sojabohnen	370	35,9	18,6	15,8	15,7	4,3	14
Parmesan	396	35,6	25,8	0,0	0,0	3,0	–
Schinken, geräuchert	290	34,0	16,0	0,0	0,0	1,7	–
Harzer Käse	129	30,0	0,7	1,0	0,0	2,0	–
Emmentaler	403	28,7	29,7	0,0	4,6	11	
Erdnüsse	608	25,3	48,0	12,2	7,0	3,1	2
Gouda	303	24,5	22,3	0,0	0,0	4,0	5
Bohnen, weiß	300	23,5	1,6	54,0	8,2	3,2	7
Linsen	325	23,5	1,4	52,0	10,6	5,0	11
Kidney-bohnen	266	22,1	1,4	44,1	15,7	3,0	16
Erbsen, gelb	342	22,0	1,4	56,0	16,0	3,8	–
Schwein, mager	108	21,8	2,4	0,0	0,0	1,9	1
Thunfisch	242	21,5	15,5	0,0	0,0	1,7	130
Kalbfleisch	135	20,6	4,3	0,0	0,0	1,9	–
Rindfleisch	155	20,6	8,1	–	0,0	3,8	3
Pute	145	20,6	6,9	0,0	0,0	1,6	

Die Eiweißkönige

Nahrungsmittel	Kalorien	Eiweiß	Fett	Kohlenhydrate	Ballaststoffe	Zink	Selen
(kcal/ 100 g)	(g/ 100 g)	(g/ 100 g)	(g/ 100 g)	(g/ 100 g)	(g/ 100 g)	(mg/ 100 g)	(μ/ 100 g)
Kichererbsen	314	19,8	3,4	48,6	10,7	3,0	2
Forelle	112	19,5	2,7	0,0	0,0	0,5	70
Currywurst	304	18,6	23,5	0,4	0,1	2,0	-
Mozzarella	255	18,5	19,8	0,0	0,0	1,7	-
Hering	249	18,2	17,8	0,0	0,0	0,7	140
Huhn	261	18,0	18,8	0,0	0,0	1,1	-
Kabeljau	82	17,7	0,4	0,0	0,0	0,5	27
Gans	392	15,9	33,6	0,0	0,0	1,3	23
Walnüsse	680	14,4	62,5	10,0	4,6	2,7	17
Paranüsse	697	13,6	66,8	3,6	6,7	4,0	100
Quark 10%	76	13,5	0,2	4,0	0,0	0,6	5
Vollkornnudeln	342	12,6	3,6	59,9	8,8	3,5	-
Vollkornmüsli	428	12,4	17,1	50,2	6,5	3,2	-
Eiernudeln	362	12,3	2,8	69,9	3,4	1,6	65
Nudeln, ohne Ei	342	12,0	1,8	72,0	3,4	3,2	-
Haselnüsse	672	12,0	61,6	11,4	7,4	1,9	2
Hafer	358	11,7	7,1	59,8	5,6	4,5	2
Weizen	316	11,7	2,0	61,0	10,3	4,1	50
Ente	430	11,3	42,5	0,0	0,0	1,3	-
Grünkern	327	10,8	2,7	63,3	8,8	3,5	-
Roggen	299	8,8	1,7	60,7	13,2	1,3	4
Mais	333	8,5	3,8	64,7	9,2	2,5	5
Tofu	73	8,1	4,2	0,7	0,3	0,7	-
Reis, Natur	347	7,2	2,2	73,4	2,9	1,4	40

Die Eiweißkönige

Nahrungsmittel	Kalorien	Eiweiß	Fett	Kohlenhydrate	Ballaststoffe	Zink	Selen
(kcal/ 100 g)	(g/ 100 g)	(g/ 100 g)	(g/ 100 g)	(g/ 100 g)	(g/ 100 g)	(mg/ 100 g)	(μ/ 100 g)
Erbsen, grün	84	6,6	0,5	12,6	4,3	1,0	1
Trüffeln	25	5,5	0,5	0,0	16,5	0,6	-
Rosenkohl	35	4,5	0,3	3,8	4,4	0,9	18
Grünkohl	36	4,3	0,9	3,0	4,2	0,3	2
Pommes frites	272	4,3	13,2	31,1	3,5	0,5	-
Joghurt	73	3,9	3,8	5,4	0,0	0,4	1
Kokosnüsse	376	3,9	36,5	4,8	9,0	0,5	1
Zuckererbsen	68	3,4	0,2	12,0	2,5	0,9	1
Brokkoli	26	3,3	0,2	2,8	3,0	0,9	-
Milch	67	3,3	3,5	4,8	0,0	0,4	9
Steinpilze	16	2,8	0,4	0,5	6,9	0,7	150
Champignons	15	2,7	0,3	0,7	1,9	0,4	7
Eßkastanien	194	2,5	1,9	41,2	5,0	0,5	-
Spinat	15	2,5	0,3	0,6	1,8	0,5	-
Passionsfrucht	67	2,4	0,4	13,4	1,5	0,2	-
Fenchel	23	2,4	0,3	2,8	3,3	0,3	0,1

Zink hilft Säuren ausscheiden

Zink ist nicht nur von großer Bedeutung für die gesunde Säureausscheidung der Nieren; es wird auch benötigt für das wichtigste Basenorgan des Körpers, die Bauchspeicheldrüse. Bezeichnenderweise liegt bei Diabetikern stets ein Zinkmangel vor. Ohne Zink kann die Bauchspeicheldrüse das Hormon Insulin nicht produzieren.

Auch Rheumakranke haben Zinkmangel! In wissenschaftlichen Studien wird berichtet, daß allein durch mehrwöchige Gabe von Zink eine Besserung erzielt werden konnte.

Selen hilft den Körper entgiften

Selen ist rarer als Gold, aber für unsere Gesundheit unverzichtbar. Selen ist ein Halbmetall, das in Spuren im Erdboden vorkommt (daher: Spurenelement) und von dem der Mensch in seinem ganzen Leben nur insgesamt fünf Gramm braucht: aufgeteilt auf winzige Tagesdosierungen zwischen 40 und 300 Mikrogramm (µg) – also millionstel Gramm. Höhere Dosierungen wirken stark giftig.
Selen spielt ebenso wie Zink eine wichtige Rolle bei der Bildung von Enzymen im Körper. Unter Enzymen sind Beschleuniger von Stoffwechselvorgängen zu verstehen. Auf diese Weise unterstützt Selen die Entgiftung im Körper.
Selen hemmt aber auch die Bildung zellschädigender Moleküle, die freie Radikale genannt werden, und bremst dadurch die Entstehung von Säureschädigungen wie Allergien, Rheuma und Krebs. Der amerikanische Selenexperte Professor Gerhard Schrauzer von der Universität von Kalifornien hat berechnet, daß der Steinzeitmensch aufgrund seiner andersartigen Ernährung noch einen achtmal so hohen Selengehalt im Körper hatte wie der Mensch heutzutage. Insofern ist der Rat zu einer »Steinzeitdiät« gar nicht so abwegig.

Essen will gelernt sein

Übung macht das Leibgericht

»Man macht einen Denkfehler, wenn man glaubt, man esse bestimmte Speisen, weil man sie mag«, sagt Professor Pudel. Seiner Erfahrung nach entstehen Vorlieben für bestimmte Speisen dadurch, daß die Speisen häufig gegessen werden. Denn die Übung macht's. Natürlich bedeutet häufig essen

nicht gleich, ein Gericht Tag für Tag bis zum Verdruß vorzusetzen. Abwechslung ist genauso wichtig.
Daß aber Vorlieben erlernt werden, zeigt folgendes Beispiel, das Professor Pudel anführt: In einem Kindergarten wurde der Versuch gemacht, die Kinder auf den Geschmack von Tofu zu bringen – das ist ein mild schmeckender Quark aus Sojabohnen. Tofu spielt auf unseren westlichen Speiseplänen – ganz im Gegensatz zum Fernen Osten – eine sehr geringe bis gar keine Rolle. In dem Kindergarten aber kam Tofu in Abständen immer wieder auf den Tisch. Dann gab es wochenlang keinen Tofu mehr. Schließlich durften die Kinder zum Essen aus einem reichhaltigen Buffet auswählen, was das Herz begehrte. Sie werden es nicht glauben: Alle Kinder holten sich Tofu.
Ein altes Sprichwort sagt: »Was der Bauer nicht kennt, ißt er auch nicht.« In diesem Satz steckt viel Wahrheit. Denn gegen ungewohnte Speisen oder Nahrungsmittelzusammenstellungen entwickelt der Mensch sogar übertriebene Abneigungen, ohne sie überhaupt zu kosten. Dabei spielt das Image, also der gesellschaftliche Ruf, in dem ein Nahrungsmittel steht, nachweislich eine große Rolle.
Es macht schon etwas aus, ob jemand Nudeln ißt, weil er sich nichts Teureres leisten kann, oder ob er Nudeln wählt, weil eine internationale Kapazität unter den Sportmedizinern ihm Nudeln als ideale Ausdauer- und Fitneßdiät empfohlen hat. Deshalb spielt der Ruf von Nahrungsmitteln eine nicht zu unterschätzende Rolle.

Frauen essen anders

Die Bremer Psychologin Gisla Gniech hat in ihrem Werk »Essen und Psyche« untersucht, welche Unterschiede zwischen Frauen und Männern in deren Eßvorlieben bestehen. Und dabei ist sie auf ganz erstaunliche Fakten gestoßen, die sowohl in Deutschland als auch in anderen europäischen Ländern und den USA zutreffen.

Natürlich spielt der Wunsch nach der schlanken Figur auch eine Rolle, wenn Frauen ihren Speisezettel zusammenstellen. Aber weshalb bevorzugen Frauen dann Melisse, Schnittlauch, Vanille und Zimt, während Männer lieber nach Maggiwürze, zu eingelegten scharfen Peperoni oder zu Sellerie greifen?
Es gibt gravierende Unterschiede bei den Leibspeisen zwischen Mann und Frau. Das fängt schon damit an, daß Männer grundsätzlich größere Portionen vertilgen. Und das ist biologisch bedingt. »Essen Männer und Frauen dasselbe bei gleicher körperlicher Belastung, würde der Mann eher muskulös, die Frau aber fett werden«, erklärt Gisla Gniech. Dabei spielen der unterschiedliche Hormonhaushalt und der Fettstoffwechsel auch eine entscheidende Rolle.
Allerdings spielt sich die Vorliebe ansonsten hauptsächlich im Kopf ab. Befragungen der Wissenschaftlerin haben ergeben, daß Männer am häufigsten Fleisch als Leibgericht nennen. Frauen bevorzugen dagegen Obst und Gemüse.

Männer futtern für Kraft und Potenz

Männer behaupten nämlich, sie müßten für die Erhaltung ihrer Kraft und ihrer Potenz tüchtig essen. Frauen dagegen wählen ihren Speisezettel vornehmlich nach der Gesundheit aus. Erst danach kommen die schlanke Linie und die Schönheit. Und schließlich treten noch Vorlieben hinzu, die gar nicht so ohne weiteres zu erklären sind, denn Kalorien, Gesundheit und schlanke Linie spielen dabei nicht unbedingt die Hauptrolle.

Unterschiedliche Vorlieben

Frauen mögen beispielsweise gern Grießbrei mit süßen Zutaten, Zwetschenknödel und heiße Apfeltaschen. Sie lieben gedünstete oder gegrillte (aber weniger gebratene) Fische, sie greifen nach Nudelauflauf, nach Eierpfannkuchen mit Fleischfüllung, sie bevorzugen Kartoffelauflauf und Risotto. Alle Salate sind ihnen recht: von Reis- und Nudelsalat über italienischen Salat bis hin zu Chicorée, Spinat und Gurkensalat.

Bei den Männern, die bestrebt sind, ihre körperlichen Kräfte aufzurüsten, rangiert Deftiges vor allem anderen: Jägerschnitzel und Rindswurst, Schweinesülze und Bauerngeröstel, Wildschweingulasch und Leberkäs, Pfeffersteak und Zigeunerschnitzel, Kalbshaxe und Strammer Max.

Sogar der Charakter spielt offenbar eine Rolle bei der Nahrungsauswahl: Unternehmungslustige Menschen mögen lieber knuspriges Brot, knackiges Gemüse und krustiges Fleisch. Phlegmatische Menschen greifen dagegen lieber nach einer Weinschaumcreme, nach Brei oder mild gewürzten Speisen.

Wir sehen aber insgesamt: Die Nahrungsauswahl erfolgt in erster Linie aufgrund von Einbildungen und Vorurteilen. Männer glauben, daß Fleisch sie stark macht, also essen sie Fleisch. In dieser Hinsicht befinden sie sich im gleichen Irrtum wie jene Eingeborenen, die das Gehirn ihrer überwältigten Feinde aßen, weil sie glaubten, dadurch deren Wissen, Intelligenz und Seele in sich zu überführen.

Aber solche Vorurteile sind nicht auf die Herren der Schöpfung begrenzt. Sosehr Männer auch nach Fett und Fleisch gieren, so stark ist bei Frauen wiederum der fatale Hang zum Süßen ausgebildet.

Daran ist zu arbeiten. Die Frage sollte auch nicht mehr lauten: »Was kann ich mir (nach der Brieftasche) leisten?«, sondern: »Was kann ich mir gesundheitlich noch leisten?«

Bedenkliche Umfrageergebnisse

Solange bei repräsentativen Umfragen Nahrungsmittel wie Nußnougatcreme, Currywurst und Fischstäbchen von der Mehrheit der Befragten noch als »wenig dickmachend«, »macht stark« und »ist gesund« eingeschätzt werden, ist das Image der wirklich gesunden Nahrungsmittel weiß Gott enorm verbesserungsbedürftig. Immerhin gelten bei der Mehrzahl unserer Mitmenschen inzwischen Puddings, Bonbons, Hamburger, Colagetränke, Schokoriegel und Schokolade als »sehr dickmachend«, »macht nicht stark« und »ist nicht gesund«. Aber trotz allem geben die gleichen Befragten zu, daß sich bei ihnen genau diese ungesunden Dickmacher höchster Beliebtheit erfreuen.

Erkannt als »gesund« und »wenig dickmachend«, aber dennoch völlig unbeliebt sind dagegen Vollkornbrot, Kartoffeln, Graubrot, Tomaten und Magerkäse.

Vom Sinn und Unsinn der Diäten

Die meisten Diäten, die zur Erlangung eines normalen oder idealen Gewichtes angeboten werden, bewirken schlicht und einfach eines: eine Stoffwechselkrankheit im Körper, die verhindert, daß trotz meist erstaunlich hoher Nahrungszufuhr die Nährstoffe aus den oft sündhaft teuren Lebensmitteln richtig aufgeschlossen und vom Körper als Energie und Vitalstoffe verwertet werden können.

Nach allem, was über den Säure-Basen-Haushalt geschildert wurde, kann eine eiweißlastige Diät – z.B. Eiweiß-plus-Diät, Punkte-Diät, Mayo-Diät – nur zu Schlankheit bei gleichzeitig akuter Übersäuerung führen. Liegt schon vorher eine Über-

säuerung vor, steigt das Risiko, während der Diät einen Gichtanfall, rheumatische Beschwerden oder psychische Überreizungszustände zu entwickeln.
Fettreiche Schlankheitskuren wie die Atkins-Diät, bei der Eiweiß und Fett in unbegrenzter Menge, aber keine Kohlenhydrate erlaubt sind, müssen für den Normalbürger als Unsinn schlechthin bezeichnet werden. Die Folge ist oft eine Störung im Säure-Basen-Haushalt, die eine Übersäuerung nach sich zieht. Solche Ernährungspläne sind entwickelt worden für Patienten mit krankhaftem Übergewicht, bei denen im Risikovergleich die durch Diät bewirkte Stoffwechselstörung noch weniger schwer wiegt als das den Kreislauf und die Organe belastende Übergewicht.

Falscher Bestseller »Sick for Life«

Auch das große Erfolgsbuch der Ernährung innerhalb der letzten Jahre, der Bestseller »Fit for Life«, hat seine Tücken.
Zwar haben die Autoren viele gute Ansätze zu einer gesunden Ernährung, weil sie hauptsächlich Obst, Gemüse und Salate empfehlen. Aber verschiedene ihrer Begründungen sind schlicht falsch. So wird empfohlen, zum Frühstück nur Früchte zu essen, weil diese durch den Magen rutschten »wie durch einen Tunnel«. In Wirklichkeit verweilt rohes Obst drei bis vier Stunden im Magen.
Außerdem wird angeregt, überhaupt keine Milch mehr zu sich zu nehmen – das ist übrigens seit Jahren schon Mode in Amerika. Denn angeblich können die meisten Menschen überhaupt keine Milch mehr richtig verstoffwechseln. Tatsache ist, daß Milch wirklich nicht als Getränk, sondern als kalorienreiches Nahrungsmittel eingestuft werden muß. Aber dennoch zählt Milch – in entsprechender Dosierung – zu unseren besten Nahrungsmitteln. Frische, unbehandelte Milch ist übrigens säure-basen-neutral, kann also beliebig mit anderen Nahrungsmitteln kombiniert werden.

Die Futterformel – wenig Fett, viele Kohlenhydrate

Am sinnvollsten sind noch all jene Diäten, die eine allgemeine Reduzierung der Kalorien, eine erhebliche Reduzierung des Fettanteils und sonst überwiegend kohlenhydratreiche, vitaminhaltige Mahlzeiten vorschreiben. Auch von dieser Art gibt es Dutzende Diäten mit klangvollen Namen. Wichtigster Effekt solcher Ernährungspläne ist es, daß sie zu einer langfristigen Umstellung der Eßgewohnheiten führen können.

Heildiäten sind anders

Aber nicht alle Diäten oder Ernährungsphilosophien, die durch die Welt geistern, sind als Schlankheitsdiäten entwikkelt worden. Beispielsweise haben verschiedene Mediziner, die sich intensiv mit ernährungsbedingten Krankheiten befaßten, eindrucksvolle Heilerfolge mit ihren Ernährungskonzepten verbuchen können.
Man denke nur an den Schweizer Maximilian Oskar Bircher-Benner, der die Bedeutung der lebenden Nahrung für Gesundheit und Krankheitsheilung in den Vordergrund seines Schaffens gestellt hat, an Franz Xaver Mayr, den Österreicher, der erkannte, daß sich die meisten Krankheiten von Störungen der Verdauung herleiten, oder an M.O. Bruker, der mit seinem Werk »Unsere Nahrung – unser Schicksal« gegen Zucker, Zivilisationskost und Mißbrauch von Genußmitteln vorging.

Die Irrtümer des Dr. Hay

Schon in den zwanziger und dreißiger Jahren veröffentlichte Dr. Howard Hay seine Bücher, die dazu anhielten, möglichst naturbelassene Nahrung wie Gemüse, Früchte, Nüsse, Vollkornbrot, Milch und Käse zu sich zu nehmen, um das Volksleiden der Amerikaner, die Müdigkeit, einzudämmen.

Die Haysche Trennkost ließ Menschen auf verblüffende Weise gesunden. Sie funktionierte bemerkenswert, obwohl Dr. Hay aus der Unkenntnis bestimmter Körpervorgänge heraus damals einige ganz entscheidende Irrtümer in seine Überlegungen einbaute. Um so bemerkenswerter, daß ausgerechnet diese Irrtümer seine Diät mit zum Erfolg führten.
Hay erkannte auch den säurebildenden Charakter von Eiweiß, Zucker und zuckerhaltigen Produkten, von denaturiertem Weißmehl und raffinierter Stärke. »Ihre Hauptgefahr liegt darin, daß sie nicht genug basische Elemente im Körper zurücklassen und so den Säurezustand vorbereiten«, erklärte Hay.
Dann aber kam der erste Irrtum, der noch mehrere im Gefolge hatte. Hay kannte noch nicht die erst später gefundenen Gesetze des Kochsalzkreislaufs und die genauen Abläufe der Auswertung unserer Nahrung im Körper. Vereinfacht ausgedrückt: Hay glaubte noch daran, daß der Magen das eigentliche Verdauungsorgan sei und daß der Magen nur dann Säure entwickelt, wenn Eiweiß zugeführt wird. Ansonsten, so glaubte Hay, verdaue der Magen die zugeführten Kohlenhydrate, ohne notwendigerweise Säure zuzuschießen.
Aus dieser Sicht war sein Schluß natürlich logisch: »Die Verdauung von Fleisch, Fisch, Eiern und Käse hängt von der Wirkung des Pepsins im Magen ab. Da Pepsin nur bei vorhandener Säure arbeitet, handeln wir falsch, wenn wir zu einer Eiweißmahlzeit reichlich Kohlenhydrate essen, denn die Stärkemehle verlangen Basen, und die Eiweißstoffe verlangen Säuren. Der Magen kann nicht beides zur gleichen Zeit entwickeln, denn keine Flüssigkeit kann zur gleichen Zeit basisch und sauer sein ...«
Hätte Dr. Hay schon gewußt, daß der Magen eigentlich nur ein mechanischer und chemischer Zerkleinerer unserer Eiweißnahrung ist und daß die eigentliche Verdauung von Eiweiß, Fetten und Kohlenhydraten grundsätzlich im Darm erfolgt,

und zwar unter streng basischen Bedingungen, dann hätte er wohl nicht die Trennkost in dieser Form entwickelt.

Warum die Trennkost nichts bringt
Heute weiß man, daß die getrennte Aufspaltung von Kohlenhydraten und Eiweißen keinen Vorteil bringt. Im Gegenteil: Viele Kohlenhydratquellen sind gleichzeitig wichtige Eiweißlieferanten. So erhöht gerade die Kombination aus Getreide und Milchprodukten oder Kartoffeln mit Ei die »biologische Eiweißwertigkeit« – das bedeutet: Die Eiweiße werden besser verwertet.

Friedrich Sander macht auch klar, weshalb das so ist: »Bekanntlich baut das Pepsin des Magens die Eiweiße nicht bis zu ihrer letzten Stufe, den Aminosäuren, ab. Erst das Enzym der Bauchspeicheldrüse, das Trypsin, bewirkt einen vollständigen Abbau des Eiweißes über die Pepton- und Polypeptidstufe hinaus bis zu den kleinsten Eiweißbausteinen, den Aminosäuren.«
Aber nur diese Aminosäuren sind die Bausteine, die auch über das Blut als Nährstoffe weitertransportiert werden können.

Die Bauchspeicheldrüse – das stärkste Verdauungsorgan

Dabei wäre das Bauchspeicheldrüsenenzym Trypsin allein schon in der Lage, die Aufschließung von Eiweiß vollständig zu übernehmen – sogar ohne Vorverdauung durch den Magen.
Dr. Hay konnte das damals noch nicht wissen. Er empfahl also, was er nicht besser wußte: die Nährstoffe zu trennen, um sie überhaupt verdauen zu können, also nach Möglichkeit nur mittags Eiweißmahlzeiten zu sich zu nehmen, die ergänzt werden sollten durch »neutrale« Gemüse oder Salate. Die Ver-

teilung der einzelnen Mahlzeiten, wie sie Dr. Hay vorschlägt, ist durchaus sinnvoll, da unterschiedliche Nahrungsmittel unterschiedliche Gehirnbotenstoffe entstehen lassen. Eiweißmahlzeiten mittags führen zu erhöhter Aufmerksamkeit, während kohlenhydrathaltige Abendmahlzeiten eher Entspannung und Müdigkeit auslösen.

Können Linsen Sünde sein?

Dr. Hay war konsequent. Deshalb führte er einen weiteren Irrtum in sein Ernährungskonzept ein: Er verbot nämlich Hülsenfrüchte wie Erbsen, Linsen und Bohnen – Nahrungsmittel, die wegen ihrer Zusammensetzung und ihres beachtlichen Anteils an löslichen Ballaststoffen einen so großen Wert besitzen, daß sie – obwohl sie eigentlich Säurebildner sind – auch in einer säure-basen-bewußten Ernährung gar nicht hoch genug eingeschätzt werden können.

Aus seiner Sicht war Dr. Hays Argument gegen Hülsenfrüchte stichhaltig: Hülsenfrüchte enthalten pro 100 Gramm etwa 25 Gramm Eiweiß und rund 50 Gramm Kohlenhydrate. Wenn man aber, wie Hay, davon ausgeht, daß der Körper Kohlenhydrate und Eiweiß nicht gleichzeitig verdauen kann, muß man Nahrungsmittel verbieten, die beide Nährstoffe enthalten.

Auch Irrtümer haben ihr Gutes

Die Trennung der Lebensmittel nach Eiweiß und Kohlenhydraten hatte aber auch einen großen Vorteil: Nachdem Hay ja auch vorgeschlagen hatte, nur sehr wenig Eiweiß zu essen, und nachdem dieses einzig auf die Mittagsmahlzeit beschränkt war, brachten Frühstück und Abendessen ein so gut ausgewogenes Verhältnis von Säuren und Basen, daß die Trennkost trotz der ihr innewohnenden Irrtümer zu einer bemerkenswert guten Säure-Basen-Ernährung wurde. Auch hatte der Organismus durch die nur einmalige tägliche Belastung mit größeren

Eiweißmengen genügend Pausen, um sich wirksam zu entsäuern und zu entgiften.
Der dritte Irrtum des Dr. Hay: Auch nach seiner Methode werden Eiweiß und Kohlenhydrate natürlich nicht strikt getrennt. Denn die »neutralen« Gemüse, die Hay empfiehlt, sind allesamt Träger von Kohlenhydraten – von Blattsalaten über Rüben, Rettich, Tomaten, Sellerie und Wirsing bis hin zu Paprika, Fenchel, Pilzen und Zwiebeln. Und die von ihm erlaubten »neutralen« Fettträger wie Quark, Joghurt und Doppelrahmkäse, mit denen man Kohlenhydrate jederzeit kombinieren darf, sind eindeutig hochwertige Eiweißspender und zugleich Säurebildner. Sie können die Werte der einzelnen sogenannten neutralen Nahrungsmittel den in diesem Kapitel abgedruckten Tabellen entnehmen.

Was wir heute besser wissen

- Eine gute Verdauung ist nicht so sehr abhängig vom Zeitpunkt der Einnahme bestimmter Nahrungsmittel, wenn der Zeitpunkt noch innerhalb der Leberaktivität (also zwischen 7 Uhr morgens und 19 Uhr abends) liegt.
- Die gute Verdauung ist also erst recht nicht abhängig von der Menge der Säure, die der Magen bildet. Perfekte Verdauung ist einzig und allein abhängig von der Menge der Basenstoffe, die durch die basenproduzierenden Organe wie Leber, Bauchspeicheldrüse, Brunnersche und Lieberkühnsche Drüsen (in Dünn- und Dickdarm) zur Verdauung im Darm zur Verfügung gestellt werden.
- Die Basenstoffe und die Gesundheit der Organe entscheiden letztlich darüber, wie schnell und wie gut die Nährstoffe aus unseren Speisen aufgeschlossen und dem Körper zur Verfügung gestellt werden. Sie entscheiden darüber, wie gut unsere Entgiftung des Körpers funktioniert. Sie entscheiden über Krankheit und Gesundheit.

Die Philosophie von F. X. Mayr

Die schwersten Ernährungsfehler des heutigen Menschen hat der österreichische Arzt Dr. Franz Xaver Mayr (1875–1965) schon Anfang dieses Jahrhunderts erkannt. Er ist mit seiner Therapie und seinen Kuren konsequent gegen falsche Eßgewohnheiten und Magen-Darm-Störungen angegangen. »Somit hängt von der Güte der Verdauung der Nahrung in erster Linie unser Gedeihen ab«, lautet der Kernsatz von F. X. Mayrs Lehre.

Mayr hat vor allem jene Form der Übersäuerung und Vergiftung bekämpft, die durch ein fehlerhaftes Verdauungssystem entsteht. Seine Liste der vier Ernährungskardinalfehler ist heute noch so aktuell wie vor 70 Jahren, als er sie aufstellte:

- Wir essen zuviel auf einmal, mehr als unser Verdauungsapparat zu verarbeiten vermag. Das Zuviel an Nahrung wird im Darm zersetzt, woraus dann gesundheitsschädliche Gärungs- und Fäulnisprodukte entstehen.
- Wir essen zu hastig, wir verschlingen geradezu unsere Speisen. Wir nehmen uns nicht die Zeit, sie gründlich zu zerkauen. Dementsprechend wird der Magen überbürdet und die Menge der Nahrung, die in Magen und Darm der Zersetzung anheimfällt, vermehrt.
- Wir essen zu oft, d.h., wir essen schon wieder, ehe der Magen mit der vorigen Mahlzeit fertig geworden ist und sich für eine neue Arbeit erholt hat. Zwischenmahlzeiten sind daher nicht nur überflüssig, sondern auch schädlich, weil der Magen außerstande ist, diese Mahlzeit gehörig zu verdauen.
- Noch unrationeller als die Zwischenmahlzeiten ist das Nachtmahl, und zwar um so mehr, je üppiger es ist, je mehr es aus gärungsfähigen Speisen wie Obst, Gemüse, Kompott, schwarzem Brot und leichtverderblichen Lebensmitteln besteht. Magen und Därme sind abends zu erschöpft, um das Abendessen überhaupt, geschweige denn bestens

zu verdauen. Um so geschäftiger sind in der Nacht die Mikroorganismen, die wir mit dem Nachtmahl in den Magen gebracht haben, und zwar die Gärungserreger. Menschen, die ihren Magen am Abend volladen, gleichen einem Lokomotivführer, der seine Lokomotive erst aufheizt und sie dann in den Schuppen stellt.

Wenn man bei übervollem Magen hungrig bleibt

Aus diesen vier Ernährungssünden entwickelte Mayr die bekannte Kur, bei der altbackene Semmeln und Milch gut verspeichelt werden, um der Verdauung Gelegenheit zu geben, sich zu regenerieren. Schon Mayr hatte erkannt, daß eine üppige, aber falsche Ernährung dazu führt, daß der Organismus immer neue Nahrung fordert, da ihm wichtige Vitalstoffe fehlen.
Auch von den krank machenden Wirkungen der Säuren hatte F. X. Mayr schon zu seiner Zeit eine Vorstellung. Daß heute immer mehr Ärzte, Kurheime und Kliniken nach seinen Maßgaben behandeln, muß nicht verwundern. Und es ist auch bezeichnend, daß Mayr-Anhänger unter den Medizinern den heutigen Erkenntnissen des Säure-Basen-Haushaltes gegenüber am aufgeschlossensten sind.

Fasten für das Säure-Basen-Gleichgewicht

Entsäuern durch Fasten

Fasten ist der beste Auftakt zu einer Ernährungsumstellung mit dem Ziel, das Säure-Basen-Gleichgewicht zu erreichen, und zwar in dreierlei Hinsicht:

- Das Fasten unterstützt und leitet die Darmsanierung (siehe Seite 219f.) in bester Weise ein.
- Das Fasten befreit uns von überflüssigen Pfunden, die oft für gesundheitliche Probleme mit ursächlich sind.

- Das Fasten dient der grundlegenden Entsäuerung des gesamten Organismus.

Durch Fastenkuren läßt sich eine Vielzahl von gesundheitlichen Erfolgen erzielen. So reduzieren sich die Ablagerungen in den Blutgefäßen, der Blutdruck sinkt, das Risiko von Herzinfarkt, Gicht und Diabetes wird gemindert. Darüber hinaus werden der gesamte Verdauungstrakt und auch das Immunsystem gestärkt.

Viel trinken ist besonders wichtig

Beim Fasten ist die ausreichende Trinkmenge ganz besonders wichtig. Wasser ist für den Organismus der unverzichtbare Transportweg für die Entschlackung. Denn die Nahrungsabstinenz bedeutet ja nicht eine Stillegung des Körpers, sondern vielmehr einen Umbau unter Hochbetrieb. Also ist Flüssigkeit als Transportmittel so wichtig wie sonst nur bei Hochleistungssportlern.

Obsttage – der beste Einstieg

Wer sich nicht in der Lage fühlt, eine strenge Fastenkur über mehrere Wochen hinweg durchzuhalten, kann ersatzweise zur Einleitung einer Darmsanierung bzw. einer Säure-Basen-Kur ein bis drei Obst- bzw. Rohkosttage einlegen. An diesen Tagen werden Früchte beliebiger Art – am besten die der jeweiligen Jahreszeit – oder aber rohe Gemüse wie Karotten, Weißkrautsalat, Selleriestangen, Blattsalate, Paprikas, Gurken, Radieschen, Rettich, Tomaten oder Sauerkraut verzehrt. Eine Mengenbegrenzung gibt es nicht, jedoch besteht immer die Verpflichtung, zwei bis drei Liter Wasser oder Kräutertee am Tag zu trinken.

Die sanfte Fastenkur

Die sanfte Fastenkur – ideal für Menschen, die auch während des Fastens ihrem Beruf nachgehen wollen – kann eine, zwei, drei oder vier Wochen dauern. Es handelt sich eher um eine Säure-Basen-Umstellungsdiät als um ein Fasten im strengen Sinne.
Ursprünglich enthält sanftes Fasten nur zwei richtige Mahlzeiten täglich, nämlich das Frühstück und ein Mittagessen. Am Abend wird nur Tee getrunken.

Wichtig beim sanften Fasten ist der Verzicht auf bestimmte Nahrungs- und Genußmittel. Verboten sind:

- Alkohol
- Nikotin
- Bohnenkaffee
- Zucker und alle zuckerhaltigen Produkte
- Tierische und gehärtete Fette, auch versteckte Fette in Wurst und Backwaren (z.B. Croissants, Berliner), Mayonnaisen, fette und zuckrige Salatsaucen, fette Fische und fettes Geflügel
- Speisen und Backprodukte aus Weißmehl (Vollkornprodukte sind dagegen erlaubt).

Frühstück abwechslungsreich gestalten

Zum Frühstück sind Vollkornbrot, Knäckebrot aus vollem Korn und Vollkornsemmeln erlaubt. Das Vollkornbrot sollte nicht allzu frisch sein, da es sonst Verdauungsbeschwerden macht. Erlaubt sind Butter – wenn Sie sich die Fettkalorien erlauben können –, jedenfalls aber kleine Mengen Magerkäse oder -quark, beliebige Mengen aller frischen Früchte oder Beeren und roher Gemüse. Eine gesunde Abwechslung bringt Brei aus kurz aufgekochten Vollkorngetreideflocken, beispielsweise Haferflocken. Hafer enthält nicht nur hochwertiges Eiweiß, sondern auch wertvolle Formen von Kohlenhy-

draten und vor allem lösliche Ballaststoffe, die eine wahre Aufbaunahrung für eine gesunde Darmflora darstellen.
Während des sanften Fastens dürfen Sie, wenn Sie es anregend mögen, auch gerne schwarzen oder grünen Tee trinken. Die gesundheitlichen Vorteile überwiegen jedenfalls die Nachteile, die durch das anregende Teein entstehen können. Wenn Sie Ihren Kräutertee oder Ihren Getreidebrei süßen möchten, verwenden Sie besser keinen Zucker oder Honig. Süßstoffe tun die gleiche Wirkung und haben keinerlei Kalorien.

Mittagessen mit Kartoffeln

Das Mittagessen sollte die zweite und letzte Hauptmahlzeit sein. Wenn Sie nur am Abend richtig essen können, wenden Sie einfach das für das Mittagessen Gesagte auf diese Mahlzeit an.
Wenn Sie Kartoffeln mögen, haben Sie es gut. Denn Kartoffeln sind das einzige basische, vitaminreiche, mineralstoffhaltige Grundnahrungsmittel. Kartoffeln sollten also möglichst oft die Hauptmahlzeit bilden.
Die gesundheitswirksamsten Zubereitungen der Kartoffel sind nach wie vor die Pellkartoffeln und die Ofenkartoffeln (oder Baked Potatoe). Diese Kartoffelzubereitungen enthalten auch noch alle Wirkstoffe, die dicht unter der Schale sitzen.
Aber auch Kartoffelsalat (natürlich ohne Mayonnaise), Kartoffelgemüse, Kartoffelbrei, Pellkartoffeln mit Kräutern und etwas Quark oder Butter, mit Käse überbackene Kartoffeln oder Kartoffeleintopf mit gegarten Möhren, Erbsen oder grünen Bohnen (oder alles zusammen) sind ausgezeichnete Gerichte für das sanfte Fasten. Meiden Sie allzu langwierige und deshalb vitamin- und mineralstoffraubende Garvorgänge – wie etwa bei einem Gratin aus rohen Kartoffeln – und allzu fette Zubereitungen wie Bratkartoffeln, Kroketten oder Kartoffelpuffer.
Reis, Körnergrütze oder Nudeln sind etwas säureüberschüs-

sig – vor allem Nudeln aus Weißmehl, die im Vergleich zu ihren Vollkornvettern nur noch die Hälfte der Basenmineralien enthalten. Deshalb: Nehmen Sie, wenn Sie Reis oder Nudeln essen wollen, bevorzugt Naturreis oder Vollkornnudeln.

> Kombinieren sie dieses Essen stets mit Gemüse und/oder Salaten. Sie wissen ja: Alle Gemüse sind Basenlieferanten. Und das Verhältnis von Säurebildnern zu Basenlieferanten sollte stets eins zu vier betragen. Dieses Verhältnis können Sie übrigens auch noch durch den Nachtisch korrigieren: Eine Orange, eine Kiwi oder eine halbe Ananas sind exzellente Nachspeisen und bringen eine Fülle von Basenmineralien.

Erlaubt sind auch Fleisch, Fisch oder einmal ein Ei. Aber gewöhnen Sie sich besser ab, zwei oder drei Eier als eine Mahlzeit zu betrachten. Eins genügt. Auch wenn Sie Fleisch, Fisch oder Geflügel zubereiten wollen, vergessen Sie die üblichen Großportionen: Wiegen Sie am besten mit der Briefwaage ab: 80 bis 100 Gramm Fleisch, Huhn oder Fisch sind die zuträgliche Menge. Alles, was darüberliegt, bildet schon wieder zu viele Säureschlacken. Geflügel, Fleisch oder Fisch sollten Sie wie die Asiaten zubereiten: geschnetzelt, kurz gebraten und eher wie eine kleine Beilage, eine Würze des Essens. Der Geschmack soll voll sein, aber der Gehalt gering.

Auf dieser Form des Fastens basiert die praktische Vierwochenkur, die im letzten Teil dieses Buches beschrieben ist. Was Sie im einzelnen essen dürfen und was nicht, können Sie diesem Kapitel entnehmen, auch wenn Sie sich nicht an die dort aufgeführten Mahlzeiten bzw. Rezepte halten mögen.

Beschleunigen Sie die Darmpassage
Zur Aktivierung und Reinigung des Darms trinken Sie morgens, etwa eine Dreiviertelstunde vor dem Frühstück, ein Glas lauwarmes Wasser, in dem Sie einen Teelöffel Bittersalz auflösen. Wenn Sie der bittere Geschmack sehr stört, können Sie auch »F. X. Passage-Salz« nehmen (ein Bittersalz, dem Weinsäure, Zitronensäure und Orangenaroma zugesetzt wurden, um es schmackhafter zu machen). Das Passagesalz wirkt in der angegebenen Dosierung nicht nur mild abführend – bei einer strengen Darmreinigung wird die doppelte bis dreifache Menge Bittersalz empfohlen –, zugleich startet es auch die Entsäuerung des Körpers.

Der heilsame Basenschub
Was aber, wenn die über eine gesunde Ernährung, eventuell in Verbindung mit einer Fastenkur aufgenommenen Basen nicht ausreichen, ein gestörtes Säure-Basen-Gleichgewicht wieder ins Lot zu bringen? Was, wenn die Lebensumstände eine gesunde Ernährung zu geregelten Zeiten nur schwer möglich machen? Das ist ein Problem, aber kein unlösbares: Es gibt Basen auch in Pillenform!
Bestimmte Präparate können eine in vernünftiger Ernährung und Lebensweise bestehende Entsäuerungstherapie entscheidend unterstützen und beschleunigen. Vor allem, wenn bereits säurebedingte, krankhafte Zustände vorliegen, ist es ratsam, in Abstimmung mit einem kundigen Arzt eine Behandlung mit Präparaten zu erwägen. Unterschiedliche Zusammensetzungen bestimmter Präparate zielen dabei teilweise auf unterschiedliche Grade von Übersäuerung und verschiedene Entsäuerungsmechanismen ab.

Acidovert wird zur sogenannten biologischen Umstimmung der Reaktionslage von Blut und Körpersäften therapeutisch eingesetzt. Es ist seit langem bekannt, daß eine Reihe von Krankheitssymptomen mit einer zu geringen Alkalireserve und einer dadurch bedingten Übersäuerung vergesellschaftet ist. Übererregbarkeit und Einlagerung von Wasser im Gewebe können die Folge sein. Bei der entgegengesetzten Reaktionslage, der zu hohen Alkalireserve, wird Alkalovert gegeben.
Acidovert-Tabletten gibt es in Packungen zu 80 oder 200 Stück; täglich 3mal zwei mit etwas Flüssigkeit einnehmen. Alkalovert ist als Tropfen (20, 50 und 100 ml) erhältlich. 3mal täglich 20Tropfen in Flüssigkeit einnehmen.

Basica-Granulat enthält lebenswichtige Mineralien und Spurenelemente, die schon der Säureforscher Ragnar Berg 1930 zur Entsäuerung und zum Ausgleich des Säure-Basen-Haushaltes empfahl.
Entscheidend ist die Kombination von Mineralstoffen und Spurenelementen auf Milchzuckerbasis, u.a. auch Eisen-, Strontium-, Mangan-, Kobalt-, Rubidium- und Titanlaktat. Basica-Granulat sorgt u.a. für die Stärkung der Abwehrkräfte und steigert die Leistungsfähigkeit.

Gelum Tropfen zielen darauf ab, daß die Säure wieder aus den Körperzellen gelangt und in der Leber neutralisiert wird. Bekanntlich braucht jede Zelle Energie. Dafür atmen wir Sauerstoff ein, verbrennen damit Zucker und Fette zu Kohlendioxid, das wir wieder ausatmen. Gerade wenn wir älter sind, weniger Bewegung haben, chronisch erkrankt oder schlecht durchblutet sind, gelangt weniger Sauerstoff in die Zellen. Dann entsteht, wie auch beim Sportler, Milchsäure, die die Zellen an-

säuert und zum größten Teil von der Leber abgebaut werden muß. Wenn der Körper zu sauer ist, kann das Blut die Säure nicht mehr zur Leber transportieren. Die Säure bleibt dann in den Zellen und behindert den ganzen Stoffwechsel. Die Zelle kann dann noch nicht einmal den angelieferten Sauerstoff voll ausnutzen.
Die Folge ist, daß wir beispielsweise schneller müde werden und uns auch schlechter konzentrieren können. Gelum Tropfen enthalten einen sehr wirksamen medizinischen Puffer, der aber auch die wichtigen Stoffwechselfunktionen wieder normalisiert. Besonders wichtig ist, daß die Funktion der Leber gestärkt wird, die ja das Zentralorgan für alle Stoffwechselvorgänge ist. Gelum Tropfen binden schon im Darm das von den Bakterien gebildete giftige Ammoniak, das folglich die Leber dann nicht mehr entgiften muß. Sie kann ihre Energie für andere Aufgaben verwenden. Vor allem kann sie so wieder mehr Puffer produzieren und in das Blut abgeben. Deshalb enthalten Gelum Tropfen neben Phosphat auch das Zitrat, aus dem die Leber Bikarbonat herstellt. Übrigens helfen Gelum Tropfen auch gut bei beginnendem Muskelkater.

Rebasit wird zur Normalisierung eines übersäuerten Stoffwechsels, zur Behandlung der Gicht, aber auch zur Auflösung von Harnsäuresteinen eingesetzt. Denn dieses Präparat entsäuert gezielt durch seine Zusammensetzung den Harn und die Zellflüssigkeit des Körpers. Die Löslichkeit der Harnsäure wird beispielsweise entscheidend durch Übersäuerungszustände im Körper herabgesetzt. Schon bei einem Wert unter pH 6 im Urin können Harnsäure und andere Stoffwechselrückstände praktisch unlöslich werden. Rebasit bindet durch den Gehalt an basenbildenden Salzen die überschüssigen sauren Anteile im Körper, erhöht die Löslichkeit der Stoffwechselrückstände und fördert ihre Ausscheidung.

Ovocalcin N-Forte ist ein mit Biokatalysatoren und pflanzlichen Wirkstoffen sowie mit lebenswichtigen Mineralstoffen (wie Kalium, Magnesium und Kalzium) angereichertes Meeresalgenpräparat. Es ist ausgezeichnet bioverfügbar und daher gut zur Regulierung bei disharmonischen Zuständen im Säure- und Basenhaushalt, bei Kalkmangel, bei Störungen des Mineralhaushaltes und zur Unterstützung des lymphatischen Systems geeignet. Vor allem hilft es auch bei der Vorbeugung von Übersäuerungszuständen.
Seine stärkende Wirkung auf das Immunsystem verbietet es, das Präparat bei Patienten anzuwenden, bei denen eine solche Aktivierung des Abwehrsystems unerwünscht ist, z.B. nach Organtransplantationen.

Presselin Osmo Pulver wird gegen Stoffwechselstörungen, zur Regulierung der Säureproduktion im Magen, zur Förderung der Leber-, Gallenblasen- und Bauchspeicheldrüsentätigkeit eingesetzt. Das Presselin Osmo Pulver ist dank seiner Zusammensetzung (Zitronensäure, Weinsäure, Magnesiumsulfat, Natriumhydrogenkarbonat und Vitamin C) in der Lage, die Säureproduktion im Magen so zu regulieren, daß es nach dem Absetzen zu keiner neuen Übersäuerung kommen wird. Wesentlicher Bestandteil ist dabei das Zitrat, das im Körper zu Bikarbonat verstoffwechselt wird. Es unterstützt die wünschenswerten Basenfluten, die den Körper entsäuern helfen.

Was Sie essen und trinken sollen

Warum Gemüse fröhlich macht

Ein Körper im Säure-Basen-Gleichgewicht beeinflußt stärker den Parasympathikus des vegetativen Nervensystems als den Sympathikus. Weil aber alle Gemüse Basenspender sind, ist es nur natürlich, daß ein richtig ernährter Mensch fröhlich ist und gute Laune hat.

Dazu tragen aber auch Stoffe bei, die nicht unmittelbar etwas mit Säure und Basen zu tun haben, obwohl sie durch ihre Wirkung ausgesprochen saure Reaktionen verhüten. Die Aromen und Fruchtsäuren beispielsweise beschleunigen die gesunden Stoffwechselprozesse, fördern die Verdauung und spenden zusätzlich viele lebenswichtige Vitamine und Mineralstoffe. Diese brauchen wir, um die Enzyme, Hormone und Botenstoffe zu bilden, deren Wirkungen uns heiter und zufrieden stimmen.

Vitamine sind nicht alles

Über Vitamine sind viele Bücher geschrieben worden, die meisten ernährungsbewußten Menschen wissen also recht gut Bescheid. Weniger bekannt und geläufig sind die Stoffe, die antioxidativ wirken – d.h., die die Bildung von freien Radikalen im Körper verhindern. Freie Radikale sind besonders reaktionsfreudige Molekültrümmer, die bei Sauerstoffreaktionen im Körper entstehen. In ihrem Drang, mit anderen

Stoffen zu reagieren, reißen sie solche Stoffe aus gesunden Zellen heraus, schädigen dabei die Erbinformation in der Zelle und lösen eine Kettenreaktion aus. Wenn sich solche geschädigten Zellen später teilen und vermehren, entstehen häufig Entartungen, die zu Krebs führen können.
Nun wirken bestimmte Vitamine wie Beta-Karotin, Vitamin E und C den oxidativen Vorgängen und damit der Entstehung von freien Radikalen entgegen. Aber auch viele andere Substanzen, wie z.B. Flavonoide, helfen dabei. Das sind gelbe, rote oder bläuliche Pflanzenfarbstoffe, die Entzündungen hemmen, Allergien vorbeugen, die Zellen vor Oxidation schützen und Blutfette regulieren.

Saures Obst als Basenspender?

Schwache Säuren, wie Apfel-, Zitronen- oder Essigsäure, führen dem Menschen in der Bilanz mehr Basen als Säuren zu.
Die Erklärung für diesen scheinbaren Widerspruch beruht auf biochemischen Vorgängen, die reichlich kompliziert sind.
Für Sie ist wichtig zu wissen: Das, was dem Körper Probleme bereitet, sind in erster Linie die anorganischen Säuren: Salzsäure, Schwefelsäure, Phosphorsäure und Salpetersäure.
Ganz anders sind die organischen Säuren einzuschätzen. Beispielsweise ist die wichtigste Gruppe die der Aminosäuren – das sind die lebenswichtigen Bausteine für das Eiweiß im Körper. Auch die Fruchtsäuren wirken, wie gesagt, nur positiv.

Lassen Sie den Zähnen Zeit

Allerdings wirken Fruchtsäuren in der Mundhöhle sauer. Um sie zu neutralisieren, werden den Zähnen Basenmineralien entzogen. Deshalb gilt der Rat der Zahnmediziner: Niemals unmittelbar nach dem Genuß von sauren Früchten oder nach dem Essen eines essigscharfen Salates die Zähne putzen. Lassen Sie vor dem Zähneputzen dem mineralhaltigen Speichel mindestens eine halbe Stunde Zeit zur Reparatur des geschädigten Zahnschmelzes. Wer gesunden Speichel hat, braucht sich um seine Zähne nicht zu sorgen.

Fälschlich empfehlen manche Verfechter einer ausgewogenen Säure-Basen-Ernährung, alles aus der Nahrung zu verbannen, was irgendwie sauer ist: von Sauerkraut, das ähnlich wie Joghurt und Kefir Milchsäure enthält, über säuerliche Äpfel, Stachelbeeren, Johannisbeeren oder unreife Brombeeren und Zitrusfrüchte bis hin zum Essigdressing für den Salat. Natürlich ist Zitronensaft in der Salatsauce vitaminreicher – aber sauer macht uns auch eine ordentliche Schüssel mit frischem, knackigem Salat, in Essigdressing angerichtet, ganz bestimmt nicht. Sie müssen sich bei Obst und Gemüse in keiner Weise einschränken – es sei denn, es handelt sich um allzu süßes Obst. Das ist zwar keineswegs ungesund, aber vielleicht durch den Fruchtzucker zu kalorienreich.
Nahrungsmittel, die Milchsäure enthalten – z.B. Sauerkraut, naturbelassener Joghurt oder der an Milchsäure besonders reiche »Kanne-Brottrunk« –, wirken sich aber nicht nur positiv auf den Säure-Basen-Haushalt aus. Sie beeinflussen auch den Darm günstig, da sie die Besiedelung mit erwünschten Bakterien verstärken. Die Milchsäure wirkt im Darm wegen ihrer desinfizierenden Wirkung den Fäulnisbakterien entgegen. Sie regt den Stoffwechsel dahingehend an, daß die Ausscheidung von Giftstoffen und die Aufnahme von Nährstoffen durch den Organismus verstärkt werden. Der Herzmuskel arbeitet um so besser und rationeller, je mehr von der sogenannten rechtsdrehenden Milchsäure im Körper angeboten wird.

Die Krone für die Kartoffel

Die Geschichte der Kartoffel ist von Anfang an eine Geschichte der Irrtümer, Vorurteile und Mißverständnisse. Schon ihr Name ist ein Irrtum. Sie wurde nämlich Tartüffel genannt - nach dem italienischen »tartufolo« (= Trüffel), weil man die unterirdisch wachsenden Knollen mit den gleichfalls unterirdisch gedeihenden Delikateßpilzen verwechselte.
Ursprünglich stammt die Kartoffel ja aus den Hochebenen Südamerikas. Die welterobernden Spanier brachten sie von dort als Zierpflanze mit nach Europa. Den Durchbruch als Nahrungsmittel erlebte sie in der Hungersnot nach dem Siebenjährigen Krieg (1756-1763), als Friedrich der Große, genannt der Alte Fritz, dem Kartoffelanbau die große Chance gab. Mit Kartoffeln wurden damals die hungernden preußischen Untertanen durchgefüttert.
Vielleicht hat die Kartoffel durch ihre Rolle als Hauptnahrungsmittel in Notzeiten auch noch in diesem Jahrhundert ihren schlechten Ruf behalten.

Kartoffeln machen niemals dick

Dabei ist das Vorurteil, daß Kartoffeln dick machen, längst widerlegt. Sie haben nachweisbar von allen Grundnahrungsmitteln die wenigsten Kalorien. Und vor allem: Kartoffeln sind das einzige Grundnahrungsmittel, das einen klaren Basenüberschuß liefert. Schon aus diesem Grund gebührt der Kartoffel unter allen Nahrungsmitteln die Krone.

- Der nur scheinbar geringe Anteil von Eiweiß in der Kartoffel ist ganz besonders hochwertig. Die Kartoffel enthält Eiweißbausteine (Aminosäuren) in einem optimalen Verhältnis.

- Ihr hoher Stärkegehalt macht sie empfehlenswert als Vorbeugung gegen Darmkrebs – außerdem sorgt er für rasche Sättigung.
- Kartoffeln erhöhen den Blutzucker- und Insulinspiegel sehr rasch, bringen Leistungsfähigkeit also schnell zurück. Nur Diabetiker, die ohnehin in der Säurekatastrophe leben, müssen deshalb aufpassen.
- Kartoffeln enthalten viel Kalium, also den Stoff, der das Säure-Basen-Gleichgewicht in den Körperzellen regulieren hilft.
- Der Gehalt der (frisch in der Schale gekochten) Kartoffel an Vitamin C wird immer unterschätzt: Drei Kartoffeln (200 Gramm) enthalten genausoviel Vitamin C wie zwei Äpfel!
- Kartoffeln enthalten auch Stoffe, die Krankheitserreger wie Viren und krebsauslösende Substanzen neutralisieren können, sogenannte Proteasehemmstoffe.
- Kartoffeln beugen sogar dem Krebs vor, denn sie enthalten einen Wirkstoff namens Chlorogensäure, der Entartungen von Zellen verhindern kann. Die Chlorogensäure ist vor allem in und dicht unter der Schale zu finden.
- Seit jeher gilt die Kartoffel als Hausmittel gegen Rheuma, Gicht und Hexenschuß. Heute wissen wir, daß sie diesen Ruf zu Recht hat.

Was alles in der Knolle steckt

Kartoffeln (100 g)	A	B	C	D	E	F	G	H	I
Roh	75	2,1	0,2	17,2	360	17	10	35	20
Pell-kartoffeln	66	1,4	0,1	15,4	430	18	10	10	15
Salz-kartoffeln	72	1,8	0,3	17,0	250	12	10	19	6
Ofen-kartoffeln (+ Butter)	117	1,9	8,4	15,9	440	22	10	5	18

Was alles in der Knolle steckt

Kartoffeln (100 g)	A	B	C	D	E	F	G	H	I
Bratkartoffeln	161	2,5	8,0	19,2	420	20	0	5	16
Kartoffelbrei (frisch)	75	2,0	1,9	12,2	259	14	10	3	9
Kartoffelbrei (Packung)	67	1,8	1,3	11,8	222	25	0	2	4
Klöße (gekocht)	101	3,5	1,1	18,9	347	21	0	7	9
Klöße (Packung)	102	1,6	0,2	23,1	174	9	0	2	2
Kartoffelpuffer	313	5,1	20,8	25,4	500	31	0	6	13
Pommes frites	272	4,3	13,2	31,1	883	30	0	12	23

Erläuterung: A = kcal, B = Eiweiß (g), C = Fett (g), D = Kohlenhydrate (g), E = Kalium (mg), F = Magnesium (mg), G = Selen (µg), H = Folsäure (µg), I = Vitamin C (mg)

Mehr Vitamine durchs Fritieren?

Auf den ersten Blick scheinen sich Fehler in die Tabelle eingeschlichen zu haben. Wie können 100 Gramm Pommes frites mehr Vitamin C enthalten als 100 Gramm frische Kartoffeln? Auch bei Kohlenhydraten, Kalium und Eiweiß überraschen solche Werte. Die Erklärung ist ganz einfach: Durch bestimmte Zubereitungsarten wird der Kartoffel erheblich Wasser entzogen (in der Friteuse, bei der Zubereitung von Knödeln etc.). Sie schrumpft ein, verliert das entsprechende Wassergewicht; dadurch erhöht sich die spezifische Dichte der Nährstoffe im Verhältnis zum Gewicht, so wie auch getrocknete Feigen in der gleichen Gewichtsmenge einen viel höheren Anteil der Nährstoffe aufweisen als frische Feigen. Selbst Pellkartoffeln verändern beim Garen ihre Dichte, ha-

ben folglich einen etwas höheren Mineralstoffwert als die rohe Kartoffel.
Wer allerdings diesen Zuwachs an Dichte unter die Lupe nimmt, wird in den meisten Fällen feststellen, daß im umgekehrten Verhältnis oft der Gehalt an Vitaminen abnimmt, während der Fettanteil drastisch zunimmt. Die betreffenden Kalorienwerte sprechen da ihre eigene Sprache.

Ein kluger Kopf kaut Kohl

Schon wieder ein Armeleutegericht! Der Geruch nach gekochtem Kohl zieht seit jeher als Parfüm der sozialen Verkommenheit und Not durch die Weltliteratur. Machen Sie sich nichts draus.
Kohl ist eine wertvolle Vitalisierungsspeise in jeder Erscheinungsform: ob Rosen-, Rot-, Weiß- oder Grünkohl, ob Kohlrabi, Brokkoli oder Blumenkohl, ob Chinakohl, Kohlrübe oder Sauerkraut. Das amerikanische Krebsinstitut stellt dem Kohlgemüse das allerbeste Zeugnis aus. Als vorbeugendes Rezept gegen Lungen-, Magen- und Darmkrebs ist Kohl kaum zu schlagen, denn Kohl enthält auch Flavonoide. Alle Kohlsorten sind natürlich auch Lieferanten für Vitamine wie A, B-Komplex, C und K, Mineralstoffbomben für Kalzium, Kalium und Magnesium – und somit eine ideale Entsäuerungsdiät.
Auch Sauerkraut sollten Sie nicht verachten. Es enthält nämlich die schon mehrfach erwähnte Nahrungsmilchsäure, die im Gegensatz zur Milchsäure, die in den Muskelzellen entsteht, nach dem Verzehr im Körper nur Gutes bewirkt.

Heilsame Hülsenfrüchte

Erbsen, Bohnen, Linsen sind trotz ihrer schweren Verdaulichkeit der harmonische Dreiklang in einer Entsäuerungsdiät. Denn eine bessere Kombination von Kohlenhydraten, pflanzlichem Eiweiß und löslichen Ballaststoffen ist gar nicht denkbar. Da spielt es auch keine so gewichtige Rolle, daß Hülsenfrüchte auf der schwach sauren Seite der Nahrungsmittel stehen. Immerhin transportieren sie eine Menge der basenbildenden Mineralien wie Natrium, Kalzium, Magnesium, Eisen und Zink. Sie enthalten Karotinoide, Vitamine wie Thiamin, Riboflavin, Niazin, B6, Folsäure und sogar eine Spur Vitamin C. Ihr Wert für die gesunde Verdauung ist schon mehrfach erläutert worden.

Es hat schon seinen Grund, wenn Hülsenfrüchte in der Erfahrungsmedizin als Cholesterinsenker, Regulatoren von Insulin und Blutzucker, Blutdrucksenker, Verdauungsregler und Verhinderer von Hämorrhoiden gehandelt werden. Manche Menschen glauben auch, daß Bohnen Depressionen lindern – kein Wunder, bei ihrem Einfluß auf die Verdauung.

Daß Hülsenfrüchte mehr und mehr aus der Mode gekommen sind, liegt an der krankhaften Verdauung der meisten Menschen heutzutage. Die entstehenden Blähungen sind aber eigentlich das Anzeichen einer Krankheit und nicht die Schuld von Bohne oder Erbse. Dann fehlt ein bestimmtes Enzym, das zur Verdauung schwer spaltbarer Zuckerstoffe im Dünndarm nötig ist, und dann gelangen die ungespaltenen Zuckerstoffe der Hülsenfrüchte in den Dickdarm und werden dort – unter starker Gasproduktion – von Bakterien abgebaut.

Wer sich allerdings im richtigen Säure-Basen-Verhältnis und regelmäßig von Hülsenfrüchten ernährt, behebt zugleich den Mangel an Spurenelementen, die er zur Enzymbildung braucht. Außerdem regelt sich bei ihm ohnehin das Bakteriengleichgewicht im Dickdarm.

Soja, die Königin der Vitalstoffe

Die Sojabohne hat einen hohen Eiweiß- und einen niedrigen Cholesteringehalt, sie ist reich an den Vitaminen K, B1, B2, B6, B12, Folsäure, Biotin und Vitamin C. Sie enthält nicht nur eine Menge der basischen Mineralien, sondern auch hohe Werte an den lebenswichtigen Spurenelementen Zink, Selen und Jod.

In Amerika wird die Sojabohne als das entscheidende Nahrungsmittel zur Lebensverlängerung und Krebsverhütung gehandelt. Patienten mit bedrohlich hohem Cholesterinspiegel machten eine Sojadiät: Nach zwei Wochen war der Blutfettspiegel bereits um 19 Prozent gesenkt, während in einer zweiten Patientengruppe eine cholesterinarme Ernährung nur eine Senkung von 2,8 Prozent erbrachte.

Das ist erklärlich, wenn man weiß, daß nur 15 Prozent des Cholesterins im Körper überhaupt aus der Nahrung stammen. Den Rest, nämlich 85 Prozent, stellt die Leber her – wenn sie gesund ist. Wenn man ihr aber, wie weiter vorne beschrieben, durch eine konsequente Säure-Basen-Diät Erleichterung verschafft und durch eine verbesserte Verdauung die Ausscheidung von Cholesterin verstärkt, muß das Ergebnis ja besser ausfallen. Ähnliche Resultate wurden übrigens ebenfalls bei Diäten mit Bohnen, Linsen und Erbsen erzielt.

Soja gilt aber auch als Waffe gegen Krebs, und zwar speziell gegen Brustkrebs. Doch auch Männer können offenbar von einer sojareichen Ernährung nur profitieren. Versuche im Labor haben gezeigt, daß Zellen von Prostatakrebs sich zurückbildeten, wenn zu der Krebszellsubstanz Sojawirkstoffe hinzugegeben wurden. Außerdem vermutet man, daß Soja vorbeugend gegen Darmkrebs wirkt.

Die untenstehende Tabelle zeigt, daß Sie frische Hülsenfrüchte den in Dosen abgefüllten vorziehen sollten, da durch das Konservieren wertvolle Wirkstoffe verlorengehen.

Bohnen, die sich lohnen

	A	B	C	D	E	F	G
Bohnen (weiß)	300	21,3	47,8	17,0	1300	106	132
Bohnen (Dose)	198	14,2	31,5	11,2	856	77	87
Chilibohnen (Dose)	70	4,9	12,2	3,9	310	60	24
Erbsen (reif)	342	22,0	56,0	16,0	930	50	116
Erbsen (Dose)	75	5,2	11,9	3,5	135	27	29
Kicher-erbsen	314	19,8	48,6	10,7	580	110	108
Linsen	325	23,5	52,0	10,6	810	74	77
Linsen (Dose)	100	7,6	17,5	3,5	220	16	26
Sojabohnen	370	35,9	15,8	15,7	1730	240	250
Sojamehl	370	37,3	3,1	10,9	1870	195	250

A = kcal (je 100 g), B = Eiweiß (g/100 g), C = Kohlenhydrate (g/100 g), D = Ballaststoffe (g/100 g), E = Kalium (mg/100 g), F = Kalzium (mg/100 g), G = Magnesium (mg/100 g)

Möhren – die gesunden Wurzeln

Es ist weitgehend aus der Mode gekommen, sich von Wurzeln zu ernähren. Dabei gab es eine Zeit, als Möhren, Pastinaken und Sellerie ein wichtiges Nahrungsmittel auf dem Tisch der Menschen waren: bevor die Kartoffel hierzulande eingebürgert war. Reis oder Nudeln gab es noch lange nicht. Nicht nur die Möhre, die als Inbegriff der Vitamin-A-Spender gilt, sollte verstärkt auf dem Speiseplan erscheinen. Auch rote Bete (rote Rüben), Kohlrüben, Steckrüben, Sellerie, Petersilienwurzeln und Pastinaken haben allesamt wenig Kalorien, aber viel Ballaststoffe, Vitamine und Mineralien. Eine bessere Ernährung als mit Wurzeln ist kaum denkbar. Der berühmte Waldorf-Salat, der Nüsse, Äpfel und Sellerie kombiniert, ist noch ein lukullischer Nachklang aus der »Wurzelzeit«.

Das Lob der Möhre klingt ja mittlerweile um die ganze Welt, nachdem sich in unzähligen Studien herausgestellt hat, wie sie die Darmflora normalisiert, wie sie Cholesterin im Blut senkt, dem Herzinfarkt vorbeugt und Lungenkrebs, Kehlkopfkrebs, Speiseröhrenkrebs, Prostatakrebs und Gebärmutterkrebs verhütet. Im Tierversuch wurde selbst Leberkrebs bei Ratten gehemmt, wenn diese reichlich Möhren zu fressen bekamen. Und besonders wichtig für Raucher: 60 Gramm Karotten pro Tag senken das Lungenkrebsrisiko um 50 Prozent.

Die Wurzeln des Lebens

	A	B	C	D	E	F	G	H
Jamswurzeln	114	1,5	28,2	1,3	380	15	15	10
Knollensellerie	18	1,6	2,3	4,2	320	70	10	15
Meerrettich	63	2,8	12,4	8,3	560	110	32	20
Möhren	30	0,7	6,0	2,4	240	35	10	5330
Pastinaken	64	1,8	12,5	4,5	450	40	23	30
Petersilienwurzeln	37	2,9	5,4	4,0	400	40	25	10
Rettich	13	1,0	1,9	1,2	320	33	15	6
Rote Rüben	41	1,5	8,6	2,5	340	30	25	11
Schwarzwurzeln	16	1,4	1,60	17,0	320	50	20	20
Steckrüben	9	1,2	0,9	1,6	230	48	10	100
Topinambur	29	2,4	4,0	12,5	480	10	20	12

A = kcal (je 100 g), B = Eiweiß (g/100 g), C = Kohlenhydrate (g/100 g), D = Ballaststoffe (g/100 g), E = Kalium (mg/100 g), F = Kalzium (mg/100 g), G = Magnesium (mg/100 g), H = Karotinoide (µg/100 g)

Der Pilz, das interessante Wesen

Es ist nicht erstaunlich, daß unter den ersten zehn wichtigen Basenlieferanten unserer Tabelle auf Seite 104 drei Pilze zu finden sind: Pfifferlinge, Steinpilze und Champignons. Das liegt hauptsächlich daran, daß sie einen sehr hohen Mineralstoffwert bei sehr geringer Kalorienzahl mit sich bringen.
Aber das allein macht sie nicht zu empfehlenswerten Nahrungsmitteln. Pilze enthalten auch Stoffe, die in ganz anderer Weise wirken können. Und soweit diese Stoffe nicht giftig sind und dem Menschen daher nicht schaden, sind sie auch noch kaum erforscht.
Das liegt u.a. daran, daß erstens zu wenige Menschen begeisterte Pilzesser sind. Zweitens gibt es viel zu viele Pilzarten. Rund 100000 bisher beschriebene Arten bevölkern die Erde – 1000 davon sind winzig klein und spielen beispielsweise eine Rolle in der krankhaften Besiedelung der Haut oder des menschlichen Darms. Der Rest, nämlich 99000, sind echte Pilze, davon eine ganze Reihe wohlschmeckend, eßbar und bekömmlich. Manche Menschen glauben, daß der Genuß von Speisepilzen das Wachstum von krank machenden mikroskopischen Pilzen im Körper fördert. Diese Angst ist völlig unbegründet, die beiden Pilzkategorien haben nichts miteinander zu tun. Im Gegenteil: Man vermutet heute, daß Speisepilze die Besiedelung mit Darmpilzen eher verhindern.

Neue Pilze aus Fernost

Die bekanntesten Speisepilze sind Steinpilz, Pfifferling, Champignon und Trüffel. Neuerdings erobern auch fernöstliche Pilze wie Mu-Err (aus China) und Shiitake (aus Japan) die westlichen Tische und Teller. Diese exotischen Vettern sind in ihrer gesundheitlichen Wirkung schon viel besser erforscht und dokumentiert als unsere heimischen Speisepilze. Es liegt jedoch nahe, auch bei diesen segensreiche Wirkungen auf die Gesundheit zu vermuten.

Mittlerweile ist klar: Shiitakepilze stärken das Immunsystem, ähnlich wie der Rote Sonnenhut (Echinacea). Der gern auf Birkenholz schmarotzende Baumpilz enthält einen Wirkstoff namens Lantinan, der nach Erkenntnissen des amerikanischen Krebsforschungsinstitutes die Produktion von Killerzellen und tumorbekämpfenden Faktoren fördert.
Shiitake, der in Japan auf der Speisekarte sehr häufig zu finden ist, enthält auch einen Stoff, der Viren unschädlich machen kann. Als Heilmittel ist dieser Pilz bereits bei Brustkrebs- und Leukämiepatienten eingesetzt worden – mit erstaunlich positiven Ergebnissen.

Unser täglich Brot

Als Brotfreund sollte man auf den Ausmahlungsgrad von Getreidemehl achten. Der Ausmahlungsgrad gibt an, wieviel Prozent des ganzen Getreidekorns in dem Mehl enthalten sind. Das ist ein Hinweis darauf, wieviel von den wertvollen Randschichten weggelassen worden ist, in denen Vitamine, Ölsubstanzen und Mineralstoffe stecken. Die Farbe eines Brotes oder Backproduktes allein gibt übrigens keinen Aufschluß über den Ausmahlungsgrad. Normalerweise stimmt es schon, daß dunkles Mehl mehr von den Randschichten des Korns enthält. Aber gewitzte Bäcker verstehen es, dem allzu weißen Mehl eine Portion Roggen oder Malz hinzuzufügen, was die Farbe sehr schön ins Dunkle verändert.
Ein entscheidender Hinweis auf den Ausmahlungsgrad ist die Mehltypennummer. Denn je höher diese Typennummer, desto höher auch der Gehalt an wertvollen Stoffen im Mehl. Ein Brotmehl Type 1050 beispielsweise gibt an, daß in 100 Gramm Mehl 1050 Milligramm Mineralstoffe enthalten sind. Die Mehltype 405, die in den meisten Haushalten gebräuchlich ist, enthält also weniger als die Hälfte – bei gleichem Nährwert.

Deshalb sind Weizenbackschrot und Roggenbackschrot der Mehltypen 1700 und 1800 logischerweise die wertvollsten Mineralienlieferanten. Sie entsprechen einem Ausmahlungsgrad von 90 bis 100 Prozent, weißes Weizenmehl wird nur zwischen 10 und 54 Prozent ausgemahlen. In den Randschichten aber stecken:

- 85 Prozent der Vitamine
- 80 Prozent der Mineralstoffe
- 60 Prozent des Eiweißes
- 85 Prozent der Ballaststoffe

Gesundheit im Keim erstickt

Daß unser Mehl so mangelhaft – um nicht zu sagen: gesundheitsschädigend – ausgemahlen wird, hat nicht nur mit der schönen weißen Farbe zu tun. Es ist auch nicht so, daß die Mühlenbesitzer ihre Mitmenschen dadurch krank machen wollen – obwohl sie das natürlich tun. Es hat mit zwei ganz praktischen Dingen in unserer industriellen Nahrungsmittelproduktion zu tun:

- Erstens gehen die Auszugsmehle, also die weißen, beim Backen besser auf. Das ergibt ein voluminöseres, duftigeres, weicheres Brot. Und das kommt dem Geschmack der meisten Beiß- und Zahngeschädigten nur entgegen.
- Zweitens ist weißes Mehl besser haltbar als dunkles, weil dunkles Mehl Fette aus dem Keimling des Korns enthält. Und diese Fette werden nach dem Mahlen verhältnismäßig schnell ranzig.

Vielleicht hängt es auch damit zusammen, daß Vollkornbrot hierzulande immer noch teurer ist als Weißbrot oder Graubrot. Denn objektiv dürfte das eigentlich nicht sein: Ein Zentner Korn ergibt nämlich, wenn er gründlich ausgemahlen wird, 96 Kilogramm Vollkornmehl, aber nur 30 bis 60 Kilogramm weißes Auszugsmehl. Von der Differenz werden vor allem Schweine und Kälber ernährt. Die haben es also besser als die Kinder der Mühlenbesitzer. Im Keim wird die gesunde Wirkung des Korns hierzulande erstickt, ganz egal, ob Weizen, Hafer oder Roggen, ob Dinkel, Gerste oder Hirse. Nudeln sind zumeist aus weißen Auszugsmehlen hergestellt, im Vergleich zu Vollkornnudeln. Und seit man den Reis poliert, enthält er so gut wie kein Vitamin B mehr, das reichlich in Haut und Keim steckt.

Deshalb raten Säure-Basen-Therapeuten dazu, bevorzugt Vollkornprodukte zu verzehren, da diese die Vitalstoffe des Keims noch enthalten.

- Alle B-Vitamine (bis auf B12), die für gesunde Nerven so wichtig sind.
- Vitamin E, das die Zellen des Körpers schützt und gegen freie Radikale wirkt.
- Alle lebenswichtigen Aminosäuren.
- Zink, das die Ernährung und Entsäuerung der Zellen fördert.
- Mangan, das die Wirkung der Vitamine A und B verstärkt und die Histaminbildung drosselt (Überschuß von Histamin führt zu vielerlei allergischen Reaktionen; auch der Knochen- und Zahnaufbau profitiert von dem Spurenelement Mangan).
- Den Nährstoff Octacosanol, der im Körper Kraft, Ausdauer und Stärke verbessert, weil er die Sauerstoffausnutzung und viele Nervenfunktionen fördert.
- Die Kleie, einen der wertvollsten Ballaststoffe, den Sie Ihrem Körper überhaupt zuführen können (Haferkleie enthält z.B. den hohen Anteil von 46 Prozent löslichen Ballaststoffen, Weizenkleie immerhin acht Prozent).

Was der Weizen zu bieten hat

Inhaltsstoff	Vollkornweizen	Weizenmehl 405
Kalorien (kcal/100 g)	304	339
Eiweiß (g)	11,7	9,8
Einfach ungesättigte Fettsäuren (g)	0,3	0,1
Mehrfach ungesättigte Fettsäuren (g)	1,2	0,5
Kohlenhydrate (g)	61,0	70,9
Ballaststoffe (g)	10,3	4,0
Kalium (mg/100 g)	500	108
Kalzium (mg/100 g)	44	15
Magnesium (mg/100 g)	150	20
Eisen (mg/100 g)	3,3	1,9
Zink (mg/100 g)	4,1	1,1
Kupfer (mg/100 g)	0,6	0,3
Selen (µg/100 g)	50	19
Fluorid (µg/100 g)	100	50
Jod (µg/100 g)	7,0	0,6
Vitamin A (µg/100 g)	70	15
Vitamin E (mg/100 g)	1,6	0,3
B1/Thiamin (mg/100 g)	0,5	0,06
B2/Riboflavin (mg/100 g)	0,14	0,03
B5/Niazin (mg/100 g)	7,6	2,7
B6/Pyridoxin (mg/100 g)	0,44	0,18

Große Auswahl, wenig Nutzen

Über 300 Brotsorten und 1200 Arten von Kleingebäck gibt es in der Bundesrepublik. Noch um das Jahr 1800 aßen die Deutschen pro Kopf und Jahr ungefähr 300 Kilogramm Brot – also nahezu ein Kilogramm am Tag. Heutzutage liegt der Brotverbrauch bei gerade 80 Kilogramm pro Kopf und Jahr, der Anteil von Vollkornprodukten daran beträgt aber gerade mal 20 Prozent.

Fett macht fett, aber nicht satt

Fett und Öl haben die meisten Kalorien von allen Nahrungsmitteln. Ein Eßlöffel Öl von 20 Gramm bringt bereits knapp 200 Kilokalorien. Und eine Scheibe Brot, die sonst 100 Kilokalorien hat, erhöht ihren Brennwert gleich auf 215 Kilokalorien, wenn sie mit 15 Gramm Butter bestrichen ist.
Dennoch sind Öle und Fette lebenswichtig – nur sollten es die richtigen sein. Und vor allem: Sie sollten nie im Übermaß genossen werden. Denn wir wissen ja: Das führt zu Übergewicht. Und Übergewicht führt automatisch zur Übersäuerung.
Der Durchschnittsdeutsche nimmt mehr als doppelt soviel Fett zu sich, wie ihm eigentlich zuträglich wäre: 140 Gramm pro Tag. Mit 60 bis 70 Gramm käme er gut und gern aus. Und so viel würde er auch essen, wenn er alle Träger von versteckten Fetten weglassen würde: Fleisch, Wurst, Milch, Eier, Käse (bis zu 70 Prozent!), Saucen, Kleingebäck, Kuchen, Schokolade, Nüsse. Diese Fette machen schon mal gut die Hälfte aus. Der Rest entfällt auf Streichfette wie Butter oder Margarine, auf Bratfett und Salatöl.
Im menschlichen Körper hat Fett drei wesentliche Aufgaben: Es transportiert die fettlöslichen Vitamine A, D, K und E. Es polstert die Haut und umgibt die inneren Organe mit einer Schutzschicht. Schließlich liefert es in Form von Blutfetten Energie und legt Energiereserven in Fettpolstern an.

Fette und Öle enthalten dreierlei Fettsäuren

- Gesättigte Fettsäuren. Sie kommen vor allem in tierischen Fetten wie Schweine- oder Rinderfett, in Palmfett und Erdnußfett vor. Sie machen den Löwenanteil aus, spielen aber keine große Rolle für die Gesundheit.

- Einfach ungesättigte Fettsäuren. Sie regulieren den Blutzucker und die Triglyzeride, sind am Aufbau von körpereigenen Wirkstoffen beteiligt, die den Herzrhythmus, die Durchblutung, den Zellstoffwechsel und das Wachstum beeinflussen.
- Mehrfach ungesättigte Fettsäuren, z.B. Linolsäure, Linolensäure und Arachidonsäure. Sie sind lebensnotwendig, denn der Körper kann sie selbst nicht herstellen. Sie beeinflussen den Cholesterinstoffwechsel, die Fruchtbarkeit und das Zellwachstum.

Sie sollten darauf achten, daß Sie eine möglichst hohe Zufuhr an einfach ungesättigten Fettsäuren haben, wie sie in Oliven-, Soja- und Weizenkeimöl reichlich enthalten sind. Die mehrfach ungesättigten Fettsäuren sind vor allem in Leinöl enthalten. Deshalb wird dieses auch hochwertiger Margarine zugesetzt, da die wichtige Linolensäure in allen anderen Ölen und Fetten nur in Spuren enthalten ist.

Neuerdings wird davon abgeraten, möglichst viel mehrfach ungesättigte Fettsäuren zu sich zu nehmen. Denn die Vermutung liegt nahe, daß des Guten zuviel in diesem Fall Krankheiten begünstigt. Forscher haben festgestellt, daß Tumoren von Krebskranken die Arachidonsäure in sogenannte Prostaglandine verwandeln. Das sind Wirkstoffe, die u.a. Krankheiten, aber auch die Bildung von Tochtergeschwülsten steuern können.

Für die Praxis heißt das:

- Verwenden Sie als Salatöl am besten Leinöl.
- Zum Kochen und Braten empfiehlt sich Olivenöl.
- Aufs Brot ist Butter oder eine gute Margarine ideal.
- Wer Probleme mit dem Körpergewicht hat, kann auf Halbfettprodukte ausweichen.

Was in Ölen und Fetten steckt (Gehalt in %)

Fett/Öl	Einfach ungesättigt	Zweifach ungesättigt	Dreifach ungesättigt	Gesättigte Fettsäuren
Olivenöl	80	10	0	9
Erdnußöl	56	26	0	18
Rindertalg	50	2	0,5	46
Weizenkeimöl	46	42	< 0,4	11
Schweinefett	46	21	1,3	36
Sesamöl	42	44	0,5	13
Butter	39	4	1	57
Sojaöl	38	51	5	15
Leinöl	31	19	47	9
Sonnenblumenöl	31	57	< 0,5	8
Maisöl	31	55	< 0,6	12
Margarine	27	8	0,5	65
Walnußöl	15,7	70,9	0	9,9
Kokosnußöl	7	2	0	90

Fisch gegen den Infarkt

Wenn Sie schon zu tierischem Eiweiß greifen, dann sollten Sie bevorzugt mageren Fisch wählen. Denn im Gegensatz zu allen Fleischarten enthalten Fische wertvolle ungesättigte Fettsäuren – vermutlich haben sie sie entwickelt, um im kalten Wasser ihr Blut flüssig und ihren Kreislauf gesund zu halten. Menschen, die in sehr kalten Regionen leben, sind viel stärker vom Herzinfarkt bedroht als andere. Und diese Rate steigt im Winter sogar noch weiter an – um bis zu 70 Prozent. Das kommt daher, daß die Kälte eine Erhöhung des Blutdrucks bewirkt, der wiederum zum gesteigerten Verschleiß der Arterienwände und zu höherer Gerinnungsneigung des Blutes führt.

Die Fettsäuren im Fisch, vor allem die Omega-3-Öle, scheinen aber den Kälteeffekt wirksam auszugleichen. Eskimos wohnen bekanntlich in klirrender Kälte. Aber sie essen mehr als ein halbes Pfund Fisch pro Tag, und Herzinfarkte sind bei ihnen rar. Am gehaltvollsten sind übrigens Hering und Makrele, Lachs, Sprotte, Thunfisch und Dornhai. Geringeren Gehalt haben die Süßwasserfische, aber auch Kabeljau, Merlan und Seelachs.

Heilende Speisen

Amerikanische Ernährungswissenschaftler haben gerade eine Liste der Nahrungsmittel zusammengestellt, die nach ihren Erfahrungen eine besonders heilsame Wirkung auf die Gesundheit ausüben.
Sie wollten wissen, welche Gemüse, Früchte, Obstsorten, Fleischsorten oder Öle eine möglichst starke krebsverhütende, blutdrucksenkende und cholesterinsenkende Wirkung auf den menschlichen Organismus haben – und möglichst auch nur wenig Kalorien für unseren überfütterten Körper liefern.
Vergleichen Sie einmal diese Tabelle mit der Liste der besten Basenlieferanten im Kapitel »Gesund durch Basen« Seite 104. Sie werden staunen, was da alles wiederauftaucht. Dabei ist es kein Wunder: Denn Basenlieferanten oder Speisen, die das Säure-Basen-Gleichgewicht halten, haben schon naturgemäß eine krebshemmende und kreislaufverbessernde Wirkung.

36 Heiler aus dem Supermarkt					
Nahrungs-mittel	Basisch	Schlank-machend	Chole-sterin-senkend	Blut-druck-senkend	Zur Krebsvor-beugung
Kartoffeln	+++	++	+++	+++	++
Äpfel, Birnen	+++	++	+++	++	+++
Tomaten	+++	+++	++	++	+++
Weißkohl	+++	++	++	++	+++
Brokkoli	+++	+++	++	++	+++
Blumenkohl	+++	+++	++	++	+++
Möhren	+++	+++	+	++	+++
Zwiebeln	+++	++	++	+	+++
Spinat	+++	++	+	++	++
Grapefruit	+++	++	++	++	+++
Orangen	+++	+	++	++	+++
Radieschen, Rettich	+++	+++	++	++	+
Erbsen, grün (frisch)	+++	+	+	++	
Bananen	+++	+	++	++	+
Heidelbeeren	+++	++	+	+	+
Kiwis	+++	++	++	+	+
Schwarzer Tee	+++	+++	+++		+++
Paprika	+++	+++	+++	+	++
Kürbis	+++	++	++	++	+
Joghurt, Kefir	+++	+	+	+	+
Molke, Butter-milch	++	++	++	++	
Johannis- und Erdbeeren	+++	+	++	++	++
Weiße Bohnen, frisch	+++		++	++	+++
Knoblauch	+++	+	+++	+++	+

36 Heiler aus dem Supermarkt					
Nahrungsmittel	Basisch	Schlankmachend	Cholesterinsenkend	Blutdrucksenkend	Zur Krebsvorbeugung
Grünkohl	+++	+++	+	+	+
Wirsing-, Rosenkohl	+++	++	+	+	+
Pilze	+++	++	+	+	
Rote Bete	+++	++	++	+	+
Schnittlauch, Petersilie	+++	+++	++	++	+

Freundliche Früchte

»Eßt mehr Obst« war das Schlagwort der Vermarkter von Obst und Gemüse in den sechziger Jahren. Es gilt auch heute noch, und zwar als ernsthafter und zugleich kulinarischer Ratschlag für jeden, der fit und gesund sein und zugleich Spaß am Leben haben will. Gemüse, Kartoffeln, Brot und Reis sind sozusagen das tägliche Brot in einer Säure-Basen-Diät. Obst aber bringt die Sonne auf den Tisch. Obst ist süß, saftig, genußreich – und vor allem, es erhält gesund. Frische Früchte verfügen über alle Eigenschaften, die gute Nahrung auszeichnen.

Was Obst alles bietet

- Der Gehalt an Vitamin C ist ein enorm wichtiger Faktor. Langzeitstudien beweisen eindeutig, daß Menschen besser gegen Krebs geschützt sind, wenn ihre Nahrung reichlich Vitamin-C-haltige Früchte und Gemüse enthält. Vitamin C spielt eine Hauptrolle bei der Aktivität des menschlichen Immunsystems. Das Vitamin, auch schlicht Askorbinsäure genannt, schützt vor Krebs, ist beteiligt an der Erhaltung einer straffen Haut und wirkt den Ablagerungen in den

Blutgefäßen entgegen, die langfristig zu Herzinfarkt und Schlaganfall führen können.

- Vitamin A und dessen Vorstufe Beta-Karotin, wie sie in vielen Früchten vorkommen, können durch ihre antioxidative Wirkung ebenfalls Krebs hemmen. Auch ein schützender Effekt gegen Krebs im Magen, Darm und im Muttermund bei Frauen wird auf diese Vitamine zurückgeführt. Vor allem Vorstufen von Krebs, aber auch bereits voll entwickelte Krebserkrankungen an Prostata, Blase und der weiblichen Brust wurden nachweislich durch Vitamin A und Beta-Karotin zurückgebildet. In höherer Dosierung kann Vitamin A jedoch gesundheitliche Schäden hervorrufen.
- Ballaststoffe, die alle Früchte enthalten, wirken Darmkrebs entgegen und verbessern die allgemeine Verdauung.
- Der niedrige Fettgehalt von Früchten – von wenigen Ausnahmen abgesehen – macht sie zu einem besonders bekömmlichen Nahrungsmittel. Sie sind zwar wegen des Fruchtzuckergehaltes kalorienreicher als Gemüse, sollen aber auch nicht als die erstrangigen, sondern als die wichtigsten zweitrangigen Nahrungsmittel gelten.
- Vitamin E ist zumindest in Spuren in den meisten Obstsorten enthalten. Auch Vitamin E gehört zu den Antioxidantien, die einen besonderen Schutz für die Organzellen aufbauen. Eine Studie in Amerika ergab, daß Testpersonen, die einen besonders hohen Blutspiegel an Vitamin E hatten, gegen Krebserkrankungen besser geschützt waren als andere.
- Kalzium ist nicht nur ein wichtiger Basenmineralstoff in der Entsäuerungsdiät, sondern es gibt auch Hinweise darauf, daß Menschen mit guter Kalziumversorgung ein weit geringeres Risiko haben, an Krebs im Magen-Darm-Bereich zu erkranken.
- Kalium ist besonders wichtig als Regulator des Flüssigkeitshaushaltes und damit der Versorgung der Zellen mit Nährstoffen. Kalium ist aber im Gegensatz zu Natrium –

das gleichfalls eine wichtige Rolle im Flüssigkeitshaushalt spielt – in der üblichen Mischkost rar.

Was es fruchtet, Obst zu essen

Obstsorte (100 g)	kcal	Ballaststoffe (g)	Vitamin C (mg)	Karotinoide (µg)	Vitamin E (mg)	Kalzium (mg)	Kalium (mg)
Apfel	55	2,3	12	47	0,5	7	144
Aprikose	45	2,0	9	1790	0,5	16	278
Ananas	56	1,4	19	60	0,1	16	173
Banane	92	3,1	12	230	0,3	9	390
Birne	55	2,8	5	32	0,4	10	125
Erdbeere	33	2,0	64	49	0,1	26	150
Grapefruit	40	0,6	44	15	0,3	18	180
Heidelbeere	37	4,9	22	130	0,5	10	65
Himbeere	36	4,7	25	80	0,5	40	170
Kirsche	63	1,9	15	100	0,1	17	230
Kiwi	53	3,9	71	370	0,5	38	300
Orange	43	2,2	50	90	0,2	42	180
Pfirsich	42	1,7	10	440	0,6	8	205
Pflaume	50	1,7	5	210	0,8	14	220
Stachelbeere	39	3,0	35	210	0,4	29	200
Wassermelone	37	0,3	6	200	0,1	10	158
Weintraube	70	1,6	4	27	0,1	18	190

Zwei Äpfel am Tag ...

Äpfel sind weitaus mehr als ein schlichtes Nahrungsmittel. Und dabei werden sie immer mehr verkannt. Die meisten Menschen greifen lieber nach teuren, exotischen Früchten, die wegen ihrer unreif angetretenen weiten Reise oft gar nicht so geschmackvoll sind, wie ihre ausgefallenen Namen glauben lassen.

Vor allem den Millionen von streßgeplagten, übersäuerten Menschen könnten Äpfel die Verkalkung und den Herzinfarkt ersparen. Auch sind Äpfel das ideale Pflegemittel für den gesunden Darm und das beste Heilmittel für einen kranken, wenn man sie zu rechten Tageszeit ißt. Es ist nicht zu empfehlen, abends vor dem Zubettgehen schnell noch einen Apfel zu essen, weil das Gärungsvorgänge und Alkoholbildung im Darm bewirkt. Äpfel sollte man nach Möglichkeit morgens, jedenfalls vor 14 Uhr essen, um sie optimal verdauen zu können.

Das Wundervitamin P im Apfel

Schließlich besitzt der Apfel auch noch Flavonoide, die bei regelmäßigem Genuß das Risiko verringern, am Herztod zu sterben. Solche Flavonoide, auch Vitamin P genannt, sind vor allem reichlich in Äpfeln, schwarzem Tee, allen Zwiebelgewächsen, in Kirschen, Rotwein und Tomaten enthalten. Wissenschaftliche Studien weisen nach, was Flavonoide alles können:

- Sie hemmen Entzündungen.
- Sie bekämpfen Allergien.
- Sie dienen auch als Schutz gegen freie Radikale – jene tückischen, elektrisch geladenen Molekülteilchen, die im menschlichen Körper zellschädigende Reaktionen mit Sauerstoff eingehen.
- Sie vervielfachen die Kraft von Vitaminen – insbesondere des Vitamin C.

Den höchsten Gehalt an Flavonoiden hat die Sorte Jonagold. Dahinter rangieren die Sorten Cox Orange, Elstar, Golden Delicious, Granny Smith und James Grieve. Kirschen haben einen ähnlich hohen Flavonoidgehalt wie die besten Äpfel. Auf weiteren guten Plätzen: Aprikosen, rote Johannisbeeren, blaue Trauben, weiße Trauben, Erdbeeren, Pflaumen und Birnen. Nur in Pfirsichen konnten überhaupt keine Flavonoide entdeckt werden.

Aprikosen – goldene Bälle gegen Krebs

Die Aprikose ist eine der Früchte mit dem apartesten Geschmack. Wie alle gelben und orangefarbenen Obstsorten ist sie besonders reich an Karotinoiden, speziell Beta-Karotin, das wegen seiner antioxidativen Wirkung immer wieder als Krebsbremse bezeichnet wird. Sicherlich spielt dabei auch der Gehalt an noch unerforschten pflanzlichen Vitalstoffen eine Rolle.

Der beachtliche Gehalt an Karotinoiden, Kalium und Eisen macht die Aprikose zu einer besonders heilsamen Frucht bei Übersäuerung, Blutarmut, Nachtblindheit, bei Hautschädigungen, bei Wasseransammlungen im Körper, bei allgemeiner Schwäche, bei Leberfunktionsstörungen und bei allen Vitamin-A-Mangelkrankheiten. Vor allem Raucher (oder ehemalige), die ihr Gesundheitsbewußtsein entdecken, können einen Teil ihrer schädlichen Gewohnheit durch Verzehr Beta-Karotin-haltiger Früchte wieder wettmachen.

Getrocknete Aprikosen gelten vor allem bei körperlicher Dauerbelastung wie Bergwandern, Radtouren oder Langlauf als »Durchhaltewegzehrung«. Allerdings muß man wissen, daß getrocknete Früchte meist (gegen Befall mit Schädlingen) geschwefelt sind – und Schwefel hat einige sehr schlimme Eigenschaften (siehe auch den Abschnitt »Vorsicht, Schwefel bohrt im Kopf« Seite 181). Zum zweiten verlieren beim Trocknen die Aprikosen zwar nicht das wertvolle Kalium, Kalzium und Eisen, aber einen Teil ihrer Vitamine. Aprikosen aus Konserven haben eine deutlich schlechtere Bilanz an Basenmineralien und Vitaminen. Der Gehalt an Vitamin E beträgt nur noch ein Fünftel, der Gehalt an Karotinoiden, Niazin, Vitamin C und Folsäure nur noch die Hälfte der frischen Frucht.

Ananas – die fruchtige Hilfe für den Magen

Die Ananas kann bei einer Entsäuerungskur besonders hilfreich sein. Denn sie besitzt ein reiches Maß an Enzymen, genannt Bromelaine, die der Eiweißverdauung dienlich sind. Das ist auch der Grund, weshalb die Ananas als »Medikament« bei Patienten eingesetzt wird, die an Magensäuremangel leiden.

Die Ananas enthält auch, wie japanische Studien zeigen, Wirkstoffe, die im Körper Zellentartungen und damit langfristig Krebs verhindern – ähnlich wie Brokkoli, Äpfel, Kohl und Auberginen.

Außerdem setzt die Ananas im Magen unter dem Einfluß der Magensäure Stoffe frei, die krebserregende Substanzen neutralisieren. Aus Nitraten und aromatischen Stoffen, die in unserer Nahrung enthalten sind, entstehen im Magen krebserregende sogenannte Nitrosamine. Die Bildung solcher Stoffe wird von der Ananas unterdrückt; diese Eigenschaft haben übrigens auch Tomaten, grüne Paprika, Erdbeeren und Karotten.

Die Ananas-Schlankheits-Diäten beruhen auf dem Effekt, daß Ananas durch die in ihr enthaltenen Enzyme als eine Art Turbo in der Verdauung wirkt. Dadurch erhöht sich das Tempo der Verbrennung im Körper mit der Folge einer Gewichtsabnahme.

Wer Ananas mag, sollte immer nur frische Früchte verzehren. Das erwähnte Enzym geht durch die Konservierung (in Dosen) nämlich kaputt.

Banane – die Beere in Keulenform

Der hohe Gehalt an basischen Mineralstoffen macht die Banane zur idealen Entsäuerungsfrucht. Mehr noch: Sie saniert den Darm, pflegt den Magen und wirkt durch ihren hohen Magnesiumgehalt Muskelkrämpfen entgegen.
Eigentlich gehört die Bananenstaude zum Beerenobst, genau wie die Weintraube oder die Johannisbeere. Urheimat ist wohl Südostasien und nicht Afrika, auch nicht Südamerika. Mit den Weltumseglern des 16. und 17. Jahrhunderts trat auch die Banane ihren Siegeszug um den Erdball an.
Etwas unreife Bananen haben einen hohen Stärkeanteil, reifere Bananen mehr Fruchtzucker. Im Interesse der Verdauung ist es besser, die Bananen zu verzehren, wenn sie am stärkereichsten, also noch etwas grün sind.
Am besten ist es, Bananen bei relativ kühler Zimmertemperatur aufzubewahren – der Keller und der Kühlschrank sind ungeeignet, denn Bananen verfärben sich bei Temperaturen unter 13 °C grau bis schwarz. Und dann entwickeln sie innerlich auch dunkle Flecken und schmecken nicht mehr gut.
Bananen sind aber nicht nur ein empfehlenswertes Nahrungsmittel, das in tropischen Ländern oft gekocht (Kochbananen) und als Grundnahrungsmittel gegessen wird wie anderswo Reis und Kartoffeln; Bananen haben auch erstaunliche gesundheitliche Effekte.

So heilen Bananen

Die Banane ist eines der besten natürlichen Magenmedikamente, die wir kennen. In Indien werden Mittel gegen Magen- und Zwölffingerdarmgeschwüre seit langer Zeit aus Bananen gewonnen.
Bisher ist es noch nicht gelungen, den Wirkstoff zu isolieren, der den Magen schützt und schont. Er bewirkt eine Stärkung und Verdickung der Magenschleimhaut,

die dadurch offenbar besser gegen die Magensäure und das eiweißzersetzende Enzym Pepsin gewappnet ist. Aber schon der hohe Gehalt an Basenmineralien – keine andere Frucht ist ähnlich reich an Kalium und Magnesium – deutet darauf hin, daß die Banane ideal ist, um Säuren zu neutralisieren. Also verhindert sie schon auf diese Weise eine Überproduktion von Säuren durch den Magen – folglich wirkt sie auch heilsam bei bereits vorliegenden Magenschleimhautentzündungen und Magen- oder Zwölffingerdarmgeschwüren.

Daß die Banane durch ihren Gehalt an löslichen Ballaststoffen auch den Blutfettspiegel günstig beeinflußt, liegt auf der Hand. Der Pektingehalt von Bananen ist sogar noch höher als der von Äpfeln.

Birnen – die Mineralstoffbomben

Die Birne ist sozusagen urdeutsch – schon vor 4000 Jahren war sie den Menschen als köstliches Obst geläufig. In Deutschland wurden im späten Mittelalter 50 verschiedene Birnensorten amtlich registriert. Heute haben nur noch einige wenige Sorten klangvolle Namen: die Williams Christ, die so gern auch in Sprituosenflaschen hineinwächst; die langgezogene Abate aus Italien, Alexanderbirne, Clapps Liebling, Gute Luise, Gräfin von Paris oder Butterbirne.
Birnen werden oft als relativ wertlose Träger von hauptsächlich Wasser und Zucker verkannt. Zugegeben, ihr Vitamingehalt ist relativ gering, und ihre geringe Lagerfähigkeit – sie werden schnell teigig, weil sie ein verflüssigendes Enzym besitzen, das z.B. Äpfel nicht haben – macht sie zusätzlich zu einer wenig begehrten Frucht. Im Durchschnitt werden in Deutschland rund 6,8 Kilogramm Birnen pro Kopf und Jahr verzehrt. Demgegenüber ißt der deutsche Durchschnittsbür-

ger 31,2 Kilogramm Äpfel und immerhin noch 14,6 Kilogramm Bananen pro Jahr.

Aber die Birne genießt bei Ernährungsmedizinern ein hohes Ansehen.

- Besonders wichtig ist ihr Gehalt an wertvollen basischen Stoffen – damit liegt sie nämlich auf dem gleichen Niveau wie der Apfel.
- Zudem besitzt die Birne Vitalstoffe, die in ihrer Wirkung noch gar nicht erforscht sind, z.B. Gerbsäuren, die im Magen-Darmbereich entzündungshemmend und schleimhautschützend wirken.
- Auch enthalten Birnen eine Menge des löslichen Ballaststoffes Pektin, der Cholesterinwerte senkt und den Darm gesunden läßt.
- Der hohe Kaliumanteil wirkt stark entwässernd, weshalb sich der Verzehr von Birnen für Menschen mit hohem Blutdruck oder Nierenproblemen besonders empfiehlt. Auch zur Entsäuerungstherapie gehört selbstverständlich die Regulierung des Wasserhaushaltes im Körper durch entsprechende Zufuhr der »Wassermineralien« Natrium und Kalium, wie sie in der Birne reich vorhanden sind.

Erdbeere – die himmlische Frucht

Die Erdbeere ist der Inbegriff des Frühlings und Frühsommers. Sie kündigt die Sonne an, ist saftig, süß und sanft im Geschmack. Nach der schwarzen Johannisbeere rangiert die Erdbeere im Gehalt an Vitamin C auf dem zweiten Platz unter allen Beerensorten. Sie ist wichtiger Träger von Basenmineralien, vor allem von Kalium, Kalzium und Magnesium. Sie enthält wertvolle Folsäure und Vitamin K. Ebenso wie Birne und Apfel hat sie nur sehr wenig Natrium – das erklärt ihre harntreibende Wirkung.

Aber die Erdbeere beherbergt noch ganz andere Geheimnisse. Diese liegen in den noch kaum erforschten pflanzlichen Wirkstoffen. Einer davon sorgt dafür, daß Erdbeeren in den Verdacht geraten sind, Allergien auszulösen. Der Verdacht ist nicht ganz richtig. Das, was Erdbeeren bewirken, nämlich nesselsuchtartige Hautausschläge, beruht auf einer Freisetzung des Gewebshormons Histamin aus den Zellen der Haut.

Immer mehr Wissenschaftler glauben, daß eine solche Reaktion nur bei Menschen vorkommt, deren Darmschleimhaut schon durch Fehlernährung und Übersäuerung so weit geschädigt ist, daß sie Eiweißmoleküle einer bestimmten Art durchläßt, die ansonsten nicht vom Darm in die Blutbahn aufgenommen werden. Erdbeeren haben zwar nur ein knappes Gramm Eiweiß pro 100 Gramm, aber das hat es wohl in sich. Angeblich ist diese Protease der Auslöser der Pseudoallergien, die immer mehr Menschen betreffen.

Es wäre interessant, einmal zu verfolgen, ob »Erdbeerallergiker« nach einer konsequenten Entsäuerungskur und gleichzeitiger Darmsanierung immer noch ihre Hauterscheinungen und Beschwerden bekommen.

So heilen Erdbeeren

Der schwedische Botaniker und Naturforscher Carl von Linné hat schon vor mehr als 200 Jahren die heilsame Wirkung von Erdbeeren erkannt, als er seine eigene Gicht damit kurierte.

Es sieht so aus, als müßte die Erdbeere als »Medikament« im Kampf gegen die Übersäuerung heute neu entdeckt werden. Ihr Mineralstoffgehalt spricht jedenfalls dafür. Außerdem enthält sie Spuren von Salizylsäure, die ja auch medikamentös gegen Gicht und Gelenkrheuma eingesetzt wird.

Damit aber noch nicht genug. Erdbeeren sind wahre Wunder im Vernichten von Krankheitskeimen. Das ha-

ben kanadische Wissenschaftler herausgefunden, die Erdbeermus im Reagenzglas mit Polioviren, Herpesviren und Cocksackieviren zusammenbrachten: Die Viren wurden zerstört.
Vielleicht liegt in dieser Wirkung das Geheimnis, daß Erdbeeren auch vor Krebs und Herzinfarkt schützen sollen. Bekanntlich sind an der Entstehung vieler Krebsarten auch Krankheitserreger beteiligt. Jedenfalls stellten Forscher in Amerika fest, daß die fleißigsten Erdbeeresser unter ihren 1271 untersuchten Patienten am wenigsten von Krebskrankheiten bedroht waren.

Grapefruit – die Sonne unter den Früchten

Die Grapefruit schmeckt so, als müßte sie doppelt soviel Vitamin C haben wie die süßen Orangen. Aber das täuscht, weil sie so herb und bitter schmeckt. Sie hat in Wirklichkeit sogar etwas weniger Vitamin C als Orangen. Dafür enthält sie aber ein paar andere Inhaltsstoffe, mit denen die gleichfalls supergesunde Orange nicht aufwarten kann.
Die Grapefruit ist daher die ideale Frucht für Menschen mit zu hohen Blutfettwerten, mit Übergewicht und Herzinfarktrisiko. Wie allen Zitrusfrüchten schreibt man der Grapefruit auch eine krebsverhütende Wirkung zu. Daß sie ganz nebenbei wahre Wunder wirkt bei einer Entsäuerungsdiät, das liegt an ihrem hohen Gehalt an Kalium und Magnesium, an ihrem hohen Pektingehalt, der den Darm in Ordnung bringt, und an dem Basengewinn, den die reichlich in ihr vorhandene Zitronensäure bewirkt.
Angeblich ist das Grapefruitpektin genauso wirksam beim Senken des »schlechten« LDL-Cholesterins wie gebräuchliche Medikamente – nur ohne jegliche Nebenwirkungen. Offenbar wirkt das Pektin der Grapefruit mit anderen Inhaltsstoffen zusammen: Es hat sich nämlich auch erwiesen, daß

bei hohen Cholesterinwerten das Essen von Äpfeln wirksamer ist als das Einnehmen von reinem, aus Früchten gewonnenem Pektin.

Heidelbeere – Pille gegen den Infarkt

Sie ist wohl die schönste und wertvollste Frucht, die uns die Familie der Heidekrautgewächse beschert hat: die Heidelbeere. Sie ist wegen ihrer darmsanierenden, verdauungsfördernden, keimtötenden und vor Arteriosklerose schützenden Wirkung sozusagen die Pille gegen den Infarkt.
In einer säurebewußten Ernährung sind Heidelbeeren unverzichtbar, weil sie die erforderliche Gesundung des meist geschädigten Darms unterstützen und durch ihren hohen Gehalt an Fruchtsäuren einen willkommenen basischen Effekt ausüben.
Daß Heidelbeeren gut gegen Verstopfung sind, weiß jeder, der sich naturheilkundlich interessiert. Blaubeersuppe und Extrakt aus Heidelbeeren sind bewährte Rezepte aus Skandinavien gegen alle Störungen der Verdauungswege.
Neuerdings ist die Heidelbeere auch als Pille gegen den Herzinfarkt in die Diskussion gekommen. Heidelbeeren schaffen dem Blut freie Bahn, denn ihre Inhaltsstoffe können bei fettreicher Ernährung die Ablagerung von oxidiertem Cholesterin und Kalk in den Blutgefäßen und damit den Gefäßverschluß sowie das Risiko für Schlaganfall und Herzinfarkt verhindern.

Himbeere – mild und süß

Sie ist die sanfteste, mildeste und süßeste unter allen unseren Beeren – aber leider wissen das die Maden auch: Die Himbeere hat ein unnachahmlich wundervolles Aroma, gesundheitsfördernde Wirkstoffe wie Tannine, Bernsteinsäure, Milchsäure, Pektin und andere Frucht- und Fettsäuren. Vor allem die wertvolle Linol- und Linolensäure sind in der Himbeere enthalten. Durch ihren Basenüberschuß hilft sie bei der Entsäuerungskur, sie unterstützt damit geschwächte Leber und Nieren, regt die Darmtätigkeit an und hilft Hämorrhoiden verhüten.

Kirschen – Rubine für unsere Gesundheit

Nach einem alten Rezept aus der Naturmedizin ist eine Kirschenkur zur Erntezeit im Juni/Juli der reinste Jungbrunnen für Verdauung und Stoffwechsel. Das liegt zum einen an dem hohen Gehalt an Fruchtsäuren, die im Körper basisch wirken; zum anderen an dem Reichtum an Basenmineralien. Bei einer Kirschenkur sollten Sie eine Woche täglich ein Kilogramm Kirschen essen; besonders gut geeignet sind Sauerkirschen wegen ihrer gesunden Fruchtsäuren.
Kirschen gehören zu den fünf kaliumreichsten Obstsorten, sie enthalten verhältnismäßig viel von den Basenmineralien Kalzium und Magnesium, auch sehr viel Zink, das für die Säureausscheidung der Nieren wichtig ist. Kein Wunder, daß amerikanische Mediziner die Kirschenkur als wirksame Waffe gegen Gicht entdeckten. Die in mehrfacher Hinsicht entsäuernde Wirkung der Kirsche räumt eben auch mit der überschüssigen Harnsäure auf.

Kiwis – geballte Ladung gegen Nierensteine

Allgemein sind die grünlichen, pelzschaligen Früchte nur bekannt als erstklassige Träger von Vitamin C. Zu Recht, denn sie enthalten viermal soviel von diesem krebsschützenden, abwehrstärkenden Vitamin wie Äpfel und Birnen zusammen. Schon das macht sie zu einem wertvollen Bestandteil einer Entsäuerungsdiät. Aber sie können noch mehr. Ähnlich wie Ananas unterstützen sie beispielsweise die Eiweißspaltung im Magen durch ein bestimmtes Enzym. Sie gehören mit zu den kalium-, magnesium- und kalziumreichsten Obstsorten, sind also ideale Träger von Basenmineralien. Das macht auch ihre große Verträglichkeit und wohltuende Wirkung auf die Verdauung aus.

Noch eine weitere Eigenschaft empfiehlt die Kiwi für eine Gesundungskur: Sie gehört mit zu den wenigen Früchten, die keine Oxalsäure enthalten und die dabei verhältnismäßig hohe Werte des Vitamin B6 haben. Dieses Vitamin kann die Bildung von Oxalatsteinen in den Nieren verhindern.

Oxalsäure und ihre Salze gehören zu den natürlichen Schadstoffen, die wir mit der Nahrung aufnehmen. Die freie Oxalsäure verbindet sich mit dem Kalzium aus der Nahrung oder aus dem Körper und beraubt uns auf diese Weise eines wichtigen Knochenbaustoffes und Säurepuffers.

Das entstehende Kalziumoxalat kann zudem in den Nieren zur Bildung von Oxalatsteinen führen – das ist die am häufigsten vorkommende Form von Nierensteinen. Gegensteuern kann man, indem man Früchte und Gemüse bevorzugt, die keine Oxalsäure enthalten, und jene meidet, die besonders reich an Oxalsäure sind. Nachstehend die Tabelle der Früchte und Gemüse, die zu empfehlen sind, und jener, die Sie besser meiden sollten.

Oxalsäure in Obst und Gemüse

Sehr gut (0 mg/100 g)	Sehr gut (0 mg/100 g)	Gut (<10 mg/100 g)	Nicht empfehlenswert (<20 mg/100 g)
Äpfel	Meerrettich	Aprikosen	Brombeeren
Bananen	Nektarinen	Auberginen	Erdbeeren
Brokkoli	Orangen	Birnen	Chicorée
Clementinen	Papayas	Blumenkohl	Himbeeren
Chinakohl	Pastinaken	Fenchel	Löwenzahn
Datteln	Pfefferschoten	Grünkohl	Mango
Eisbergsalat	Pfirsiche	Johannisbeeren, rot	Mirabellen

Oxalsäure in Obst und Gemüse

Sehr gut (0 mg/100 g)	Sehr gut (0 mg/100 g)	Gut (<10 mg/100 g)	Nicht empfehlenswert (<20 mg/100 g)
Endivien	Porree	Kirschen	Paprika
Erbsen	Quitten	Kohlrabi	Pflaumen
Feigen	Radicchio	Möhren	Stachelbeeren
Feldsalat	Radieschen	Oliven	
Grapefruit	Rettich	Preiselbeeren	Besser meiden
Gurken	Rosinen	Reis	(bis 800 mg/100 g)
Heidelbeeren	Sauerkraut	Rosenkohl	Mangold
Johannisbeeren, schwarz	Schnittlauch	Rotkohl	Baumstachelbeeren
Kartoffeln	Schwarzwurzeln	Weintrauben	Bohnen, grün
Kiwis	Spargel	Wirsing	Petersilie
Knoblauch	Tomaten	Zwiebeln	Portulak
Kopfsalat	Weißkohl		Rhabarber
Kürbis	Zitronen		Rote Bete
Mais	Zucchini		Sauerampfer
Melonen	Zuckererbsen		Spinat

Orange – Goldkugel für Magen und Darm

Apfelsinen gehören mit ihrem hohen Gehalt an Basenmineralien und ihrem Vitamin-C-Anteil auf den täglichen Speiseplan für eine Entsäuerungsdiät. Sie schützen den Magen vor Schädigungen, töten Krankheitskeime ab, stärken die Verdauung durch ihr wertvolles Pektin und bauen durch ihre antioxidative Wirkung bei regelmäßigem Genuß einen nachweislichen Schutz gegen Krebs auf.

Es ist aber ein Fehler zu glauben, der Saft ausgepreßter Zitrusfrüchte sei genauso wertvoll wie das Essen der ganzen Frucht. Gerade in den Häutchen und Fruchtfasern, die beim Auspressen wie eine Art Pappmasché übrigbleiben, stecken die löslichen und unlöslichen Faserstoffe und ein beträchtlicher Teil der Mineralstoffe.

Pfirsich – der sanfte Entgifter

Der Pfirsich mit seiner Plüschhaut wird durch das Zusammenwirken von Karotinoiden und Basenmineralien zu einem wahren Entgiftungswunder. Ähnlich wie die Aprikose ist der Pfirsich ein köstlicher und heilsamer Bestandteil einer Entsäuerungsdiät – vor allem unterstützt er die Nierenfunktion. Die Enzymkräfte, die der Pfirsich im Organismus freisetzt, sind noch weitgehend unerforscht. Da Pfirsiche die Verdauung aber sehr positiv beeinflussen, ist zu vermuten, daß sie ähnlich wie Ananas und Kiwis besondere, verdauungsfördernde Enzyme besitzen. Wer eine Pfirsichkur einlegen möchte, sollte drei oder vier Tage lang nur jeweils zwei bis drei Pfund Pfirsiche am Tag essen – sonst nichts.

Die Pflaume bringt den Darm auf Trab

In der Säure-Basen-Diät ist die Pflaume von ihrem Gehalt an Mineralstoffen her ebenso wertvoll wie die Birne. Vor allem eignet sie sich, wenn Gesundheitsprobleme mit Kreislauf, Nieren, Gicht, Rheuma oder Verstopfung vorliegen. Bei letzterem ist die Pflaume ein wahres Wundermittel. Zur Familie der Pflaumen – mit ähnlichem Wirkungsspektrum für die Gesundheit – gehören auch Mirabellen, Zwetschen und Renekloden.

Die Melone bringt das Blut in Schwung

Die Melone hat kaum Kalorien, dafür aber eine Menge Karotinoide, die als Antioxidantien gegen Zellentartungen und Krebs wirken. Und außerdem enthält sie den gleichen Wirkstoff, der auch in Zwiebeln und Knoblauch vorkommt, der das

Blut flüssig hält, Gerinnseln vorbeugt und damit vor Schlaganfall und Herzinfarkt schützt.
Es liegt sicher an ihrem Gehalt an Basenmineralien, daß die Melone in China zur Linderung bei Leberentzündungen eingesetzt wird, daß sie in der Volksmedizin als gut wirksam gilt gegen Gicht, Nierenleiden, Rheumatismus und zur Entwässerung.
Aber Melonen wirken auch wundheilend und entzündungshemmend. Das liegt an einem Enzym, das in der ganzen Melonenfamilie, also auch in Kürbissen und vor allem in der sogenannten Baummelone Papaya, enthalten ist: ein eiweißspaltendes Enzym namens Papain. Dieses Enzym hilft, eiweißhaltige Zerfallsprodukte wie Eiter in der Wunde abzubauen und so den Heilungsprozeß zu beschleunigen. Das aus dem mexikanischen Papayabaum gewonnene Papain wird heute als Medikament zur besseren Eiweißverdauung, aber auch zur Beseitigung von Wurmbefall im Darm und zur Heilung von entzündlichen Vorgängen im gesamten Organismus eingesetzt. Kein Wunder, daß Melonenkerne und Kürbiskerne auch als Wurmmittel bekannt geworden sind.

Trinken, trinken und nochmals trinken

Der Mensch ist eine wandelnde Pfütze

Das ist kein Witz: Jede zweite Frau und jeder dritte Mann in Deutschland trinkt zuwenig. Wer ständig zuwenig Flüssigkeit zu sich nimmt, entwickelt zu dickes, zähflüssiges Blut.
Ärzte wissen heute, daß zu dickes Blut genauso schlimm ist wie Arterienverkalkung und zu hohe Cholesterinwerte. Ärzte reden von einem schlechten Hämatokritwert, wenn sie zu zähes Blut meinen. Hämatokrit, das bezeichnet das Verhältnis von Blutkörperchen zur Blutflüssigkeit. Nehmen die Blutzellen überhand, läßt die Fließfähigkeit des Blutes nach, der Kör-

per wird auf Dauer nicht mehr mit ausreichend viel Sauerstoff, auch mit zuwenig Nährstoffen versorgt. Das Blut kommt seiner Müllabfuhrfunktion nicht mehr nach, die Entsorgung geht schleppend voran, bleibt allmählich stecken.

Vom dicken Blut zur Säurestarre

Kommt dann auch noch – wie das meist so ist – eine Säurebelastung des Körpers hinzu, dann befinden sich die zu vielen Blutkörperchen auch noch in der Unbeweglichkeit der Säurestarre. Die feinsten Kapillargefäße des Kreislaufs, die für den optimalen Antransport von Nährstoffen und für den Abtransport der Stoffwechselschlacken zu sorgen haben, werden mangelhaft versorgt.

Wer zusätzlich raucht, tut sich einen schlechten Gefallen: Auch das Rauchen vermehrt wegen des Sauerstoffmangels die roten Blutkörperchen und verschlechtert dadurch den Hämatokritwert.

In der Naturheilmedizin wird bei solchen Patienten der Aderlaß angewendet. Dabei wird ein Viertel- bis ein halber Liter Blut aus der Vene entnommen, das verbliebene Blut füllt sich dann mit Gewebeflüssigkeit aus dem Körper auf, wird dadurch fließfähiger und versorgt den Körper wieder besser mit Nährstoffen. Ein Aderlaß ist aber sinnlos, wenn die Ursache des dicken Blutes bestehen bleibt.

Also kann die Devise nur heißen: Trinken, trinken und nochmals trinken. Bei der Versorgung mit dem Wasser, in dem ja alle Lebensfunktionen stattfinden, kommt es entscheidend auf die ausgewogene Zufuhr der Mineralstoffe an, die den Wasserhaushalt regulieren: Natrium und Kalium.

Natrium

Dieses metallische Mineral reguliert den Wasserhaushalt, den Säure-Basen-Haushalt und die Erregbarkeit von Muskeln und Nerven. Ein Natriummangel tritt in Zeiten des heutigen

Kochsalzreichtums allenfalls noch bei älteren Menschen auf, die sich unzureichend ernähren. Solcher Mangel kann zu Nierenstörungen, Muskelkrämpfen und Schwindel führen. Gefährlich ist vielmehr ein Zuviel an Natrium. Gemeint ist dabei aber immer und grundsätzlich das im Kochsalz an Chlor gebundene Natrium (NaCl), das zu erhöhtem Blutdruck und zur Entmineralisierung der Knochen führen kann. Natrium, das in Form von Natriumbikarbonat aufgenommen wird – also dem natürlichen Stoff, den auch die Belegzellen des Magens herstellen –, ist weitgehend ungefährlich. Wenn die Pufferstoffe daraus verbraucht sind, wird der Natriumüberschuß unschwer über die Nieren ausgeschieden.

Kalium

Dieses Mineral regelt innerhalb der Körperzellen den Flüssigkeitshaushalt und damit auch die Verteilung der Flüssigkeit im Körper. Unsere Muskeln enthalten 77 Prozent Wasser – Fett fast keines. Muskeln sind ohne die durch Kalium regulierte Wassermenge nicht funktionsfähig. Deshalb gilt Kalium als eines der wichtigsten Fitneß- und Sportlermineralien. Ohne Kalium werden die Muskeln schlaff, der Herzmuskel gerät aus dem Takt, und die Nieren werden geschädigt. Natrium und Kalium sollten in etwa gleicher Menge täglich aufgenommen werden. Bei Natrium ist dies einfach – Kochsalz ist immer zur Hand. Kalium ist rar. Deshalb wurden reichhaltige Kaliumlieferanten in den meisten Tabellen dieses Buches ausdrücklich aufgeführt. Besonders reiche Kaliumquellen sind bestimmte Brotsorten wie z.B. Pumpernickel, alle Hülsenfrüchte und bestimmte Gemüse- und Obstsorten.

Säurewäsche durch Natriumbikarbonat

Wenn Sie viel Natrium zu sich nehmen – ob nun in Speisen oder Getränken –, dann werden in erster Linie die Flüssigkeitsspeicher des Körpers außerhalb der Zellen aufgefüllt:

Das Blut wird dünnflüssiger. Wenn Sie zusätzlich Natriumbikarbonat zuführen, kann das Blut sozusagen eine Säurewäsche im Organismus, vor allem im Bindegewebe, vornehmen. Das ist wie Großreinemachen.
Wenn Sie viel Kalium zu sich nehmen, regulieren Sie den Wasserhaushalt innerhalb der Körperzellen, in Herz, Leber, Nieren, Gehirn und Muskeln. Das Kalium kann, wenn genügend Natriumbikarbonat vorhanden ist, dann auch eventuelle Säureüberschüsse innerhalb der Zellen besser abbauen.

Destilliertes Wasser – ein klarer Unfug

Die beiden Mineralstoffe Kalium und Natrium spielen die Hauptrolle bei der Regulierung des menschlichen Flüssigkeitshaushaltes. Deshalb hilft es wenig, nur Wasser, aber keine Mineralstoffe aufzunehmen. Und der denkbar schlimmste Unsinn ist es, gar destilliertes Wasser zu trinken, was in letzter Zeit immer wieder von Herstellern solcher Destilliergeräte wegen der »entgiftenden Wirkung« empfohlen wird.
Wer destilliertes Wasser trinkt, das ja dann keine Mineralstoffe mehr enthält, entgiftet sich keineswegs, sondern er beraubt sich zusätzlich wertvoller Mineralstoffe, die der Körper in seinen Zellen oder Knochen gespeichert hat. Alle Lebensvorgänge können bekanntlich nur in mineralischer Lösung (Elektrolytlösung) ablaufen, niemals in neutralem Wasser. Also muß der Körper aus seinen Reserven Mineralstoffe liefern, um das tote, destillierte Wasser aufzubessern.

Eine hohe Zufuhr von mineralstofflosem oder -armem Wasser führt beispielsweise zu einer übermäßigen Verdünnung der Natriumvorräte in der freien Körperflüssigkeit. Wenn der

Mensch schwitzt oder unter hoher körperlicher Belastung steht, kann das dramatisch werden. Denn der Körper versucht dann, die gewohnte Natriumkonzentration wiederherzustellen, indem er Wasser in das Innere der Körperzellen abschiebt.
Damit tut er aber den Zellen keinen Gefallen. Es bilden sich zelluläre Wasseransammlungen (Ödeme), man spricht auch von einer Wasservergiftung. Die Nieren können in diesem Fall den Zustand nicht regulieren, denn sie wollen ja nicht den Natriummangel auch noch durch vermehrte Ausscheidung von Harn verstärken.

Der Magen ist wie ein Sieb

Wasser kann in bestimmten Fällen schon sofort nach dem Trinken aus dem Magen in das Blut übergehen. Denn die Schleimhaut des Magens ist porös wie ein Sieb, zumindest für schlichtes Wasser, das keine Nährstoffe wie etwa Zucker enthält. Bei dringendem Bedarf versorgt also beim Trinken gleich der Magen den Körper mit Flüssigkeit. Der Rest wird, je nach Gehalt an Nährstoffen, eine Weile im Magen behalten und dann portionsweise in den Darm abgegeben, wo die Nährstoffe ausgewertet werden, während das Wasser durch die Darmwand in den Kreislauf übertritt und im Körper verteilt wird.

Cola entzieht Flüssigkeit

Manche stark konzentrierten Getränke wie Cola oder sehr zuckerhaltige Limonaden führen sogar dazu, daß der Darm in seiner Not zur Verdünnung des Getränks Flüssigkeit aus dem Blut herbeirufen muß. So kann es kommen, daß sich ein durstiger Mensch nach dem Genuß einer süßen Limonade erst einmal noch viel durstiger fühlt.

Aber das Durstgefühl sollte nicht bestimmen, wann etwas getrunken werden muß. Durst ist nämlich bereits das Anzeichen für ein fortgeschrittenes Flüssigkeitsdefizit – ähnlich wie Sodbrennen ein Alarmzeichen für die Übersäuerung. Wer Durst verspürt, hat es versäumt, zu einem vernünftigen Zeitpunkt ausreichend zu trinken.

Warum Bier den Durst immer schlimmer macht

Oft klagen Menschen nach einer feuchtfröhlichen Zeche über rasenden Durst – selbst Biertrinker, bei denen man doch meinen sollte, sie hätten mit dem Bier ausreichend Flüssigkeit zu sich genommen.

Aber jeder Alkohol hat eine ganz schlimme Eigenschaft: Er spornt nämlich die Nieren zur Ausscheidung von Flüssigkeit an. Viele Menschen wundern sich, woher die großen Flüssigkeitsmengen kommen, wenn sie nur zwei Glas Wein oder einen halben Liter Bier getrunken haben. Aber die Bilanz ist klar: Bei Alkoholgenuß wird grundsätzlich mehr Flüssigkeit ausgeschieden als zugeführt.

Um den Alkoholgehalt von einem Stamperl Obstler auszugleichen, müßte der Mensch einen viertel Liter Wasser trinken. Das erklärt nun auch, weshalb jemand, der alkoholfreies Bier trinkt, spätestens nach der zweiten Flasche »satt« ist. Ein normaler Biertrinker bekommt dagegen immer mehr Durst, weil der Körper sich den Ausgleich zu der vermehrten Ausscheidungsmenge holen will. Kriegt er statt dessen aber wieder Bier, verschlechtert sich die Bilanz weiter.

- Biertrinkern ist deshalb eigentlich nicht gut zu helfen. Oder kann man einem Biertrinker dazu raten, immer gleichzeitig ein Glas Bier und ein gleich großes Glas Mineralwasser zu trinken?
- Einem Weintrinker wäre zu raten, daß er grundsätzlich doppelt soviel Wasser wie Wein zu sich nimmt. Dann wird er auch den Alkohol besser verarbeiten, seine Nieren scho-

nen und letztlich weniger von Kater bedroht sein – wenn er schon die Säurewelle in Kauf nehmen will, die der Alkohol generell im Körper auslöst.
- Einem Schnapstrinker ist überhaupt nichts zu raten, es sei denn, er trinkt einen halben Liter Mineralwasser zu jedem doppelten Kognak.

Wieviel Wasser braucht der Mensch?

Die Antwort ist einfach: in unseren Breiten bei geruhsamem Lebenswandel mindestens zweieinhalb Liter pro Tag. Bei Hitze und körperlicher Strapaze kann sich die Menge sogar vervielfachen.
Normalerweise verbraucht der Körper pro Tag folgende Flüssigkeitsmengen:
- 1,5 Liter werden mit dem Harn ausgeschieden.
- 0,5 Liter gehen durch Schweißproduktion über die Haut verloren.
- 0,35 Liter gibt der Mensch mit der Atemluft ab.
- 0,15 Liter Wasser sind im ausgeschiedenen Stuhl enthalten.

Etwa einen Liter von diesem benötigten Wasser zieht der Körper aus der wasserhaltigen Nahrung, bzw. es entsteht bei der Verstoffwechselung der Kohlenhydrate und Fette im Körper.
Den Rest müssen wir in Form von Flüssigkeiten zu uns nehmen. Die Menge erhöht sich erheblich, wenn wir körperlich arbeiten, Sport treiben oder uns in intensiver körperlicher Bewegung halten. 1,5 Liter sind das an einem ganz normalen Bürotag. 2,0 Liter und mehr werden an einem Wandertag gebraucht, wenn nämlich zusätzlich zu dem oben genannten Verbrauch über den Schweiß mehr als ein Liter Wasser verlorengeht. Bis zu fünf Liter kann der Bedarf an einem Tag mit Leistungssport betragen. Denn dann steigt die Schweißproduktion auf drei bis vier Liter.
Leider hat der heutige Mensch die Fähigkeit verloren, seinen Wasserhaushalt über Durst- oder Sättigungsgefühle zu kon-

trollieren. Bei den meisten Säugetieren funktioniert das noch. Dagegen hört der Mensch im Normalfall auf zu trinken, noch bevor sein Flüssigkeitsverlust völlig ausgeglichen ist. Am stärksten ist dieses Mißverhältnis nach hohen Schweißverlusten. Schon deshalb wird geraten, während körperlicher Anstrengung immer Trinkpausen zu machen, auch wenn noch kein eigentliches Durstgefühl vorhanden ist.

Weniger Flüssigkeit - schnelle Erschöpfung

Die körperliche Erschöpfung, die viele Menschen bei schweißtreibenden Tätigkeiten nach kurzer Zeit verspüren, beruht zum Großteil auf dem Flüssigkeitsverlust. Denn dieser führt zu einer Verschlechterung der Fließeigenschaften des Blutes, damit zu einer verringerten Sauerstoffversorgung und zu mangelnder Leistungsfähigkeit. Wenn auch noch ein Mangel an wichtigsten Mineralstoffen vorliegt, dann ist die kleine Säurekatastrophe vorprogrammiert.
Das soll nicht heißen, daß Sie Ihren Körper nun mit Mineraldrinks vollaufen lassen müssen. Die sogenannten isotonischen Getränke sind eigentlich nur nach stundenlang anhaltender körperlicher Leistung sinnvoll. Vor allem, wer solche Drinks in Pulverform mitführt und mit Leitungswasser auffüllt, neigt gern dazu, ein Löffelchen mehr zu nehmen, als auf der Anleitung steht - nach dem Motto: »Viel hilft viel«. Aber genau das Gegenteil ist der Fall.
Isotonisch bedeutet ja, daß ein solches Getränk die gleiche Anreicherung mit Mineralstoffen haben soll wie das Blut, um eine rasche Aufnahme der Flüssigkeit zu gewährleisten. Liegt die Konzentration der Stoffe aber zu hoch, dann muß der Darm dem ausgelaugten Körper erst einmal zusätzlich Wasser entziehen, um das nun völlig überisotonische (in der Fachsprache: hypertonische) Getränk zu verdünnen. Nur so kann es vom Körper aufgenommen werden. Ernährungsmediziner raten deshalb dazu, isotonische Getränke möglichst nicht

während einer körperlichen Anstrengung zu sich zu nehmen, sondern erst hinterher.

> Die ausreichende Spülung der Körpergewebe mit möglichst dünnflüssigem, gesundem Blut ist das A und O einer bestmöglichen Versorgung mit Nährstoffen und einer optimal funktionierenden körpereigenen Müllabfuhr.

Das Reinheitsgebot für Mineralwasser

Viel besser, sagt man, sind hypotone Getränke. Unter einem hypotonen Getränk versteht man eine Flüssigkeit, die eine geringere Konzentration an Mineralstoffen hat als das menschliche Blut.
Ein solches Getränk bleibt nicht im Magen liegen, muß nicht im Darm noch durch Flüssigkeit aus dem Körper verdünnt werden. Es wird vom Organismus besonders rasch aufgenommen und ergänzt folglicherweise sofort den natürlichen Flüssigkeitsverlust. Hypotone Getränke sind:

- Mineralwasser
- Leitungswasser
- Stark verdünnte Obstsäfte
- Stark verdünnte Gemüsesäfte

> **Stille Wasser statt Kohlensäure**
> Mit Kohlensäure versetzte Mineralwässer allerdings haben in einer säure-basen-orientierten Lebensweise nichts zu suchen. Der Körper hat mit der natürlichen Säurelast durch Kohlensäure, durch Phosphorsäure, Salzsäure und organische Säuren schon genug zu tun, als daß man ihm auch noch mit dem Trinkwasser Kohlensäure zusetzen sollte.

Wählen Sie also stille Mineralwässer – sofern Sie die Wahl haben. Ansonsten müssen Sie sich eben ein bißchen zusätzlich körperlich bewegen, um die Kohlensäurelast besser über die Lungen auszuscheiden.

Je nach Vorkommen enthalten Mineralwässer auch unterschiedliche Mengen von Mineralstoffen und Spurenelementen, die sie bei ihrem Lauf durch die Gesteinsschichten aus den Felsen lösen.
Vor allem ist der Gehalt an Natriumbikarbonat (Hydrogenkarbonat) von Bedeutung. Ein Wasser, das auf dem Etikett ausdrücklich als bikarbonathaltig (oder hydrogenkarbonathaltig) bezeichnet wird, muß mindestens 600 Milligramm pro Liter enthalten. Die meisten Mineralwässer weisen auf dem Etikett die wichtigsten enthaltenen Mineralstoffe aus. Achten Sie außerdem auf möglichst hohen Gehalt an Kalzium und Magnesium, aber auf einen möglichst geringen Gehalt an Chlorid und Sulfat.
Nachstehend eine kleine, nach dem Gehalt der erwähnten Mineralstoffe und deren Verhältnis zu Säurebildnern wie Chlorid und Sulfat gewichtete Auswahl von Mineralwässern aus ganz Deutschland. Entscheidend ist jeweils der möglichst hohe Anteil an Basenbildnern wie Natrium, Kalzium, Magnesium und Kalium – jedoch auch der hohe Karbonatanteil. Denn das Karbonat (HCO_3) ist in der Lage, mit Hilfe eines Basenminerals Säuren im Körper zu binden.

Warum nicht mal Leitungswasser?

Sie können natürlich jederzeit auch Leitungswasser trinken. Die gesetzlichen Vorschriften für die Reinheit des Trinkwassers garantieren bei uns in Deutschland ein einwandfreies Wasser. Sie sollten nur sichergehen, daß Ihr Wasser nicht durch Bleirohre geleitet wird, wie sie noch in der ersten Jahr-

hunderthälfte (und zum Teil sogar noch bis 1970) zur Trinkwasserversorgung als Installationsmaterial benutzt wurden. Selbst einwandfreies Trinkwasser kann aus den Rohren so viel Blei lösen, daß – wie Messungen der Universität Bremen zeigten – der gesetzliche Grenzwert für Blei von 40 Mikrogramm (µg = tausendstel Gramm) um das Zehnfache überschritten wird.
Das Schwermetall Blei hat vor allem bei Kindern fatale Folgen: Es vermindert die Wahrnehmungsfähigkeit, löst übermäßige Aktivität aus und führt nicht selten zu Lernschwächen.

So basisch kann Ihr Mineralwasser sein (mg/l)

Wassertyp	HCO_3	Na	Ca	Mg	Ka	Cl	SO_4
Bad Wild Hellenen Quelle	3068	724	312	245	15	608	22
Heppinger	2891	856	116	165	53	245	188
Dunarisbrunnen	2165	589	78	101	23	70	63
St. Gero	2161	175	407	121	14	72	38
Staatlich Fachingen	1950	602	122	53	28	151	66
Reginaris	1974	292	198	120	17	32	38
Gerolsteiner	1917	128	364	113	12	39	34
Kaiser-Friedrich-Quelle	2044	1390	5	4	17	746	336
Hubertus-Sprudel	1954	756	72	115	36	397	173
Apollinaris	1806	505	94	115	30	168	128
Brohler Stille Quelle	1763	592	87	106	20	298	103
Arienheller Brunnen	1701	620	67	91	29	295	107
Viktoria Lahnstein-Heilquelle	1654	910	72	49	19	460	368
Rosbach Urquelle	1442	40	226	128	0	48	0
Hessen-Quelle	1416	347	263	47	35	314	49

So basisch kann Ihr Mineralwasser sein (mg/l)							
Wassertyp	HCO_3	Na	Ca	Mg	Ka	Cl	SO_4
Luisenbrunnen	1443	265	369	53	21	379	39
Bad Neuenahrer Heilwasser	1342	300	78	88	24	62	65
Hirschquelle	1314	220	216	37	16	32	81
Hassia	1192	227	209	38	21	132	28
Selters (Taunus)	1428	1060	106	42	24	1124	29
Kurselters	1327	826	95	40	19	788	20
Überkinger	1446	1015	56	22	18	89	1111
Selters (Lahn)	1098	368	156	52	16	359	16
Friedrich Chr. Heilquelle	1161	471	175	64	17	554	30
Kaiser Ruprecht Heilquelle	884	581	75	36	10	398	314
Diana	689	30	139	57	2	50	15
Neuselters	650	148	119	26	7	132	15
Rhenser	805	530	75	38	11	377	306
Bad Vilbeler Urquelle	613	97	126	21	18	69	32
Perrier	347	14	140	4	1	31	51
Vittel	402	3	202	36	0	0	306
Römerquelle	442	15	171	78	2	5	398
Evian	365	6	80	26	1	4	11
Bad Brückenauer	168	4	13	21	66	2	146
Volvic	64	8	10	6	5	8	7
Elisabethen-Quelle	752	497	465	102	28	710	1085
Spa Reine	10,6	3	3	1	1	3	5
San Pellegrino	227	42	207	59	3	71	547
Contrex	373	8	471	85	3	7	1202
Mergentheimer Karlsquelle	1159	3886	711	371	103	4927	3877

Kaffee – mit Vorsicht zu genießen

Das populärste Getränk der Deutschen ist einer der Gründe, warum sie auch so »sauer« sind. Es liegt mir fern, jemandem seine gewohnten Genüsse zu vermiesen, aber zum Thema »Kaffee« gibt es leider nicht allzu viele positive Botschaften. Das ist bei Tee völlig anders.

Glücklicherweise haben sich die meisten schlimmen Vermutungen, die dem Kaffee im Laufe der Jahre angedichtet wurden, letztlich nicht bewahrheitet. Kaffee sollte ursächlich sein für Fehlgeburten, Herzinfarkt, Bauchspeicheldrüsenkrebs, Brustkrebs, hohen Blutdruck und erhöhte Blutfettwerte. Inzwischen dürfen selbst Herzpatienten im Krankenhaus meist wieder Kaffee trinken. Und die Krebsgerüchte gehören ebenfalls der Vergangenheit an.

Eigentlich unschädlich – aber sauer

Für den übersäuerten Menschen ist Kaffee aber leider eine Art Gift. Und das machen hauptsächlich die Röststoffe – eine Mischung von rund 700 verschiedenen aromatischen Substanzen, u.a. die Chlorogensäure, das Trigonellin und bestimmte Röstreizstoffe, die saure Reaktionen im Körper hervorrufen können. Deshalb ist auch das Trinken von entkoffeiniertem Kaffee keine Alternative, wenn jemand strikt säure-basen-bewußt leben will.

In der heimlichen europäischen Hauptstadt der Kaffeetrinker, im österreichischen Wien, greifen die Kaffeehausgänger zu einem Trick, um nicht bei ihrer »Schale Kaffee« von Sodbrennen geplagt zu werden: Sie trinken zum »großen Braunen« einfach ein Glas Leitungswasser. Damit verdünnen sie die Salzsäure wenigstens so weit, daß sie ohne Beschwerden ihre Zeitung lesen können.

Natürlich behebt das nur das Symptom, nicht aber das Grundproblem des Kaffeetrinkens, das eigentlich nur durch die entsprechende Zufuhr von Basenmineralien behoben werden kann, um die Säurewogen zu glätten.
Verstärkt wird die negative Wirkung von Kaffee noch dadurch, daß er, ähnlich wie Alkohol, eine wassertreibende Wirkung entfaltet. Außerdem beschleunigt er die Kalziumausscheidung im Stuhl. Es ist schon viel diskutiert worden, ob Kaffee nun Osteoporose bewirkt oder nicht – fest steht jedenfalls, daß ein Genußmittel zwangsläufig nicht fördernd auf den Knochenaufbau wirken kann, wenn es die Kalziumausscheidung in Stuhl und Urin verstärkt.
Also wirkt Kaffee in mehrfacher Hinsicht als Basenräuber – und zusätzlich auch wie eine Selbsttäuschung auf den Kaffeetrinker, was die Flüssigkeitsbilanz im Körper betrifft. Denn infolge der erhöhten Ausscheidung bringt er in der Bilanz weniger Flüssigkeit, als sich die meisten Kaffeetrinker vorstellen. Eine Tasse Kaffee bedeutet wegen der harntreibenden Wirkung für die Flüssigkeitsbilanz immer weniger als eine Tasse Wasser!
Zwei Regeln sollte man als Kaffeefreund immer im Kopf haben:

- Wer ansonsten gut auf seine täglichen Trinkmengen achtet und sich auch säure-basen-bewußt ernährt, muß nicht unbedingt auf seine zwei oder drei Tassen Kaffee pro Tag verzichten.
- Allerdings sollte man sich nicht den Acht- bis Zehntassenverbrauch angewöhnen. Er führt auf die Dauer zu vermehrter Streßbelastung und nervösen Störungen, die bei allgemeiner Übersäuerung auch krankhafte Formen annehmen können.

Koffein – nur in kleinen Mengen wirksam

Zudem ist es ein Irrtum zu glauben, daß Koffein die körperliche Leistung hebt, wenn man es dauernd in Mengen zu sich nimmt. Genau das Gegenteil ist der Fall. Koffein ist zwar auch ein Stoff, der auf der Dopingliste für Leistungssportler steht, aber eine positive Wirkung von Koffein auf die körperliche Leistungsbereitschaft ist nur denkbar, wenn jemand sich ansonsten koffeinfrei ernährt.

»Wenn Sie regelmäßig Kaffee trinken, können Sie nicht erwarten, daß Koffein Ihre sportlichen Leistungen entscheidend verbessert«, sagen die Ernährungswissenschaftler der Universität Berkeley in Kalifornien. »Um eine Anregung zu spüren, müßten Sie drei oder vier Tage auf Koffein verzichten und es dann vor dem Sport aufnehmen.«

Und auch Kaffee unmittelbar vor dem Sport ist mit großer Vorsicht zu genießen. Denn dadurch werden die Flüssigkeitsspeicher teilweise entleert, die der Sportler so dringend braucht. Und es kann außerdem zu Durchfall, Herzklopfen und nervösen Störungen kommen.

Koffein wird übrigens auch im Medikamentenbereich eingesetzt, weil es die Aufnahme und die Wirksamkeit bestimmter Mittel im Körper verstärkt.

Wieviel Kaffee verträgt der Mensch?

Mediziner sind international übereingekommen, daß man bis zu einer täglichen Menge von 250 Milligramm Koffein noch von einem unbedenklichen Konsum sprechen darf. Dafür wären je zwei bis drei Tassen Kaffee, vier bis zehn Tassen schwarzer Tee (je nach Sorte und Stärke), 15 Glas Cola (150 Milliliter) und zwei bis drei Tafeln bittersüße Schokolade erforderlich. Hier zum Vergleich der Koffeingehalt verschiedener Genußmittel, einschließlich der in letzter Zeit in Mode gekommenen sogenannten Energy Drinks:

Wieviel Koffein ist in der Tasse?			
(jeweils in 150 ml Getränk)			
Kaffee, Tasse	85 mg	Kakao	25 mg
Kaffee, koffeinfrei	0,3 mg	Cola	15 mg
Mokka	135 mg	Red Bull	192 mg
Tee, schwarz	40 mg	Flying Horse	192 mg

Die Säuredusche durch Limo und Cola

Limonaden und Colagetränke werden aus viel Wasser, aber auch mit viel Zucker, Aromastoffen, schwachen Säuren, Fruchtauszügen und teilweise auch Chinin (z.B. Bitter Lemon, Bitter Orange) hergestellt.

Der hohe Zuckergehalt ist es hauptsächlich, der gegen diese Getränke als Flüssigkeitslieferanten in einer Säure-Basen-Ernährung spricht. Zucker bedeutet immer Säure (siehe Seite 208) – und noch schlimmer: Zucker bringt eine Menge sinnloser Kalorien (100 Gramm = 400 Kilokalorien), aber keinen einzigen lebenswichtigen Nährstoff. Im Gegenteil: Für die Verarbeitung im Körper werden noch zusätzlich Basenmineralien wie Kalzium und außerdem Vitamin B1 benötigt. Bei einem anhaltenden Mangel an Vitamin B1 kann es zu einer Schädigung des zentralen Nervensystems kommen. Außerdem regt Zucker die Bauchspeicheldrüse zur massenhaften Bildung des blutzuckersenkenden Hormons Insulin an – und zwar wegen des überaus rasch ansteigenden Blutzuckerspiegels, den Zucker bewirkt. Nahrungsmittel, die »komplexe Zucker« (Mehrfachzucker) liefern wie Getreide, Kartoffeln oder Gemüse, gehen nicht so rasch ins Blut, bewirken daher auch nur einen allmählichen Anstieg des Blutzuckers.

Colagetränke haben aber noch zusätzlich einen Säureeffekt: Cola enthält Phosphorsäure, und die macht nicht nur alte Münzen blank, sondern frißt auch Ihre Zähne auf.

Dem Magen allerdings kann die Phosphorsäure nichts anhaben, denn er ist dank seiner konzentrierten Salzsäure saurer als die verdünnte Phosphorsäure. Aber diese gelangt natürlich noch zusätzlich in den Zwölffingerdarm und muß dort, ebenso wie die Salzsäure aus dem Magen, neutralisiert werden. Daß bei einer ohnehin vorhandenen Übersäuerung von Cola abzuraten ist, versteht sich also von selbst.

Der flüssige Apfel

Grundsätzlich sind Fruchtsäfte als Getränk nicht abzulehnen. Denn immerhin sind die Fruchtsäuren und andere Vitalstoffe, die eine basische Reaktion im Körper bewirken, wenigstens noch zum Teil in ihnen enthalten. Aber das ideale Getränk sind sie schließlich auch wieder nicht – dazu ist ja schon mit gutem Recht das Mineralwasser ausgerufen worden. Fruchtsäfte, aber erst recht Fruchtnektare und Fruchtsaftgetränke, enthalten meist viel zuviel Zucker.

- Fruchtsäfte sind noch die Luxusklasse unter den Säften. Wer aber nach einem herb schmeckenden Fruchtsaft sucht, wird selten fündig. Die meisten Hersteller haben ihr Sortiment dem Publikumsgeschmack angepaßt, der an Colagetränken und Limonaden orientiert ist. Bei Fruchtsäften aus Äpfeln, Birnen, Kirschen, Ananas oder Trauben dürfen pro Liter 15 Gramm Zucker zugesetzt werden, bei sauren Früchten wie Beeren und Steinobst, aber auch bei Wildfrüchten wie Schlehen sogar bis zu 20 Prozent. Der Zuckerzusatz darf allerdings nicht sein, wenn auf dem Etikett ausdrücklich der Vermerk »ungezuckert« steht.
- Nektare bewegen sich schon in der unteren Mittelklasse der Saftgetränke. So paradiesisch das Wort auch klingt: Es sind Zuckerlösungen (bis zu 20 Prozent), die nur noch einen Anteil von 20 bis 50 Prozent Fruchtsaft enthalten.
- Fruchtsaftgetränke unterscheiden sich nur unwesentlich von den wertlosen Limonaden, weil gerade noch zwischen

6 und 30 Prozent des Getränks aus Fruchtsaftanteil bestehen. Der Rest ist Zuckerwasser, oft versetzt mit Zuckeraustauschstoffen und Vitaminen.

Ein übermäßiger Genuß von Fruchtsaftgetränken führt bei Kindern zu Beschwerden wie Appetitlosigkeit, Durchfällen, Gewichtsverlust und erhöhter Reizbarkeit. Deshalb sollte man diese in den letzten Jahren immer mehr in Mode gekommenen Getränke mit Vorsicht genießen.

Wer bewußt zu fruchtigen Getränken greifen will: Als Durstlöscher und Nachschub für den Flüssigkeitshaushalt des Körpers eignen sich am besten naturbelassene, ungezuckerte Fruchtsäfte, die mit mindestens der gleichen Menge Wasser gemischt werden sollten, um isotonisch (oder noch besser: hypotonisch) zu werden und so besser vom Körper aufgenommen zu werden.

Tomaten kann man auch trinken

Besser geeignet als Fruchtsäfte sind Gemüsesäfte zum Auffüllen der körperlichen Flüssigkeitsspeicher. Denn sie haben den großen Vorteil, nicht stark gezuckert zu sein. Manche sind allerdings mit zu hohen Mengen Kochsalz versetzt.

Säfte aus Tomaten, Möhren, Spinat, Gurken, Rettich oder roten Beten bieten dennoch ein viel vorteilhafteres Verhältnis von Nährwert (Kalorien) zu Nährstoffen (Mineralien wie Kalzium, Kalium, Eisen, Beta-Karotin und Vitamin C sowie Vitalstoffe) als die Fruchtsäfte. Vorsicht nur bei Sauerkrautsaft: Er wirkt stark abführend und eignet sich daher eher für die Darmsanierung (siehe Seite 219f.) und Fastenkuren (siehe Seite 142f.).

Wenn »Gemüsetrunk« auf der Flasche steht, dann haben Sie etwas Ähnliches wie den bei Fruchtsaftgetränken beschriebenen »Nektar« vor sich – ein salzig schmeckendes Wasser, das überhaupt nur 40 Prozent Gemüseanteil haben muß.

Tee – das gesündeste Getränk der Welt

Tee ist weit mehr als nur aromatisiertes Wasser, das auch eine ganze Menge von dem Muntermacher Koffein – in diesem Fall Teein genannt – enthält. Tee enthält so wundersame Wirkstoffe, daß er eigentlich als Heilgetränk bezeichnet werden müßte.

Vor allem: Tee ist basisch und gleicht dadurch schon einige Ernährungssünden aus. Rein nach der Mineralstoffanalyse bringt Tee pro Tasse rund 300 Milligramm Mineralstoffe, darunter 30 Milligramm Kalium, 15 Milligramm Kalzium, knapp 10 Milligramm Magnesium, Spuren von Eisen, Zink, Kupfer, Selen, Fluorid und Jod.

Das ist aber noch nicht alles. Denn Tee enthält eine ganze Anzahl von teilweise noch rätselhaften Stoffen, die unsere Gesundheit beeinflussen. Vor allem sind die schon gut erforschten, im Tee enthaltenen Gerbstoffe (Tannine) eine eigene Gruppe von Heilstoffen. Tannine werden vermehrt aus den Teeblättern freigesetzt, wenn man den Tee fünf Minuten und länger ziehen läßt.

Andere Stoffe sind in der Lage, schädliche Sauerstoffreaktionen im Körper und damit freie Radikale zu verhindern. Da hat jede Teeart ihre Eigenheiten. Im grünen Tee sind es sogenannte Polyphenole, die vor Krebs und Herzinfarkt schützen. Im Oolong bzw. im schwarzen Tee sind Flavonoide enthalten, vor allem ein Stoff namens Quercetin, die Krebs vorbeugen und den Blutfluß verbessern.

- So weiß man mittlerweile, daß männliche Teetrinker ein niedrigeres Herzinfarktrisiko haben als Männer, die beliebige andere Getränke zu sich nehmen.
- Darüber hinaus hat man festgestellt, daß teetrinkende Raucher generell einem geringeren Krebsrisiko ausgesetzt sind als andere Raucher. Auch wenn die Wirkungsweise noch nicht geklärt ist: Offenbar kann Tee die Entgiftung des Körpers positiv beeinflussen.

Was Tee alles kann

- In einer japanischen Studie konnte nachgewiesen werden, daß grüner Tee die Blutfettwerte Cholesterin (LDL) und Triglyzeride deutlich senkte, während die Werte für das »gute« Cholesterin HDL gleichzeitig anstiegen. Besonders eindrucksvoll war die Wirkung bei Menschen, die mehr als zehn Tassen Tee täglich tranken.
- Tee kann auch den Blutzucker senken und dadurch dem Diabetes vorbeugen, erbrachte eine weitere japanische Studie.
- Japanische Schulkinder, die traditionell nach dem Mittagessen grünen Tee trinken, haben wesentlich seltener Karies als ihre Kameraden, die nach der Mahlzeit nur ihre Zähne putzten.
- Tannine aus schwarzem oder grünem Tee schützen vor Magenkrebs.
- Gerbstoffe im Tee sind gut gegen Durchfall, denn sie schützen die empfindlichen Zellen der Darmschleimhaut und machen sie widerstandsfähig gegen die Krankheitserreger.
- Gerbstoffverbindungen werden nun auch zum Hoffnungsträger im Kampf gegen die Knochenschwäche Osteoporose. Offenbar spielen die Tannine eine hemmende Rolle beim Kalziumabbau der Knochen. Tee hat auch auf die Kalziumfreisetzung in den Muskelfasern eine günstige Wirkung.
- Tee und seine Gerbstoffe wirken keimtötend auf viele Viren oder Bakterien. Laborergebnisse haben gezeigt, daß Tee bei der Behandlung der Cholera sehr gut wirkt. Außerdem konnte sogar die Vermehrung des Aidserregers HIV in Laborversuchen durch Tee erfolgreich gestoppt werden.

Und das allerbeste am Tee ist: Das darin enthaltene Teein wirkt anders als das Koffein im Kaffee – auch hierbei spielen die Gerbstoffe eine Rolle. Während Kaffee unmittelbar und schnell auf den Kreislauf wirkt, setzt beim Tee eine Wirkung auf Gehirn und Zentralnervensystem ein. Dies geschieht auch nicht plötzlich, sondern eher allmählich, denn die Gerbsäure verzögert die Wirkung des Teeins. Es kann also nicht ohne weiteres zu Übererregungszuständen kommen wie beim Kaffee. Die heilenden Wirkungen des Tees setzen schon bei ganz normalen Tagesdosen ein. Sie brauchen also nicht mal besonders viel davon zu trinken – die übliche Kanne am Morgen oder über den Tag verteilt reicht schon. Nur Malven- und Früchtetees sollten Sie meiden: Sie wirken säuernd im Körper.

Laster, die schwer wiegen

Zucker macht krank

Ohne Zucker kann der Mensch nicht leben, das steht fest. Zucker ist neben Stärke und Ballaststoffen eine der drei Formen von Kohlenhydraten, die ca. 50 bis 60 Prozent unserer Nahrung ausmachen. Deshalb soll der Mensch auch täglich seinen Zucker haben. Nur: Es muß der richtige sein.

Wenn hier kritisch von Zucker geredet wird, dann ist stets der Industriezucker gemeint, der hierzulande aus Zuckerrüben gewonnen wird, der sogenannte raffinierte Zucker. Den brauchen wir überhaupt nicht, auch wenn er noch so hoch in Ehren steht.

Denn solcher Zucker ist ein Basenräuber, ein Zahnschädling, er läßt unseren Speichelfluß versiegen, er ist der Nährboden, auf dem in unserem Darm schädliche Pilze wachsen, er stört unseren Stoffwechsel, er verschafft uns das leidige Übergewicht – kurz: Zucker zaubert uns krank. Das läßt sich nun einmal nicht schönreden oder -schreiben.

Ein Leben ohne Zucker – das bedeutet: kein Kuchen mehr, keine Torte, keine Schokolade, keine Kekse zu Weihnachten, kein Marzipanschwein und keine Bonbons mehr, keine Marmelade, kein Kaiserschmarren und keine Armen Ritter mehr. Ein Leben ohne Zucker bedeutet andererseits aber auch:

keine Übersäuerung mehr. Und kein Übergewicht. Und keine Osteoporose. Und kein Vitamin-B1-Mangel.
Wer also mag, entscheide sich für Himbeermarmelade, Kaiserschmarren und Oberschenkelhalsbruch. Wer schlau ist, wählt den Zuckerverzicht, das lustige, das säurefreie Leben.

Vor der Zuckerzeit gab's selten faule Zähne

Es ist ja nicht so, als hätte der Mensch schon immer im Zucker geschlemmt. Die Geschichte der Zahnfäule Karies ist zugleich die Geschichte des zweifelhaften Siegeszuges, den der Zucker durch unsere europäische Gesellschaft angetreten hat.
Der Mensch war nicht schon immer anfällig für löcherige Zähne durch Karies. Die Forschung zeigt, daß die Zahnfäule Karies erst um die Mitte des 19. Jahrhunderts entstand und daß sie sich bei uns eigentlich erst vor drei Jahrzehnten explosionsartig zur Volkskrankheit Nummer eins entwickelte. Parallel zu dieser Entwicklung verlief der Zuckerkonsum.
Solange die Menschen noch mühsam die wildwachsenden Kohlenhydrate aus Möhren und Sellerie, aus Vollkorn und Obst kauten, hatten sie keinerlei Zahnprobleme. Aber Zucker löst sich schnell, überflutet Mundhöhle, Magen und Darm, bietet Bakterien Nahrung, die davon leben, Zucker zu essen und Säure auszuscheiden. Wenn sie dies auf der Oberfläche unserer Zähne tun, gibt der Zahn, gewissermaßen in Todesangst, freiwillig etwas von dem lebenswichtigen Kalzium in seinem Schmelz ab, um diese Säure zu neutralisieren. Das wäre noch nicht weiter schädlich, wenn die Pausen zwischen den Zuckerfluten lange genug wären, damit sich der Schmelz aus dem Speichel das zurückholen kann, was ihm an Mineralien beim Puffern der Säure abhanden gekommen ist. Wer aber alle halbe Stunden etwas Süßes nascht, setzt die Zähne einer pausenlosen Säureattacke aus – dem hält auf Dauer kein noch so fester Zahn mehr stand.

Zucker ist nicht gleich Zucker

Die Zuckerflut unserer Jahre ist das Lebenselixier für die Kariesbakterien und für Pilze im Darm. Aber für die Energiebereitstellung unseres Körpers brauchen wir doch Zucker? Richtig! Dabei werden aber unterschieden:

- Einfachzucker (Monosaccharide). Dazu gehören Fruchtzucker (Fruktose) und Traubenzucker (Glukose).
- Zweifachzucker (Disaccharide). In diese Gruppe fällt der aus Trauben- und Fruchtzucker zusammengesetzte Haushaltszucker (auch Saccharose genannt).
- Mehrfachzucker (Polysaccharide). Darunter werden Stärke und bestimmte lösliche Ballaststoffe verstanden, wie sie in Kartoffeln, Getreide, Hülsenfrüchten, Nudeln und Brot vorkommen.

Die Zuckerfabrik im Körper

Nun lebt der Mensch nachweislich am gesündesten, wenn er die Fähigkeit seines Stoffwechsels nutzt, aus den Polysacchariden die erwähnten Einfachzucker herzustellen, die als Brennmaterial für unser Kraftwerk Körper dienen. Brot, Kartoffeln und Reis werden während des Verdauungsvorgangs im Körper zerlegt, es entstehen Einfachzucker, die in die Körperzellen transportiert werden und dort Energie liefern.

- Wenn wir Einfachzucker aus vitamin- und mineralstoffreichen Nahrungsmitteln beziehen, versorgen wir den Körper gleichzeitig mit einer ganzen Reihe von lebenswichtigen Stoffen – vor allem auch mit jenen, die uns vor Übersäuerung schützen können.
- Wenn wir den Zucker aus Süßigkeiten, Kuchen, Würfelzukker oder fettreicher Schokolade beziehen, stellen wir künstlich eine Mangelsituation her: Wir brauchen zusätzlich Kalzium und Vitamin B1, um den einfachen Industriezucker im Körper zu verarbeiten, und setzen Gewicht an, ohne uns eigentlich zu »ernähren«. Denn außer bloßer Energie liefert

Zucker keine Nährstoffe. Und das führt dazu, daß nach Zuckergenuß schnell wieder Hunger auftritt, da sich der Körper ja in einer Nährstoffmangelsituation befindet. Es wird gegessen, obwohl genügend Kalorien vorhanden sind.

Zucker und Insulin – ein Teufelskreis
Es kommt noch etwas Schwerwiegendes hinzu: Einfacher Zucker überbeansprucht die Bauchspeicheldrüse, weil er sie durch einen raschen Blutzuckerschub dazu zwingt, ein Übermaß an Insulin zu produzieren. Insulin ist jenes Hormon, das den Blutzuckerspiegel und den Zuckertransport im Körper regelt. Ein so heftig gedrosselter Blutzuckerspiegel weckt aber gleich danach wieder Heißhunger, und wer Süßes gewohnt ist, wird auch gleich wieder Süßes zu sich nehmen. Danach geht das Ganze wieder von vorn los: Wieder muß die Bauchspeicheldrüse Insulin absondern, wieder wird der Blutzuckerspiegel gedrückt, wieder entsteht nach kurzer Zeit Heißhunger.

Sie können, um Kalorien zu sparen, auf Zuckeraustauschstoffe oder Süßstoffe zurückgreifen. Bei manchen Menschen kann der Süßstoff aber auch eine Appetitsteigerung bewirken, wenn durch die Geschmacksnerven eine Anregung der Bauchspeicheldrüse zur Insulinproduktion stattfindet.
Wenn Sie trotz allem denken, auf Zucker nicht verzichten zu können, dann achten Sie wenigstens auf ausreichende Kalziumzufuhr. Essen Sie lieber einmal am Tag eine größere Menge Süßes, und gönnen Sie Ihren Zähnen und Ihrem Verdauungssystem dann eine große Pause. Und achten Sie darauf, daß Sie ausreichend Vitamin B1 mit der Nahrung zu sich nehmen. B1 kommt beispielsweise in unserer Basenspeise Nummer eins, der Kartoffel, vor; außerdem im Weizenvollkorn, im Reiskeim oder in Eidotter.

Versalzen Sie sich nicht das Leben

Auch wenn Kochsalz eine entscheidende Rolle für die Herstellung von Magensalzsäure und Basenfluten spielt: Ein Übermaß an Kochsalz ist entschieden gefährlich.

Kochsalz ist sogar der »Killer Nummer eins«, behaupten Wissenschaftler der Northwestern University Medical School in Chicago. Denn selbst durchschnittliche Mengen seien langfristig Auslöser von Herzinfarkten und Schlaganfällen. 80 Prozent aller Erwachsenen über 35 haben demnach ihr erhöhtes Herz-Kreislauf-Risiko zum Teil ihrer übermäßig gesalzenen Kost zu verdanken.

Die Deutschen verwenden mit täglich 15 Gramm Kochsalz das Dreifache der zuträglichen Menge von fünf Gramm. Weltmeister im Salzverzehr sind übrigens die Nordjapaner, die mit ihren gesalzenen Fischen pro Tag 35 Gramm Kochsalz essen und bezeichnenderweise auch weltweit den Rekord bei Magenkrebs halten. Krebsspezialisten gehen davon aus, daß Kochsalz die Zellteilung beschleunigt, dadurch die Vermehrung entarteter Zellen begünstigt und außerdem die Wirkung krebsauslösender Mittel verstärkt.

Salz und Osteoporose

Auch den Knochen schadet übermäßiger Salzverbrauch ganz erheblich. »Ein Teelöffel Kochsalz pro Tag bedeutet jährlich ein Prozent Verlust an Knochendichte«, erklärt Dr. Ailsa Goulding aus Dunedin im »New Zealand Medical Journal«.

Warum das so ist: Natrium als Bestandteil von Kochsalz fördert aus bisher noch unbekannten Gründen die Ausscheidung von Kalzium über die Nieren. In Deutschland gehen jedenfalls jährlich 150000 Knochenbrüche auf das Konto der Osteoporose.

»Schmeißt alle Salzstreuer weg!« So müßte nun wohl die Konsequenz lauten. Aber das wäre nur ein schwacher Ansatz zur Besserung. Nur etwa 15 Prozent der Salzmenge, die wir verzehren, streuen wir selbst auf unser Essen. Das meiste Salz ist versteckt: in Schinken und Wurst, Käse und Suppenwürfeln, in Fisch- und Gemüsekonserven, in Kuchen und Salatsaucen und - vor allem - im Brot.
Ja, Sie lesen richtig: Eine Portion Pommes frites kann weniger Salz enthalten als ein Stück Kuchen aus der Fertigpackung. Und in einer Scheibe Brot steckt womöglich mehr Salz, als man für gewöhnlich aufs Frühstücksei streut. Fast alle Brotsorten enthalten zwei bis drei Prozent Kochsalz - mit zwei Scheiben trockenem Brot wäre demnach der Tagesbedarf schon gedeckt.
Salz verstärkt überhaupt im Menschen die Folgen von Streß. Jemand, der salzempfindlich ist, reagiert auf Streß mit verstärkter Zurückhaltung von Wasser im Körper - dies wiederum bewirkt auf Dauer Bluthochdruck. Also sollte die Regel gelten: Je mehr Streß, desto weniger Salz.
»Sechs Gramm Kochsalz pro Tag ist genug.« Jetzt hat auch die Deutsche Akademie für Ernährungsmedizin sich der Forderung der weltweiten Hochdruck-Liga (World Hypertension League) angeschlossen. Ziel ist es, die Häufigkeit des Bluthochdrucks und damit die Gesamtsterblichkeit der Deutschen deutlich zu senken. Der Gesetzgeber wird aufgefordert, entsprechende Bestimmungen durchzusetzen.

Alkohol, der engste Freund der Säure

Nichts gegen ein Gläschen in Ehren. Aber passen Sie auf: Ihre Säure werden Sie nur los, wenn Sie häufiger auf die Gesellschaft von Freund Alkohol verzichten. Während einer Entsäuerungskur ist Alkohol ganz verboten, und danach müssen Sie ihn ganz vorsichtig dosieren.

- Alkohol greift in vielfacher Hinsicht in den Säure-Basen-Haushalt ein.

- Alkohol verschlechtert die Flüssigkeitsbilanz.
- Alkohol schädigt auch die Nierenkanälchen, die in der Folge ausgerechnet die Basenmineralien Magnesium, Kalzium und Kalium verstärkt ausscheiden. Warum das so ist, konnte noch nicht geklärt werden.
- Alkoholische Getränke führen zu einer Übersäuerung des Magens. Das ist eine weitere Erscheinung, die zu denken gibt. Interessanterweise führt reiner Alkohol kaum zu einer Reaktion der Belegzellen im Magen. Ähnlich gelassen blieb der Magen bei der Zufuhr von Aperitifs oder Hochprozentigem wie Campari, Baccardi, Cognac oder Whisky. Vergorene Alkoholika dagegen reizten den Magen zu überschießender Säure: Am schlimmsten war die Reaktion auf Champagner, Wein und Bier.

Alkohol hat auch eine Wirkung auf das vegetative Nervensystem. Er aktiviert nämlich den Sympathikus, der mit Ausschüttung von Streßhormonen, mit Unruhe und erhöhtem Blutdruck reagiert. Wer also Streß mit Alkohol zu dämpfen sucht, befindet sich auf dem Holzweg.

Wann Alkohol gut für uns ist

Immer wieder heißt es aber doch, daß mäßiges Trinken sogar die Gesundheit stärkt, weil Alkohol angeblich in verträglichen Mengen vor Herzinfarkt und Schlaganfall schützt. Da ist tatsächlich was dran.

- Alkohol in geringen Mengen schützt Herz und Kreislauf, weil er die Gefäße erweitert und dadurch den Blutfluß fördert. Größere Mengen Alkohol aber bewirken schon wieder das Gegenteil: Sie verengen die Gefäße. Wer dazu auch noch raucht, verstärkt die Gefäßverengung durch das Gefäßgift Nikotin.
- Alkohol in geringen Mengen stärkt die Knochen. Die Auswertung einer amerikanischen Studie ergab, daß Männer und Frauen mit mäßigem Alkoholkonsum eine bessere

Knochendichte aufwiesen als Vergleichspersonen. Größere Mengen Alkohol dagegen rauben dem Körper Kalzium und verstärken den Knochenabbau.

Was ist nun aber unter mäßigem Alkoholgenuß zu verstehen? Sie werden lachen, wie wenig das ist: In der US-Knochenstudie heißt es, daß man pro Woche nicht mehr als insgesamt zwei Liter Bier oder einen Liter Wein oder zwölf Schnäpse zu sich nehmen darf. Für Frauen gilt sogar noch weniger: eineinhalb Liter Bier, drei viertel Liter Wein oder sieben Schnäpse pro Woche.

Allgemein heißt es, daß eine Menge von sieben Gramm Alkohol pro Tag völlig unbedenklich sei. Als Schwellenwert zur gefährlichen Menge werden für Männer 60 Gramm Alkohol pro Tag, für Frauen 20 Gramm angenommen. Die folgende Tabelle zeigt, wo Ärzte die kritische Schwelle für verschiedene Alkoholika sehen.

Alkohol und seine kritische Schwelle

Getränk	Vol. %	Gehalt an reinem Alkohol (g/l)	Kritische Menge für Frauen (20 g/Tag)	Kritische Menge für Männer (60 g/Tag)
Bier	4-5	32-40	0,5 l	1-1,5 l
Wein	10-12	79-95	0,2 l	0,5 l
Dessertwein	15	119	0,15 l	0,25 l
Spirituosen	38-42	300-332	2 cl	6 cl

Seit Jahren rätseln Wissenschaftler, weshalb französische Bauern, die reichlich Fett essen und Tag für Tag ihren Rotwein trinken, erstaunlicherweise keine erhöhten Risiken für Herzinfarkt und Kreislaufkrankheiten haben. Ihre Lebenserwartung ist sogar höher als die aller anderen Europäer.

Das Geheimnis ist jetzt gelüftet: Es steckt in der Farbe des Rotweins. Denn Rotwein enthält, erheblich stärker als Weißwein, sogenannte Flavonoide, also heilsame Pflanzenfarbstoffe, sowie Phenole, die teilweise noch in 1000facher Verdünnung als Schutz für Herz und Gefäße wirken. Wer keinen Alkohol mag, braucht aber nun nicht zu verzweifeln: Roter Traubensaft hat die gleiche Wirkung.

Alkohol kann auch zur Gewichtszunahme führen, da er die Verbrennung von Fett aus der Nahrung hemmt. Das Fett wird folglich einfach in die Fettdepots abgeschoben, statt in Energie verwandelt zu werden.

Vorsicht, Schwefel bohrt im Kopf

Wer gern zu Wein greift, sollte ausdrücklich auf die Schwefelwerte des Getränks seiner Wahl achten. Schwefel wird dem Wein zugesetzt, um ihn haltbar zu machen, denn er verhindert die Vermehrung von Schimmelpilzen, das erneute Gären in der Flasche, und er stabilisiert auch das Aroma. Vor allem in sonnenärmeren Landstrichen, wo zwangsläufig auch alkoholarme Weine wachsen, die aber möglichst süß werden sollen, hilft Schwefel dabei, daß der Wein nicht nachträglich »umkippt«, erneut zu gären beginnt und den künstlich erhaltenen Restzucker auch noch in Alkohol verwandelt.

Schwefel aber ist bekanntlich das After-shave des Teufels. Und so wirkt er auch. Bohrende Kopfschmerzen, Durchfall und Nervenstörungen, Übelkeit, Leibschmerzen, Völlegefühl und Brechreiz können die Folge sein – es kommt auf die persönliche Empfindlichkeit an. Manche Menschen vertragen 600 bis 2000 Milligramm schweflige Säure, andere krümmen sich schon bei fünf bis zehn Milligramm vor Beschwerden. Allerdings gibt es neuerdings immer mehr Winzer, die schwefelarmen Wein herstellen.

Es kommt in erster Linie auf den sogenannten freien Schwefel, das Schwefeldioxid, an. Erlaubt sind in deutschen Weinen:

- 10 Milligramm/Liter bei Traubensaft
- 225 Milligramm/Liter bei Rotwein

- 275 Milligramm/Liter bei Weiß- und Roséwein
- 300 Milligramm/Liter bei Spätlesen
- 400 Milligramm/Liter bei Beerenauslesen und Eiswein

Rauchen – der sicherste Weg zum Säure-GAU

Das Schlimmste kommt zuletzt: das Rauchen. In Deutschland werden täglich 400 Millionen Zigaretten, vier Millionen Zigarren und Zigarillos, 40 Tonnen Feinschnitt- und vier Tonnen Pfeifentabak verqualmt. Das Rauchen ist für Menschen, die ihren Körper entsäuern wollen, ein ganz besonders ernstes Thema. Denn vor allem Zigarettenraucher tun sich wegen der suchterzeugenden Wirkung des Nikotins schwer, ihr Laster abzulegen. Dabei ist es aus zehn ernsthaften Gründen der gefährlichste Schrittmacher einer chronischen Übersäuerung.

- Rauchen hemmt die Bildung von Natriumbikarbonat durch die Belegzellen des Magens. So wird auch erklärt, daß Raucher sehr viel häufiger unter Zwölffingerdarmgeschwüren zu leiden haben als Nichtraucher.
- Rauchen fördert die Knochenschwäche Osteoporose, weil es den Hormonhaushalt des Menschen durcheinanderbringt. Besonders auffällig ist das bei Frauen, die durch das Rauchen zwei Jahre früher als Nichtraucherinnen in die Wechseljahre kommen und erheblich stärker als Nichtraucherinnen von einem Verlust der Knochendichte betroffen sind. Rauchen gilt aus diesem Grund als Kalziumräuber – und Kalzium ist schließlich einer unserer wichtigsten Säurepuffer.
- Rauchen verschlechtert den Sauerstofftransport. Denn das im Tabakrauch enthaltene Kohlenmonoxid lagert sich in unser wichtigstes Sauerstofftransportmittel, die roten Blutkörperchen, ein. Sie haben die unverständliche Eigenschaft, sich lieber mit Kohlenmonoxid zu beladen als mit Sauerstoff. Und das Schlimmste: Ein mit Kohlenmonoxid beladenes Blutkörperchen wird im Normalfall lebenslänglich

nicht mehr freigegeben. Man hat festgestellt, daß bei starken Rauchern bis zu 25 Prozent aller roten Blutkörperchen durch Kohlenmonoxid ausgeschaltet sind. Insbesondere die Kapillargefäße können nicht mehr mit Sauerstoff versorgt werden.

- Rauchen verschlechtert die Fließfähigkeit des Blutes. Weil so viele rote Blutkörperchen von Kohlenmonoxid besetzt gehalten werden, versucht der Organismus, durch erhöhte Produktion von Blutkörperchen seine Sauerstofftransportmittel zu vermehren. Das führt aber gleichzeitig zu einer Verdickung des Blutes. Dadurch verschlechtert sich wiederum der Säureabtransport, und das Risiko wächst, daß es zu Blutgerinnseln und zu Gefäßverschlüssen wie beispielsweise beim Herzinfarkt kommt.
- Rauchen verlangsamt die Herzfrequenz und läßt den Blutdruck ansteigen. Außerdem verschlechtert es die Durchblutung der Haut, deren Ausscheidungsfunktion dadurch vermindert wird. Der wichtige Abtransport von sauren Schlacken wird gehemmt, die Übersäuerung im Körper steigt an.
- Rauchen verursacht eine scheinbare Unterfunktion der Schilddrüse (Hypothyreose). Der Säureexperte Dr. Michael Worlitschek hat festgestellt, daß bei übersäuerten Patienten sehr häufig der Verdacht auf eine Schilddrüsenfunktionsstörung besteht, der sich allerdings durch Laborwerte meist nicht erhärten läßt. Bei Rauchern ist das offenbar eine Folge der Beeinflussung des Hormonhaushaltes, die ja auch die Kalziumaufnahme stört.
- Rauchen mindert die natürliche Ausscheidung von Säure durch die Lunge. Das Inhalieren von Rauch verringert die Oberfläche der Lungenbläschen erheblich. Denn ein Teil der 300 Millionen Lungenbläschen, die wir besitzen, wird durch die Teerstoffe sozusagen asphaltiert, die Gasaustauschfunktion ist unterbunden.

- Rauchen wirkt, ähnlich wie Alkohol, als Streßfaktor auf den gesamten Organismus. Dadurch erklären sich auch zum Teil die Wirkungen, die das Rauchen auf das Herz-Kreislauf-System hat. Andererseits verstärkt Streß grundsätzlich die saure Stoffwechsellage über das vegetative Nervensystem.
- Rauchen stört die Verdauungstätigkeit, behindert vor allem die Ausnutzung der Nährstoffe aus der Nahrung. Denn Nikotin bewirkt eine Erschlaffung der Muskulatur im Magen-Darm-Trakt. Dadurch wird die Passage des Speisebreis beschleunigt, ohne daß sich der Körper der lebensnotwendigen Nährstoffe bedienen kann.

Der zehnte und schwerwiegendste Grund

Rauchen bewirkt Krebs, daran gibt es keinen Zweifel. Neben Nikotin, krebserregenden Teerstoffen und Kohlenmonoxid enthält Tabakrauch rund 1000 weitere chemische Stoffe, die allesamt nicht sonderlich gesund sind: Stickoxide, Formaldehyd, radioaktive Stoffe, Arsen, Blausäure, Ammoniak, krebserzeugende Nitrosamine und Kohlenwasserstoffe.

In den USA gingen im Jahr 1990 insgesamt 151 322 Todesfälle auf Krebserkrankungen zurück, die nachweislich durch Rauchen bedingt waren. Das war jeder siebte Todesfall überhaupt!

Verstopfung – das leidige Problem

Wann liegt Verstopfung vor?

Nicht jeder, der sich einbildet, an Verstopfung zu leiden, tut das auch. Als Faustregel kann gelten: Normal ist alles zwischen zwei Stuhlentleerungen täglich und einer alle zwei Tage.

Sieben Faktoren sind verantwortlich, wenn der Darm lahmt und die Stuhlfrequenz auf »gelegentlich« absinkt.

- Am allerschlimmsten ist eine ballaststoffarme Ernährung. Sie bewirkt ein zu geringes Volumen des Darminhaltes und damit ein zu geringes Flüssigkeitsspeichervermögen. Wer dann den Stuhlgang erzwingen will, muß stark pressen – Hämorrhoiden können die Folge sein.
- Bewegungsmangel. Nur wer sich tüchtig körperlich bewegt, übt auf den Darm einen sogenannten Bewegungsreiz aus, der die Muskulatur anregt und die Nahrung weitertransportiert.
- Fettreiches Essen ist meist gekoppelt mit einer ballaststoffarmen Ernährung. Das Cholesterin wird im Darm nicht gebunden und abgeführt. Zuviel Fett führt zu verhärtetem Stuhl.
- Verhaltung des Stuhls. Wer den Stuhlgangreiz häufiger unterdrückt, tut sich keinen Gefallen: Der Stuhl bleibt zu lange im Darm, verdichtet sich, Giftstoffe, die im Stuhl vorhanden sind, werden dann über die Darmwand in den Körper aufgenommen.
- Falsche Essenszeiten. Wer beispielsweise die Hauptmahlzeit zwischen 20 und 23 Uhr am Abend einnimmt, programmiert damit Verdauungsstörungen. Denn das ist die Zeit, in der unser Körper nach seinem Tagesrhythmus keine Verdauungsarbeit leisten will.
- Streß. Er wirkt auf den Sympathikus des vegetativen Nervensystems, der körperliche Ausscheidungsvorgänge unterdrückt.
- Auch bestimmte Arzneien können eine Verstopfung begünstigen. Dazu zählen, kaum zu glauben, auch Abführmittel.

Abführmittel

Abführmittel verstärken die Verstopfung. Denn solche Medikamente ziehen bestimmte Mineralien und Wasser aus dem Körper in den Darminhalt. Dieser quillt dadurch auf, wird geschmeidiger und bewirkt dadurch den erwarteten Stuhlgangreiz. Gleichzeitig hemmen die pflanzlichen Stoffe aber die Aufnahme der Mineralstoffe und des Wassers aus dem Inhalt des Dickdarms.
Und so tritt ein doppelter Verlust ein: nämlich der von Mineralstoffen und Wasser, die dem Körper entzogen werden, und der von Mineralstoffen und Wasser, die normalerweise vom Darm aus der Nahrung aufgenommen werden, in diesem Fall aber verlorengehen.

Was wirklich abführt

- **Rezept Nummer eins:** Richtige Ernährung, wie sie in diesem Buch beschrieben wird. Fett, Zucker, Weißmehl, zuviel Milch, Fleisch und Wurst bringen kaum Ballaststoffe. Die aber braucht der Darm, um richtig zu funktionieren.
- **Rezept Nummer zwei:** Wer gerade erst anfängt, sich richtig zu ernähren, und noch die alten Schwierigkeiten hat, sollte über den Tag verteilt drei Liter Flüssigkeit trinken (Tee, Wasser) und vor allem am Morgen auf nüchternen Magen ein Glas kaltes (wer das nicht verträgt: lauwarmes) Wasser. Dieses löst meist innerhalb einer Stunde den Reflex des Stuhldrangs aus.
- **Rezept Nummer drei:** Ausreichende körperliche Bewegung, denn sie unterstützt die natürliche Bewegung des Darms und den Transport des Darminhalts.
- **Rezept Nummer vier:** Regelmäßigkeit. Versuchen Sie, jeden Tag zu einer bestimmten Zeit die Toilette aufzusuchen, am besten morgens. Aber ohne Streß: Lassen Sie sich Zeit.

Wenn die Darmflora »umkippt«

Verstopfungen sind ein Zeichen dafür, daß die Nährstoffe im Dünndarm unvollkommen aufgeschlossen und verwertet werden. So gelangen Nahrungsreste in den Dickdarm, wo Eiweiß-, Kohlenhydrat- und Fettreste ein gefundenes Fressen für schädliche Bakterien sind. In einem solchen Fall sagt man: Die Darmflora »kippt um«.

Krebsrisiko durch Verstopfung

Hier schließt sich wieder einmal einer der vielen Teufelskreise der Übersäuerung: Sie fördert die Fehlbesiedelung des Darms mit Bakterien. Eine »umgekippte« Darmflora aber bewirkt, ebenso wie das saure Stoffwechselmilieu, die Bildung von krebserregenden Nitrosaminen. Je stärker gestört aber die Darmflora ist, desto geringer ist auch die Fähigkeit der »guten« Bakterien, solche Krebsgifte abzubauen und zu neutralisieren.

Mit anderen Worten: Hoher Fleisch- und Eiweißverzehr führt zu einem giftigen Klima im Dickdarm. Verstopfung aber vervielfacht die Wirkung solcher Gifte, weil die damit durchsetzten Nahrungsreste oft tagelang im Darm verweilen.

Falsche Ernährung gilt als Ursache für 30 bis 35 Prozent aller Krebserkrankungen. An erster Stelle stehen dabei Genußgifte wie Alkohol und Nikotin, aber auch der häufige Verzehr von Gegrilltem und Geräuchertem. Nachweislich vor Krebs schützen Ballaststoffe, die Vitamine C und E und Beta-Karotin. Vermutet wird eine krebsverhindernde Wirkung bei allen Obst- und Gemüsesorten, bei Fisch und Spurenelementen wie Kalzium, Selen, Folsäure und Methionin.

Bewegung – so wichtig wie gutes Essen

Kommen Sie auf Touren

Wissen Sie eigentlich, welches Ihr größtes und schwerstes Organ im Körper ist?
Falsch. Es ist nicht der Darm. Es ist auch nicht die Leber. Es ist erst recht nicht die Lunge. Und auch nicht die Haut – obwohl allen genannten Organen eine wichtige Funktion im Organismus zukommt. Das größte Organ des Menschen ist die Muskelsubstanz.
»Wie bitte?« wollen Sie jetzt sagen. »Aber das ist doch überhaupt kein Organ!«
Sie haben recht. Im herkömmlichen Sinn nicht. Aber im Sinn der neuen wissenschaftlichen Betrachtung sind die Muskeln, als Gesamtheit gesehen, das größte und eines der wichtigsten Organe, die wir besitzen.
Muskeln machen 40 Prozent des Körpergewichtes eines erwachsenen Menschen aus, bei aktiven Sportlern sogar oft mehr als die Hälfte. Jeder von uns besitzt 639 Muskeln, große und winzige, den dicken Bizeps am Oberarm ebenso wie die kleinen Muskeln, die unsere Augen hin und her bewegen.
Die Muskeln sind das Organ, das uns stützt, das uns bewegt, das uns aktiv sein läßt, mit dessen Hilfe wir mit unseren Mitmenschen kommunizieren. Ob wir reden oder lächeln, traurig sind oder ärgerlich, ob wir essen, atmen, spazierengehen oder schreiben: Das alles machen nur unsere Muskeln möglich.

Sport ist die stärkste Medizin

Schon der zusätzliche Verbrauch von 2000 Kilokalorien durch Sport oder Bewegung pro Woche verdreifacht den Schutz gegenüber Krebs, Herzinfarkt und Schlaganfall, haben amerikanische Ärzte festgestellt.
Unsere Muskulatur ist die wunderbarste Maschine, die man sich nur denken kann. Denn sie stärkt sich, entgiftet sich und repariert sich durch ständigen Gebrauch von selbst – anders als ein Auto, das immer wieder Ersatzteile braucht. Durch Schonung und Stillstand aber verkümmert die Muskulatur, wird schwach und träge.
Genau wie auf dem Sektor des Essens, das unser Körper lieber noch auf steinzeitliche Gegebenheiten hin ausgerichtet haben möchte, leben wir auch dem Zeitalter unserer Muskeln um ein paar zehntausend Jahre voraus.
Diese Muskeln begreifen überhaupt nicht, weshalb es gut sein sollte, sich in Omnibussen, Autos oder Flugzeugen, auf Rolltreppen oder in Aufzügen fortzubewegen. Sie wollen ihren Dienst tun, wie sie es seit jeher gewohnt waren. Sie wollen jagen und anschleichen, wollen rennen und flüchten. Ihr Körper dankt Ihnen jede Art von Bewegung mit mehr innerkörperlicher Aktivität. Die Folge ist, Sie fühlen sich wohler und bleiben länger gesund.

Was Sport alles bewegt

Natürlich können die Muskeln nicht denken, sie haben kein Bewußtsein. Aber dennoch: Sie wollen beschäftigt sein. Wer seine Muskeln in mäßiger Ausdauerbelastung trainiert, tut seinem Körper einen dutzendfachen Gefallen. Sport bringt vieles fertig:

- Er kurbelt den Kreislauf an.
- Er trainiert das Herz auf höhere Belastung.
- Er verbessert den Muskelstoffwechsel und beugt dadurch auch Herzrhythmusstörungen vor.

- Er beschleunigt und intensiviert den Nährstofftransport im ganzen Organismus.
- Er stärkt durch die Belastung Knochen, Bänder und Sehnen, hilft Osteoporose verhüten.
- Er sorgt für zügigen Abtransport von Schlacken und Säuren.
- Er unterstützt durch die Bewegung die Tätigkeit des Darms.
- Er strafft auch den Darm und vermeidet sogenannte Divertikel – das sind Ausstülpungen der erschlafften Darmwand, die zu erheblichen Beschwerden führen können.
- Er wirkt der Verstopfung entgegen, denn die Bewegung verkürzt auch die Aufenthaltsdauer der Nahrung im Darm.
- Er sorgt dafür, daß die Nahrung restlos verdaut wird und keine gärungs- oder fäulnisbildenden Reste im Darm zurückbleiben.
- Er erleichtert dem Herz durch eine von der Lunge ausgeübte »Herzmassage« die Arbeit.
- Er beschleunigt die Atmung und verstärkt dadurch die Kohlensäureentgiftung und die Versorgung des Körpers mit Sauerstoff.
- Er regt die Durchblutung der Gelenkknorpel an, stellt damit die Nährstoffversorgung sicher und wirkt Gelenkverschleiß sowie rheumatischen Erkrankungen entgegen.
- Er regelt durch den erhöhten Glukoseverbrauch den Blutzuckerspiegel, verhütet dadurch die Entstehung von Diabetes.
- Er normalisiert die Blutfettwerte und mindert dadurch das Herzinfarktrisiko.
- Er baut auf natürliche Weise Übergewicht ab.
- Er stärkt das Abwehrsystem und baut so einen natürlichen Schutz gegen Krebserkrankungen auf.
- Er sorgt für verbesserte Leistungskraft und gute Laune.

Was Bewegung im Körper bewirkt

Auswirkung auf Körperfunktionen	In Ruhe	Bei mittlerer Belastung	Bei Höchstleistung
Sauerstoffverbrauch (ccm/min)	250	2500–3000	5000
Atemvolumen (in Liter)	4,5–6	50–70	120
Pulsschlag (pro Minute)	70	120–150	200
Blutfluß (Liter pro Minute)	4–5	10–20	35
Blutdruck (systolisch)	120	160	180

Das sind zwar viele, aber noch längst nicht alle segensreichen Wirkungen, die körperliche Betätigung mit sich bringt.
Aus Tierversuchen ist beispielsweise bekannt, daß ohne ein bestimmtes Ausmaß an körperlicher Bewegung das Appetitzentrum im Gehirn nicht funktioniert, das uns Hunger oder Sattheit signalisiert. Das erklärt u.a. auch, weshalb besonders dicke, bewegungsfaule Menschen eigentlich ununterbrochen essen können, ohne dabei je durch Sattheit gestört zu werden.

Braucht Ihre Fitneß einen Kick?
Machen Sie eigentlich regelmäßig Muskel- und Ausdauertraining? Seien Sie doch einmal ganz ehrlich zu sich selbst. Und testen Sie kurz, ob Sie bereits genügend für sich tun.

1. Wie oft machen Sie wöchentlich ein Ausdauertraining, etwa Joggen, Radfahren, Walking, Schwimmen?
a) ❑ 2–3mal b) ❑ 1–2mal c) ❑ 0–1mal

2. Wie lange dauert dieses Training?
a) ❑ 20 min oder länger b) ❑ 10–20 min c) ❑ 0–10 min

3. Machen Sie drei oder vier Minuten Stretching, bevor Sie mit den Aktivitäten beginnen?
a) ❒ ja b) ❒ nein

4. Wie oft wöchentlich machen Sie Kräftigungsübungen für Ihre Muskeln (durch Gymnastik, mit Gewichten oder an Kraftmaschinen)?
a) ❒ 3mal b) ❒ 2mal c) ❒ nie bis 1mal

Trainieren Sie folgende Muskelgruppen gezielt durch Kraftübungen?

5. Rücken- und Schultermuskeln
a) ❒ ja b) ❒ nein

6. Brustmuskeln
a) ❒ ja b) ❒ nein

7. Bauchmuskeln
a) ❒ ja b) ❒ nein

8. Schenkel- und Hüftmuskeln
a) ❒ ja b) ❒ nein

9. Bein- und Wadenmuskeln
a) ❒ ja b) ❒ nein

10. Armmuskeln
a) ❒ ja b) ❒ nein

Auswertung

Haben Sie bei jeder Frage die für Sie zutreffende Antwort angekreuzt? Dann rechnen Sie jetzt anhand der folgenden Angaben Ihre Punkte zusammen.

Ihre Punkte: 1a (2 Punkte); 1b (1); 1c (0); 2a (2); 2b (1); 2c (0); 3a (2); 3b (0); 4a (2); 4b (1); 4c (0); 5a (2); 5b (0); 6a (2); 6b (0); 7a (2); 7b (0); 8a (2); 8b (0); 9a (2); 9b (0); 10a (2); 10b (0). Bitte zählen Sie Ihre Punkte zusammen.

0 bis 11 Punkte: Sie sollten sich selbst ein wenig leid tun, denn Sie könnten rundum viel leistungsfähiger, besser gelaunt und erfolgreicher sein – wenn Sie nur erkennen wollten, wie wichtig körperliche Aktivität für Sie ist. Fangen Sie einfach damit an, feste Zeiten dafür freizuhalten. Überlegen Sie, ob Sie sich nicht vielleicht einer Freizeitsportgruppe oder einem Fitneßclub anschließen. Denn nicht jeder ist ein einsamer Wolf. Gehen Sie nochmals Ihre Antworten durch: Wo immer Sie bereits Punkte gesammelt haben, ist auch schon ein guter Ansatz vorhanden. Versuchen Sie aber, allmählich alle Nullen abzubauen.

12 bis 18 Punkte: Nicht schlecht, aber dennoch verbesserungsfähig. Was Sie tun, ist ziemlich einseitig. Vielleicht wenden Sie einfach zuwenig Zeit für Ihre Fitneß auf. Vielleicht glauben Sie aber auch, daß es mit etwas Ausdauertraining (oder aber nur mit Krafttraining) getan sei. Beides ist falsch. Die Kombination von Kraft- und Ausdauertraining ist wichtig. Gehen Sie einfach noch mal Ihre Antworten durch. Wo immer Sie 0 Punkte hatten, sollten Sie in Zukunft ansetzen. Es gibt hervorragende Bücher als Anleitung zu Gymnastik und Training.

18 bis 22 Punkte: Hervorragend. Sie betreiben ein ausgewogenes Verhältnis von Ausdauerübungen und Muskeltraining. Bei Ihnen kommen alle wichtigen Muskelgruppen zum Zug. Machen Sie weiter so!

Fitneß für Faule

Die oben erwähnten 2000 Kilokalorien Mehrverbrauch pro Woche können Sie leicht schaffen, wenn Sie sich mehrmals in der Woche zusätzlich Bewegung verschaffen. Sie können auch durch ganz alltägliche Verrichtungen etwas für Ihre Fitneß tun.

- Wenn Sie zu Fuß gehen, wo Sie sonst das Auto nehmen
- Wenn Sie den Rasen mähen oder Unkraut jäten
- Wenn Sie am Wochenende eine dreistündige Bergwanderung oder einen Skiausflug machen
- Wenn Sie Fenster putzen oder den Boden wischen

Tägliche Hausarbeiten wie Einkaufen, Bügeln oder Staubwischen bringen immerhin noch mehr Kalorienverbrauch als Schreibtischarbeiten oder Autofahren, also Tätigkeiten, mit denen der Großteil der Menschen heute in der Dienstleistungsgesellschaft seine Zeit verbringt!

Entscheidend für Fitneß sind drei Faktoren

Erstens: Es muß eine Tätigkeit sein, die mindestens 20 bis 30 Minuten dauert. Alle Belastungen, die nur fünf bis zehn Minuten in Anspruch nehmen, verbrauchen zwar Kalorien, wirken sich aber auf Kreislauf, Stoffwechsel und Entgiftung so gut wie gar nicht aus.

Zweitens: Die Belastung muß hoch und intensiv genug sein – Voraussetzung ist natürlich stets, daß Sie gesund sind. Der Herzschlag muß auf Touren gebracht werden. Der Puls sollte nach der üblichen Faustregel eine Schlagzahl von 180 minus Lebensalter pro Minute erreichen. Beispiele: Ein 40jähriger Mann sollte seinen Puls auf 140 Schläge pro Minute beschleunigen, eine 60jährige Frau auf 120 Schläge pro Minute.

Bei normalem Wandern oder Spazierengehen wird diese Auslastung nicht erreicht. Diese Sportarten haben also geringeren gesundheitlichen Effekt auf Herz und Kreislauf, bringen aber immerhin eine erheblich bessere Durchblutung, Nährstoffversorgung, Säureentschlackung, Verdauung und einen erhöhten Kalorienverbrauch und dadurch die meist erwünschte Regulierung des Körpergewichtes.

Drittens: Die körperliche Aktivität sollte dreimal wöchentlich erfolgen. Nur dann bringt sie den größten gesundheitlichen Nutzen. Am besten wäre es nach Professor Rost von der Sporthochschule Köln sogar, vier- oder fünfmal in der Woche aktiv zu sein. Aber natürlich ist nicht jeder dazu in der Lage. Deshalb gibt Professor Rost auch zu: »Wer möglichst viel mit dem Fahrrad fährt und das Auto stehenläßt, Treppen steigt und auf Aufzüge verzichtet, der hat mit dreimal wöchentlich Sport sein Optimum erreicht.«

Aktiv gegen den Infarkt

Tatsächlich haben amerikanische Sportmediziner festgestellt, daß auch leichte körperliche Arbeit und Spazierengehen das Risiko für Herzinfarkt und Kreislauferkrankungen deutlich mindern, wenn sie nur ausgiebig genug betrieben werden. Am größten ist der Effekt, wenn der Mensch in der Woche zusätzlich 3500 Kilokalorien verbraucht. Das bedeutet in der Praxis, und auf die kommt es ja an: Jeder gesunde Erwachsene sollte pro Tag ungefähr eine halbe Stunde intensiv körperlich aktiv sein.

Durchschnittlicher Kalorienverbrauch			
pro 10 Minuten Aktivität			
Schlafen	0	Einkaufen	30
Bequem liegen	3	Bügeln	30
Ruhig sitzen	4	Gehen (4 km/h)	31
Fernsehen	8	Staubwischen	31
Sonnenbaden	8	Kegeln	35
Stricken	10	Laubrechen	40
Klavierspielen	20	Holzhacken	40
Schreibtischarbeit	20	Teppichklopfen	45
Essen	20	Tischtennis	55
Autofahren	20	Foxtrott	60
Schuheputzen	21	Wiener Walzer	70
Beischlaf	25	Volleyball	73
Radfahren (10 km/h)	28	Radfahren	
Spazierengehen	30	(20 km/h)	78

Durchschnittlicher Kalorienverbrauch			
pro 10 Minuten Aktivität			
Tennis	80	Laufen (9 km/h)	100
Fußball	80	Skilanglauf	112
Bergwandern	82	Schwimmen (Brust)	113
Treppensteigen (60 Stufen/min)	83	Laufen (15 km/h)	131
Schneeschaufeln	84	Schwimmen (Kraul)	140
Reiten (Galopp)	88	Ski alpin (Slalom)	229

Wenn Sie täglich drei Kilometer schnell gehen, haben Sie ungefähr 200 Kilokalorien extra verbraucht. Macht pro Woche 1400 - das ist also noch zuwenig.
Suchen Sie sich am besten selbst aus der vorstehenden Tabelle die Aktivitäten aus, die Ihnen am meisten Spaß machen. Grundsätzlich sollten Sie Tätigkeiten bevorzugen, die sanfte Ausdauer erfordern, statt Sportarten, bei denen vorwiegend Hauruckübungen gefragt sind. Aber tun müssen Sie jedenfalls etwas - sonst tut die Säure Ihnen was.

Leider - Sex ist nicht sehr sportlich

Sie sehen anhand der Tabelle auf den ersten Blick, wo die besten Möglichkeiten für Unsportliche - aber auch für Sportbegeisterte - liegen. Wer hätte z.B. gedacht, daß Bergwandern sogar ein bißchen mehr bringt als Fußballspielen? Oder wer hätte gewußt, daß ein Wiener Walzer fast um ein Drittel strapaziöser ist als Tischtennisspielen? Oder daß strammes Radfahren mit einem 20-km/h-Schnitt mehr Kalorien verbraucht als Holzhacken?
Hier werden sogar Zeitgenossen belehrt, die glauben, durch ihre sexuellen Aktivitäten im Bett hätten sie ihre Gesundheit rundum gestählt: Ein Beischlaf hat weniger Gesundheitswirkung als zehn Minuten Bügeln oder Staubwischen. Dagegen gehören Schneeschippen, Schwimmen, Joggen und Skilanglauf zum Besten, was man überhaupt für seinen Körper tun kann.

Sportarten mit dem größten Gesundheitseffekt

Wer sich auf Sport verlegt, ist grundsätzlich gut beraten, sofern er sich dadurch nicht gleich neue Gesundheitsrisiken auflädt. Beispielsweise sind Sportarten wie Handball, Basketball, Volleyball, Boxen, Eishockey, Paragliding, Drachenfliegen, Tauchen, Fallschirmspringen und Snowboardfahren wegen der Verletzungshäufigkeit nur bedingt zu empfehlen.
Das Magazin »Focus« hat die gängigsten Sportarten von einer medizinischen Expertenkommission in Wien auf ihren Wert für Gesundheit und Fitneß untersuchen lassen. Dabei kamen ganz erstaunliche Ergebnisse heraus, wenn nämlich die Sicherheit der Sportart und der gesundheitliche Wert ins Verhältnis gesetzt wurden.

Die Hitliste der gesunden Sportarten

Sportart	Verletzungshäufigkeit*	Gesundheitsfaktor	Sportart	Verletzungshäufigkeit*	Gesundheitsfaktor
Rudern	–	3,2	Badminton	–	1,9
Triathlon	–	2,9	Basketball	– – –	1,9
Leichtathletik	–	2,9	Volleyball	– – –	1,9
(Fünfkampf)			Wandern	–	1,9
Schwimmen	+	2,8	Skilaufen	–	1,9
Skilanglauf	–	2,5	Squash	– –	1,8
Fitneß/ Aerobic	–	2,5	Skateboard	–	1,7
Radfahren	–	2,4	Eisstockschießen	+	1,7
Tischtennis	+	2,1	Wasserski	–	1,7
Tennis	–	2,1	Reiten	– –	1,7
Golf	+	2,1	Handball	– – – –	1,6
Jogging	+	2,0	Tanzen	+	1,6

Die Hitliste der gesunden Sportarten

Sportart	Verletzungshäufigkeit*	Gesundheitsfaktor	Sportart	Verletzungshäufigkeit*	Gesundheitsfaktor
Surfen	-	1,6	Wildwasserfahren	- -	1,2
Judo/Jiu-Jitsu	- -	1,5	Eishockey	- - -	1,1
Eislaufen	-	1,5	Bergklettern	-	1,0
Karate/Taekwondo	- -	1,4	Snowboarden	- - -	1,0
Mountainbiking	- -	1,4	Fußball	- - - - -	0,9
Bodybuilding,	-	1,4	Boxen	- - - -	0,7
Krafttraining			Tauchen	- -	0,5
Skitouren	-	1,4	Fallschirmspringen	- - -	0,3
(Bergsteigen)			Drachenfliegen	- - -	0,3
Kegeln/Bowling	+	1,3	Bungee Jumping	+	0,2
Segeln	-	1,3	Segelfliegen	-	0,2
Kanu		1,2	Paragliding	- - -	0,2

* Die Verletzungshäufigkeit wird bewertet mit:
+ (fast nie Verletzungen = empfehlenswert), – (selten = bei entsprechender Vorsicht anzuraten), -- (schon häufiger = besser meiden), --- (besonders häufig = nicht geeignet), ---- (als Fitneßsport völlig inakzeptabel)

Trainingseffekt und Verletzungsrisiko

Wenn Sie die Tabelle studieren, sehen Sie sofort, daß sich unter den empfehlenswertesten 15 Sportarten diejenigen finden, die auch in diesem Buch immer wieder zitiert werden wegen ihres gesundheitlichen Wertes: Schwimmen, Skilanglauf, Aerobic, Gymnastik, Radfahren, Tennis, Jogging, Wandern.

Vom Verletzungsrisiko her sind Schwimmen, Tischtennis, Golf, Jogging und Eisstockschießen noch am ungefährlichsten. Beim Kegeln besteht auch kaum die Gefahr einer Verletzung, aber der gesundheitliche Trainingswert ist unterdurchschnittlich.
Günstig ist es, zumindest eine Sportart zu wählen, die mit wenig Aufwand ausgeübt werden kann. Rad fahren oder wandern kann man fast überall, Tischtennisplatten finden sich heute an jedem Spiel- oder Freizeitplatz.

Gefährliche Modesportarten
Bezeichnenderweise rangieren fast alle Mode- und Abenteuersportarten wie Snowboarden, Tauchen, Drachenfliegen und Paragliding unter der Rubrik »Kaum gesundheitlicher Wert, aber hohes Verletzungsrisiko«. Das gilt abgeschwächt auch für das moderne Mountainbiking im Vergleich zum Straßenradfahren.

Das Mittelfeld ist besonders interessant für Menschen, die sich nicht gleich total verausgaben möchten. Wasserski, Reiten, Tanzen, Surfen, Eislaufen, Skitouren, Bodybuilding und Segeln haben einen beachtlichen Gesundheitswert. Vielleicht ist für Sie ja auch etwas dabei. Wer Golf immer geringgeschätzt hat, wird hier staunen: Golf liegt an zehnter Stelle unter den empfehlenswertesten Sportarten überhaupt. Wer sich die Disziplin »Rudern« zutraut, kann sich natürlich einem Ruderverein anschließen; allerdings sind »Freizeitruderer« in den wettkampforientierten Sportvereinen nicht so sehr willkommen.
Interessant ist der ausgezeichnete Wert für Triathlon. Gemeint ist damit nicht unbedingt die mörderische Ausscheidung für Weltmeister auf Hawaii, sondern das auch für Normalverbrau-

cher machbare gemischte Training aus Radfahren, Schwimmen und Langlauf. Die Schmalspurversion, die sich als besonders wertvoll für die Gesundheit herausgestellt hat, ist eigentlich ein Pensum für jedermann, der einigermaßen fit ist: 25 Kilometer Radfahren, fünf Kilometer Joggen und 500 Meter Schwimmen.

Wenn Säuren die Kräfte erlahmen lassen

Wem ist das nicht schon passiert: Mit besten Vorsätzen und gut gelaunt beginnt man einen Sport, z.B. einen Waldlauf – aber nach fünf Minuten schon spürt man eine bleierne Müdigkeit in den anfangs mit Spannkraft geladenen Muskeln. Man fühlt sich ausgepumpt, die Beine werden schwer, die Füße lassen sich kaum mehr heben. So ähnlich kann es einem auch beim Umgraben des Gartens, beim Besteigen eines Berges oder bei einer Radtour gehen.

Das ist dann durchaus kein Schwächeanfall, sondern eigentlich ein Alarmzeichen für Übersäuerung!

Es ist ein Anzeichen dafür, daß der Körper keine ausreichenden Reserven an Basen besitzt, um den durch körperliche Tätigkeit anfallenden Überschuß an Milchsäure zu neutralisieren. Bei der Verarbeitung der Milchsäure zu dem einfachen Brennmaterial Zucker (Glukose) braucht der Körper das Spurenelement Mangan. Wer ausreichend viele Haferflocken, Vollkornbrot, Bananen, Kopfsalat und Vollmilch zu sich nimmt, dürfte diesbezüglich kaum Probleme haben.

Basen erweitern die Grenzen der Kraft

Ein solcher Zustand tritt vor allem bei Menschen auf, die nur selten trainieren, die wenig Kondition haben und die sich zudem nicht im Säure-Basen-Gleichgewicht ernähren.

Wer schon im vorgerückten Lebensalter ist und an Asthma, an Durchblutungsstörungen oder Herzschwäche leidet, gerät bereits beim bloßen Spazierengehen oder beim geringsten Treppensteigen an die Grenzen seiner körperlichen Leistungsfähigkeit.

- Beim normalen (Freizeit-)Sportler wird der Zustand der Kraftlosigkeit immer dann erreicht, wenn die in den Muskeln gespeicherten Reserven an Zucker (Kohlenhydrate) aufgebraucht sind und die »Betriebsart« des Körpers auf die Verbrennung der Fettreserven umschaltet.
- Es kann aber auch schon viel früher soweit sein: wenn nämlich die dem Körper abgeforderte Leistung so hoch, also die Belastung so groß ist, daß der durch Atmung bereitgestellte Sauerstoff nicht mehr für die Verbrennung ausreicht. In solchen Fällen schaltet der Körper auf Verbrennung ohne Sauerstoff um – auf die sogenannte anaerobe Verbrennung. In diesem Fall werden die Kohlenhydrate nur bis zur Milchsäure und nicht bis zur Stufe des Zuckers (Glukose) abgebaut.

Nun fällt also vermehrt Milchsäure im Muskel an – ein Stoffwechselprodukt, das im Normalfall von den Pufferbasen in der Leber in ein harmloses Salz verwandelt (Laktat) und über die Nieren ausgeschieden wird. Wenn keine ausreichenden Basenreserven vorhanden sind, kann aber die Milchsäure nicht in Laktat verwandelt werden. Also bleibt sie da, wo sie überhaupt nicht gebraucht werden kann: im Muskel, wo sie entstanden ist. Das allerdings stört den gesamten Stoffwechsel im Muskel. Er kann kaum noch Energie bereitstellen, also sinkt die Leistungsfähigkeit – es kommt zu der bewußten bleiernen Müdigkeit, die Kräfte lassen nach.

Bei vielen Sportlern stellen sich sogar Muskelkrämpfe ein, weil die für die Muskeltätigkeit erforderlichen Mineralstoffe Magnesium und Kalzium zum Neutralisieren der Milchsäure verwendet wurden und dann nicht mehr für den »Normalbetrieb« zur Verfügung stehen.

Was tut man nun dagegen?

Ganz einfach - man ernährt sich richtig. Und man nimmt Basenpräparate, die den Körper mit dem versorgen, was ihm fehlt: mit Basenmineralien. Sportmediziner haben eine ideale Sportlerdiät entwickelt: Danach sollten 55 bis 60 Prozent der Nahrungskalorien aus Kohlenhydraten, höchstens 30 Prozent aus Fetten und weniger als 15 Prozent aus Eiweiß stammen.

Gerade Sportler sind ganz besonders häufig von Mineralstoffmangel betroffen.

- Rund 40 Prozent aller Leistungssportler - also fast jeder zweite - haben zuwenig Zink.
- Jeder dritte braucht mehr Eisen und Folsäure, als er sich durch die Nahrung zuführt. Deshalb die Empfehlung für Sportler: Als Getränk am besten stilles Mineralwasser, das nicht enteisent worden ist, und mehr folsäurehaltige Nahrungsmittel wie Weizenkeime, grüne Bohnen, Spinat oder Kartoffeln.
- Jeder fünfte hat zuwenig Magnesium und ist daher anfällig für Muskelkrämpfe. Besonders magnesiumreich sind Bananen, Spinat, Kartoffeln und Milch.
- Jeder sechste hat einen Mangel an Kalzium und Vitamin D.

So weit kann es allerdings bei einer säure-basen-bewußten Ernährung gar nicht kommen.

Weshalb Sport gute Laune macht

Wer Sport treibt oder sich durch harte Arbeit körperlich verausgabt, ist glücklicher als bewegungsfaule Menschen. Sportler sind ausgeglichener, besser gelaunt als andere, sie gehen Probleme gelassener an und haben ein stärkeres Selbstwertgefühl.

Aus der Sicht der Säure-Basen-Forscher ist das kein Wunder: Solche Menschen entsäuern sich konsequent und regelmäßig durch die körperliche Aktivität. Folglich verschiebt sich auch ihr Schwerpunkt im vegetativen Nervensystem vom aufre-

genden Sympathikus zum Parasympathikus, der für Ruhe und Gelassenheit sorgt.
Wegen dieser Wirkung auf den seelischen Bereich sind Wissenschaftler sogar schon so weit, daß sie Sport zur Behandlung von seelischen Störungen einsetzen. Verhaltenstherapeut Dr. Ulrich Bartmann aus Warstein ist überzeugt, daß Joggen auch Depressionen heilt. Denn offenbar reguliert der Sport die Bildung von Gehirnbotenstoffen, die beim depressiven Patienten entgleist sind.
Bartmann hat bereits praktisch nachgewiesen, daß Joggen gegen Prüfungsängste wunderbar hilft: Er ließ Krankenpflegeschüler, die vor dem Examen standen, regelmäßig joggen. Bei allen, die am Lauftraining teilnahmen, ließ die Examensangst deutlich nach, während sie bei den Untrainierten in voller Stärke bestehen blieb.
Die Regulierung der Gehirnbotenstoffe ist sicher ein wichtiger Aspekt bei der seelischen Wirkung von körperlicher Aktivität. Die Annahme, daß der Körper bei Langenstreckenläufern vermehrt körpereigene, schmerzlindernde Opiate (Endorphine) ausschüttet, ist ebenfalls richtig. Aber die letztendliche Begründung für das Glücksgefühl von Sportlern nach erfolgtem Training kann sie nicht liefern.

Happy durch Sport – und keiner weiß, warum

Es ist zwar nachgewiesen, daß bei muskulärer Arbeit im Gehirn solche Endorphine entstehen; es ist auch nachgewiesen, daß diese noch 70 bis 90 Minuten nach dem Training für aufgehellte und glückliche Stimmung sorgen. Es wurden aber auch Versuche gemacht mit Sportlern, bei denen die Wirkung dieser Endorphine durch Medikamente blockiert worden war. Sie absolvierten ihren Sport – und waren glücklich. Auch ohne die Wirkung körpereigener Opiate spüren zu können, wurden sie happy.
Eine weitere Erklärung für das Lebensglück der körperlich

Aktiven ist die Abarbeitung der Streßhormone im Körper. Bekanntlich schüttet der menschliche Organismus unter Streßbelastung verstärkt Hormone wie Adrenalin, Kortisol oder Noradrenalin aus, und zwar viel mehr, als durch körperliche Reaktionen verbraucht werden kann. Bei intensiver körperlicher Beanspruchung werden die Hormone jedoch »aufgearbeitet«, und das hat eine wohltuende Wirkung auf Herzschlag, Blutdruck und Kreislauf, auf Verdauung und Seele.
Man hat festgestellt, daß trainingsgewohnte Menschen krank werden, wenn sie daran gehindert werden, sich anzustrengen. Sie leiden dann an Unruhe, Angstgefühlen, Schlafstörungen, labilem Blutdruck und Herzrhythmusstörungen.

Sport ja – Übertreibung nein

So gut Körpertraining auch für uns ist – für die Entsäuerung des Körpers, für die Leistungsfähigkeit von Körper und Geist sowie für die glückliche Seele –: Allzuviel ist jedenfalls immer ungesund.
Dauerndes Übertraining scheint sogar eine ganz gefährliche Übersäuerung der Körperzellen (intrazelluläre Azidose) zu bewirken. Das könnte sich erklären aus einem Mißverhältnis von Sauerstoff-, Mineralstoffversorgung und dem Abbau der überschüssigen Milchsäure, die bei Hochleistungssportlern entsteht.
Weshalb werden immer mehr Spitzensportler von einer lähmenden Schlappheit befallen? Auch viele Athleten in Amerika klagen über dieses Symptom. Die Ärzte sprechen von einer mitochondriellen Myopathie, also von einer Muskelschwäche, die auf einer Störung der winzigen Energiezentren unserer Körperzellen beruht. Die Zellen der betroffenen Sportler verlieren die Fähigkeit, den lebenswichtigen Sauerstoff zu verarbeiten. Das alles klingt ganz nach einer Säurekatastrophe, die bei diesen Sportlern das Zellinnere betroffen hat.
Zu intensives Training ist auf jeden Fall von Übel. Auch der

ehemalige Rekordläufer und jetzige Sportmediziner Dr. Thomas Wessinghage warnt nachhaltig davor, sich körperlich zu übernehmen. Untersuchungen an Freizeitsportlern (Schwimmern, Radfahrern, Joggern) hätten gezeigt, daß die meisten viel intensiver trainieren, als für den gesunderhaltenden Effekt überhaupt nötig wäre. Sportler trainieren zu oft, überanstrengen sich, geraten in den anaeroben Bereich der Energiegewinnung, produzieren übermäßig Milchsäure und schaden sich dadurch mehr, als sie sich nützen.
Entscheidend sei es, daß ausreichende Trainingspausen zur Regenerierung der Muskeln, zum Wiederaufbau von Reserven für Flüssigkeit und Mineralstoffe eingelegt würden. Als Test für die Fitneßbelastbarkeit empfiehlt Wessinghage die folgende Übung.

Fitneßtest für jedermann
Setzen Sie sich in Sportkleidung auf den Boden. Stützen Sie die Hände seitlich rückwärts auf. Dann heben Sie bei gestreckten Beinen das Gesäß an. Bleiben Sie eine Minute in dieser Stellung.

Wer die Minute ohne Probleme durchhält, ist normalerweise fit genug, um dreimal wöchentlich 45Minuten lang zu laufen, zu schwimmen oder zu radeln. Wer die Minute nicht durchhält, sollte erst einmal mit strammem Gehen (Walking) beginnen. Unter Walking versteht man rasches Gehen (kein Jogging) mit einer Geschwindigkeit, die zwischen fünf und acht Kilometern pro Stunde liegt. Erst nach ein paar Wochen sollte dann eine höhere Belastung gewählt werden.

Schwitzen Sie die Säure aus

»Ich arme Haut«, heißt es im Volksmund, wenn sich jemand bedauert. Es hat fast den Anschein, als wäre das eine Anspielung auf die heutige Zeit. Denn was wird unserer Haut nicht alles an Foltern und Strapazen zugemutet – vom stundenlangen Sonnenbad bis hin zum oft täglich mehrfachen Sauberschrubben mit extremen Fettlösern.
Dabei ist unsere Haut eine so wunderbare Einrichtung, daß sie es wirklich nicht verdient hat, wie eine bloße Folie behandelt zu werden, die eben zwangsläufig unseren Körper einhüllt, damit er zusammenhält und nicht auseinanderfließt.
Die menschliche Haut ist nämlich viel mehr. Sie ist, so sagt man, die dritte Niere. Damit wird angespielt auf die Fähigkeit der Haut, sowohl Giftstoffe als auch Schweiß auszuscheiden.
Die Haut ist aber auch eines unserer wichtigsten Immunorgane (nach dem Darm), denn sie bildet die umkämpfte Front im Krieg der Viren, Bakterien und Bazillen gegen unseren Organismus.
Die Haut scheidet Überflüssiges und Unerwünschtes aus – aber sie nimmt auch Stoffe auf. Angeblich kann man aus diesem Grund sogar das Aroma einer Knoblauchzehe, die kurz über eine Fußsohle gerieben wird, nach wenigen Minuten im Mund wahrnehmen.
Das ist sogar wahrscheinlich. Immerhin funktionieren ja auch Medikamentenpflaster, die Arzneiwirkstoffe wie etwa Hormone (oder Nikotin bei einer Raucherentwöhnungskur) in ganz konstanten Dosierungen über die Haut in den Körper einleiten.
Als Entsäuerungsorgan ist aus all diesen Gründen die Haut gar nicht hoch genug einzuschätzen. Und zwar kann die Haut die Entsäuerung auf zwei Wegen vollbringen:

- Erstens durch die Ausscheidung von Schlacken und Säuren über die Schweißdrüsen und über die Hautatmung
- Zweitens durch die Aufnahme von Basenmineralien, wenn wir ein Basenbad nehmen

Beides sind hervorragende Möglichkeiten, eine Entsäuerungstherapie zu unterstützen.

Wärme heizt die Abwehr an

Die Ausscheidung von Säuren über die Schweißdrüsen kann selbstverständlich durch verstärkte körperliche Aktivität herbeigeführt werden. Davon war im vorhergehenden Kapitel schon die Rede. Aber auch Schwitzbäder, Thermalbäder und Dampfbäder können diesen Prozeß einleiten.

Nicht zu vergessen ist natürlich der infektionshemmende Effekt, den solche Maßnahmen haben, wenn sie richtig angewendet werden. Vor allem das Saunabad, das wegen der trockeneren Hitze den Kreislauf nicht so stark belastet wie Dampfbäder, hat eine besonders abwehrstärkende Wirkung.

Das kommt zum einen durch das Gefäßtraining der Haut, indem sie abwechselnd dem Hitze- und dem Kältereiz ausgesetzt wird.

Wenn man bedenkt, wie dicht die feinsten Haargefäße unseres Kreislaufsystems in der Haut liegen: In einem einzigen Quadratzentimeter Gesichtshaut lassen sich Kapillargefäße von insgesamt 90 Zentimeter Länge nachweisen! Auf der gleichen Fläche befinden sich außerdem 100 Schweiß- und 20 bis 40 Talgdrüsen. Und diese Haut produziert nicht nur bestimmte Hormone; sie stellt auch Zellen für die Immunabwehr her, und sie wandelt – ähnlich wie die Leber – bestimmte Stoffe chemisch um, und zwar in wichtige Schutzstoffe, deren Bildung bisher immer nur in der Leber vermutet worden war.

Die Haut ist es auch, die mit den Jahren die Rolle der nach der Pubertät verkümmernden Thymusdrüse übernimmt, die in unserem Immunsystem eine so große Rolle spielt: Die Haut muß die T-Lymphozyten herstellen, also jene Zellen, die in Milz und Lymphknoten für Abwehrbereitschaft sorgen.

Daß die Haut dies alles nur schafft, wenn die feinen Blutgefäße funktionieren, die sie mit Nährstoffen und Sauerstoff versorgen müssen, liegt auf der Hand. Und so ist auch klar, daß ein Saunabad durch die Temperaturreize ein ideales Gefäßtraining für die Haut ist.

Kalte Haut ist wehrlos gegen Viren

Krankheitskeime haben es leichter, in eine kältestarre Haut einzudringen, in der die Abwehr in einen künstlichen Winterschlaf versetzt wurde. Deshalb treten Infektionen in der kalten und nassen Jahreszeit auch viel häufiger auf.
Eine durch Sauna trainierte Haut ist ebenso wie die gleichfalls durch Sauna trainierten Schleimhäute in Mund, Rachen, Nase und Lunge viel besser in der Lage, bei Kälte die Durchblutung rasch wieder zu normalisieren. Haut und Schleimhäute werden schnell durchblutet, aufgewärmt, sind also alarmiert und abwehrbereit.
Dies aber nur als interessanter Nebeneffekt, der natürlich auch die Fähigkeit der Haut zur Ausscheidung von Säuren und Schlacken entsprechend verbessert.

Sauna säubert saure Muskeln

Die Sauna hat aber noch eine weitere Wirkung, die sehr wichtig ist für die Entsäuerung der Muskeln. Durch die trockene Hitze entsteht ja nicht nur eine Erwärmung der Haut, gegen die die Schweißbildung zur Kühlung eingesetzt wird. Die Erwärmung erstreckt sich bei einem Saunagang von acht bis zehn Minuten ja auch auf das Körperinnere. Diese Überwärmung erreicht allmählich alle Muskeln, vor allem jene, die verspannt sind. Durch die Erwärmung läßt die Spannung der Muskeln nach. Das hat bei solchem Überangebot an Wärme vor allem den Zweck zu verhindern, daß durch die Muskelspannung zusätzliche Wärme erzeugt wird.
Wenn die Wärme aber – aus welchen Gründen auch immer – die Anspannung unserer Muskeln löst, erfolgt automatisch eine bessere Durchblutung, und zwar nicht nur der Muskeln,

sondern auch des gesamten Bindegewebes, das ja allen Muskeln und Zellen vorgeschaltet ist: Nährstoffe gelangen wieder in den Muskel, Schadstoffe werden abtransportiert. So auch Milchsäure, so auch Säureschlacken, also Salze, die bei der Neutralisierung von Säuren im Körper entstehen.
Durch die verbesserte Durchblutung werden sogar Heilungsvorgänge im Muskel beschleunigt. Kein Wunder, daß die Sauna gerade für Menschen empfohlen wird, die sich körperlich durch Sport oder schwere Arbeit strapazieren. (Ein Saunagang sollte ca. 8 bis 15 Minuten dauern und kann drei- bis viermal wiederholt werden. Zwischen den einzelnen Gängen ist eine Abkühlung im Kaltwasserbecken oder in der freien Luft zuträglich.)
Das Schwitzen in der Sauna soll ja in keiner Weise ein Ersatz für fehlendes Schwitzen bei der körperlichen Aktivität sein! Sondern es soll die Durchblutung, die Entschlackung und die Reparaturvorgänge des Körpers fördern.

Wie Muskelkater erst gar nicht entsteht

Muskelkater kann beispielsweise nach einem Fitneßtraining erst gar nicht auftreten, wenn hinterher ein Saunabad nach allen Regeln der Kunst angeschlossen wird.
Denn Muskelkater entsteht zum einen durch mikroskopische Faserrisse der Muskeln, andererseits durch die Ablagerung von Milchsäure im Muskel. Da aber Sauna entschlackt und entsäuert und zugleich die Heilung der Faserrisse fördert, ist sie die ideale Ergänzung zur Entsäuerungstherapie. Zwei Voraussetzungen müssen gegeben sein:

- Es muß dem Körper genügend Flüssigkeit als Transportmittel zugeführt werden.
- Es müssen genügend Basenmineralien als Reserve bereitstehen, um die noch vorhandenen freien Säuren zu binden.

Das heißt im Klartext: Spekulieren Sie niemals darauf, daß Sauna schlank macht. Das tut sie nicht, auch wenn Sie erst einmal bis zu zwei Kilogramm Gewicht verlieren. Was Sie verlieren, ist vor allem Flüssigkeit, die Sie um Ihrer Gesundheit willen sofort wieder ersetzen sollten – aber nicht in Form von Weißbier oder Wein, wie man das in manchen Saunaanstalten beobachten kann, sondern am besten durch Mineralwasser.

Heilsame Puffer aus dem Basenbad

Thermalbäder, Moorbäder oder Wannenbäder mit Spezialzusätzen wirken einerseits durch die Wärme, die sie dem Körper vermitteln, andererseits über die Wirkstoffe, die von der Haut aus dem Bad aufgenommen werden. Bei den Heilbädern sind das vor allem Mineralsalze, die in den heißen Quellen enthalten sind. Natriumbikarbonat, Magnesium-, Kalzium-, Kalium-, Eisen- oder Schwefelverbindungen kommen in solchen Heilwässern vor.
Da es sich hauptsächlich um Basenmineralien handelt, ist es auch kein Wunder, daß solche Bäder vor allem gegen Leberleiden, gegen Rheuma, gegen Knochenschwäche, Venenerkrankungen, Allergien, Herz- und Kreislaufleiden empfohlen werden.

Die Kur zu Hause

Sie müssen sich jetzt aber nicht unbedingt eine Kur verschreiben lassen, um in den Genuß eines solchen Mineralbades zu gelangen. Bereiten Sie sich doch einfach selbst eines zu: zu Hause, in Ihrer Badewanne!

- Lösen Sie ca. 100 Gramm Natriumbikarbonat in einem Vollbad auf.
- Baden Sie etwa eine halbe Stunde darin, und ruhen Sie anschließend eine Stunde aus.
- So ein Basenbad empfiehlt sich kurmäßig für Rheumatiker, aber auch bei beginnenden Infektionskrankheiten oder bei allgemeinen Schwächezuständen.

Ähnlich wirkt das in Ungarn und Rußland verbreitete Bad mit Zuckerrübensirup. Das ist übrigens die einzige Form, in der Sie Zuckerrüben genießen sollten. Durch den hohen Elektrolytanteil wirkt das zuckrige Bad nämlich sogar basisch. Wer mag, klettert dreimal wöchentlich in die heiße Wanne, der er drei Eßlöffel Zuckerrübensirup aus der Drogerie zugefügt hat.

Bis zum Hals im heißen Heu

Wer einmal die Gelegenheit hat, zur Heuzeit in Südtirol zu sein, sollte eine Spezialität kennenlernen, die es in bestimmten hochgelegenen Dörfern (Auskunft gibt jede Touristeninformation) gibt: die Wiesenblumensauna.

Schon der Altvater der Naturheiler, Sebastian Kneipp, hat um die wohltätige Wirkung der Heublumen gewußt und deren Anwendung bei Hautleiden, Harnbeschwerden, Ausschlag, Gicht, Blutstauungen, Magendrücken, Rheuma und Nackensteifigkeit empfohlen. Heute gilt die Heusauna als willkommene Linderung bei Arthrosen, Arthritis, Frauenbeschwerden, Darm-, Blasen- und Nierenleiden. Die Südtiroler Landesregierung hat für ihr Wiesenblumenbad strikte Vorschriften erlassen. So wurde genau festgelegt, wie die Heublumensauna zusammengesetzt sein muß, um größtmögliche Wirkung zu haben.

Bis zum Kinn werden die Saunagäste im Heu vergraben, das sich kurze Zeit nach der Ernte durch Enzymvorgänge bei der Fermentierung von innen her aufheizt. Bekannt ist ja, daß sich Heu deshalb sogar in der Scheune selbst entzünden kann.

In diesem heißen Heu, geerntet in 1500 bis 2200 Meter Höhe, in Kräutern und Blumen wie Bergenzian, Kamille, Schafgarbe und Quecke, werden die Patienten eine halbe bis eineinhalb Stunden lang vergraben. Dabei werden die Wirkstoffe der Wiesenblumen über die Haut aufgenommen: Zucker und Gerbstoffe, Eiweißstoffe und Mineralien, ätherische Öle, Flavonoide und Kumarine. Und im Gegenzug befördert die Haut beim Schwitzen Säuren und Schlacken aus dem Körper hinaus.

Fit in vier Wochen

So essen Sie sich gesund

Gesund leben ist kein Lebensinhalt. Sowenig wir leben, um zu essen, sowenig sollten wir unsere Kräfte darauf konzentrieren, komplizierte Diäten einzuhalten. Wir sollten uns bewußt, aber nicht selbstquälerisch gesund ernähren. Dann geht es uns am besten.
Wer sich im Säure-Basen-Gleichgewicht ernährt, ist besser denn je in der Lage, seinem Leben Inhalt und Sinn zu geben. Denn er gewinnt die nötige Kraft, die Ausdauer, den Gleichmut und die ersehnte Freude am Leben, um sich seinen Aufgaben zu stellen und das Leben auch in vollen Zügen genießen zu können.

Behalten Sie den Spaß am Leben

Nur vorweg: Eine Entsäuerungsdiät erfordert gar keinen komplizierten Diätplan, den Sie selber austüfteln müssen. Das wird Ihnen schließlich von diesem Buch schon abgenommen. Sie müssen sich anhand der Tabellen nur ein paar Dinge merken, die man besser meidet, und ein paar, die unserem Organismus ganz besonders gut tun. Ansonsten können Sie sogar voll nach Ihrem individuellen Geschmack verfahren.
Alle Säure-Basen-Experten, die ich kenne, halten nur wenig von verbiesterter Diäterei. Dr. Worlitschek sagt sogar: »Mir ist einer lieber, der genüßlich seinen Schweinebraten ißt, als

einer, der achtlos seine ausgeklügelte Vollwertkost hinunterschlingt.«

Und dafür hat er auch eine plausible Begründung: »Wenn jemand nämlich sein Schweinefleisch ißt und dabei gut durchkaut, dann hat er möglicherweise einen besseren Speisebrei als der nachlässig essende Vollwertköstler. Und vor allem, wenn der Darm in Ordnung ist, wird auch der Schweinebraten problemlos verdaut. Was daran schädlich sein könnte, wird erst gar nicht vom Körper aufgenommen. Wer dagegen sein Essen desinteressiert hinunterschlingt, macht grundsätzlich seine Verdauung krank. Dann kommt es unweigerlich zu Gärungsvorgängen …«

Deswegen halten Ärzte, die sich mit dem Säure-Basen-Haushalt auskennen, auch wenig von strikten Rohkost- oder Frischkorndiäten. »Auch eine reine Vollkornernährung hat sich in der Praxis nicht als richtig erwiesen«, stellt Worlitschek fest. »Es sind bei manchen Patienten sogar schwere gesundheitliche Schäden aufgetreten, angefangen von starken Blähungen über Abfall des Sauerstoffgehaltes im Blut und Verschlechterung des Blutbildes bis hin zur starken bakteriellen Schädigung des Verdauungstraktes.«

Von einer reinen Obsternährung raten die Experten ebenfalls ab. »Sie kann zwar vorübergehend wunderbar entschlacken, sollte aber ebenfalls nicht zur Dauerernährung werden«, empfiehlt Worlitschek. »Rohkosternährung mit Obst und Gemüse ist nur gesundheitsfördernd, wenn es wirklich gut im Stoffwechsel verarbeitet wird. Viel besser verdaulich ist gedünstete Pflanzenkost.«

Nur eine Nummer kleiner

Wir alle sollten statt dessen einfach lernen, daß man ein Brot auch mit etwas anderem belegen kann als mit Schinken, Wurst, kaltem Schnitzel, Emmentaler, Tilsiter, Putenbrust,

Leberpastete oder harten Eiern; daß man, wie oft in unserer Kindheit, das Brot auch nur mit Margarine oder Butter bestrichen essen kann; daß man es mit Obst oder Kräutern wie Schnittlauch oder Petersilie garniert - und zwar ohne Sülzkotelett und ohne Zungenaufschnitt.
Wir sollten auch wieder lernen, daß Kartoffeln und Reis mit Gemüse eine in jedem Sinne volle Mahlzeit ist. Vielleicht geben wir, wie die Franzosen es oft bei Vorspeisen tun, eine Scheibe Wurst dazu, damit uns der Teller nicht gar so traurig anblickt. Oder ein halbes Hühnerbrüstchen, drei niedliche Cocktailwürstchen oder einfach ein hartgekochtes Ei.
Wir können auch lernen, daß ein kurz aufgekochter Haferflockenbrei mit frischen Früchten der Jahreszeit ein ausgezeichnetes Frühstück ist, das problemlos bis zum Mittagessen satt macht.
Und wir können lernen, daß sich ein Kartoffelrösti mit frischen Prinzeßbohnen hervorragend als Abendessen eignet, auch wenn wir das gewohnte Kalbsrückensteak durch eine halbe Grapefruit zum Nachtisch ersetzen.

Auswärts essen - am besten ausländisch

Für Berufstätige oder solche, die beruflich auch noch ständig reisen müssen, ist eine gesunde, bekömmliche Verpflegung häufig ein großes Problem. Deshalb will ich versuchen, Ihnen ein paar Tips an die Hand zu geben, wie Sie dennoch gut über die Runden kommen können.
Im Zweifelsfall ist es immer naheliegend, ein italienisches oder ein griechisches Restaurant zu wählen, wenn Sie wieder einmal feststellen, daß die deutschen Küchen immer nur die Schweineschnitzel, die Würste mit Pommes frites, die Eisbeine, Hähnchen und als Schonmenü gerade noch das Putensteak anbieten.

- Die Italiener haben meist gute Salate. Bessere Restaurants verstehen sich auf vorzügliche Zubereitung von Blattspi-

nat, Fenchel und Tomaten. Kombiniert mit Nudeln ist das immer noch ein hervorragendes Essen.
- Griechen sind wahre Künstler im Zaubern von sättigenden Bauernsalaten. Sie verstehen sich aber auch auf das Zubereiten von Gemüsen wie Okra (griechisch: »Bamies«), Paprika oder Zwiebeln.
- Allerdings finden Sie zumindest in den besseren deutschen Restaurants heute auf jeder Speisekarte eine Rubrik mit Vollwertgerichten, auf die Sie zurückgreifen können. Klassiker sind inzwischen der mit Käse überbackene Blumenkohl, kombiniert mit Salzkartoffeln, oder die Vollwertnudeln mit Gemüse und Käsesauce.

In manchen Lokalen kann man eine Fleischportion auch gegen eine zusätzliche Gemüse- oder Salatbeilage austauschen. Fragen Sie das nächste Mal doch einfach nach!

Die falsche Angst vor Konservierungsmitteln

Wir leben in einer Zeit, die das Haltbarmachen von Lebensmitteln wirklich perfektioniert hat. Und es besteht kein Zweifel daran, daß in früheren Jahrzehnten und Jahrhunderten viel mehr Menschen an verdorbenen Nahrungsmitteln erkrankten und starben als heute. Allerdings wurde die Perfektion im Haltbarmachen nur durch aufwendige Technik und häufig durch künstliche Zusatzstoffe zu den Lebensmitteln erreicht.

Einige der Zusatzstoffe sind ins Gerede gekommen, weil sie Allergien fördern oder im Verdacht stehen, Krankheiten zu begünstigen.

So schön es natürlich wäre, nur noch frische, unkonservierte, natürliche Lebensmittel zu bekommen – aber das ist eben eine Utopie. Meist sehen wir noch nicht einmal die positiven Seiten dieser Entwicklung. Beispielsweise sind viele Magenkrankheiten zurückgegangen, seit Nahrungsmittel nicht mehr durch ein Übermaß an Kochsalz haltbar gemacht wer-

den, sondern durch Kühlung, Luftentzug oder Antioxidantien.
Die meisten dieser Zusatzstoffe, mit denen gefärbt wird, die zur Säuerung, zur Geschmacksverstärkung oder zur Verbesserung der Konsistenz dienen, sind unbedenklich. Askorbinsäure ist beispielsweise reines Vitamin C, Tocopherole sind Vitamin E: Sie werden als Antioxidantien in Lebensmitteln eingesetzt, wirken aber auch im menschlichen Körper noch gegen die Bildung von Nitrosaminen und gegen freie Radikale. Nur einige der Zusatzstoffe sollten Sie sich merken – und nach Möglichkeit meiden.

- Schwefel und seine Verbindungen (Schwefeldioxid und Sulfite). Schon im Abschnitt über Wein wurden die schädlichen Eigenschaften geschildert.
- Natriumnitrit, Natriumnitrat und Kaliumnitrit. Sie werden vor allem zur Haltbarmachung von Fleisch eingesetzt. Sie können an der Bildung von krebserzeugenden Nitrosaminen beteiligt sein.
- Phosphate. Sie werden eingesetzt, wo immer Fleischerzeugnisse aus gekühlten Schlachttieren hergestellt werden (früher waren sie nicht nötig, wenn aus frischer Schlachtung das noch warme Fleisch verarbeitet wurde). Phosphate finden sich auch in Schmelz- und Kochkäse (genannt Schmelzsalze), Brühwürstchen, Cola- und Kakaogetränken.
- Glutamat. Manche Menschen reagieren auf diesen Geschmacksverstärker, der übrigens auch im menschlichen Körper und in vielen Lebensmitteln vorkommt, mit Kopfschmerzen oder Herzrasen.

In Deutschland veröffentlichen die Verbraucherzentralen von Zeit zu Zeit Broschüren über die den Lebensmitteln zugesetzten Stoffe und deren Wirkung. Darin können Sie sich umfassend über alle möglichen Zusätze informieren.

Akzeptable Fertiggerichte

Nachstehend wird eine ganze Reihe von gängigen Fertiggerichten angeführt, die auch auf vielen Imbißbuden- oder Restaurantkarten häufig erscheinen – jeweils mit ihren typischen wichtigen Inhaltsstoffen. Geordnet wurden sie nach dem Verhältnis ihrer Vitalstoffe zu ihrem Kaloriengehalt. Die Bedeutung der Kohlenhydrate und Ballaststoffe wurde dabei entsprechend gewichtet. Der Kalorienwert spiegelt gleichzeitig den Gehalt an Fett und Eiweiß wider, denn die Kohlenhydrate sind ja gesondert erfaßt worden.

Fertigspeisen, die man gelten lassen kann

Vitalfaktor	Essen (100 g)	Kalorien (kcal)	Kohlenhydrate (g)	Ballaststoffe (g)	Magnesium (mg)	Kalzium (mg)	Kalium (mg)
9,0	Pichelsteiner	69	8	2,2	18	25	280
7,8	Krautsalat	57	3,2	2,0	14	32	167
6,1	Bohneneintopf (weiß)	140	18,5	2,6	37	41	338
6,0	Erbseneintopf	106	7,5	4,0	13	18	128
5,0	Spaghetti mit Tomatensauce	215	25,4	4,3	61	80	237
4,8	Kartoffelsalat	120	15	1,8	26	40	240
4,6	Gefüllte Paprika	90	5,2	1,4	13	20	190
4,5	Minestrone	85	4,5	1,7	12	68	92
4,4	Kartoffelsuppe mit Wurst	64	7	1	7	8	96
4,2	Nudelsuppe	28	5	0,2	6	16	24

Fertigspeisen, die man gelten lassen kann

Vitalfaktor	Essen (100 g)	Kalorien (kcal)	Kohlenhydrate (g)	Ballaststoffe (g)	Magnesium (mg)	Kalzium (mg)	Kalium (mg)
3,8	Linseneintopf mit Wurst	113	11,3	1,3	20	22	150
3,8	Nudelsalat	145	20,1	1,8	20	16	137
3,7	Paella	188	17,3	2,7	23	30	209
3,6	Cannelloni	113	9,1	1,1	14	47	145
2,9	Hamburger, einfach	260	28,4	0,5	18	100	310
2,8	Frühlingsrolle	274	24,6	2,3	29	19	259
2,8	Pfannkuchen	75	9,7	0,2	6	33	55
2,8	Spaghetti mit Fleischsauce	225	25,5	1,6	24	50	143
2,4	Zwiebelsuppe	41	3,5	0,3	5	10	20
2,4	Pizza (Salami)	290	27,9	2,0	16	66	137
2,3	Dampfnudeln	95	12,7	0,3	5	19	39
2,2	Käsespätzle	274	22	0,8	20	200	80
2,0	Nasi Goreng	237	25	0,7	23	13	125
2,0	Toast Hawaii	319	18,1	1,0	24	190	152
1,8	Zwiebelkuchen	243	12,3	1,6	11	36	114

Die Tabelle zeigt auf den ersten Blick, daß eigentlich alle Gemüsegerichte, die Kartoffelspeisen und die Nudelgerichte noch ganz akzeptable Werte haben. Bei den Speisen, die unter Faktor 3 liegen, sind die Anteile der Fett- und Eiweißkalorien im Verhältnis zum Vitalgehalt einfach zu hoch. Das trifft sowohl

auf die inhaltsleeren Dampfnudeln und Käsespätzle zu als auch auf die fettgetränkten Hamburger, Pfannkuchen, Frühlingsrollen und Zwiebelkuchen. Quiche Lorraine und Hummersuppe mögen zwar köstlich sein, aber eine vernünftige Ernährung stellen sie nicht sicher – zumindest nicht, solange sie nicht durch Salate, Gemüse oder Obst ergänzt werden.
Auffallend ist übrigens der gewaltige Unterschied zwischen Spaghetti, wenn sie mit Tomatensauce (Faktor 5,0 = hervorragend) oder mit Fleischsauce (Faktor 2,8 = als Säure-Basen-Kost ungeeignet) serviert werden.

Das sollten Sie essen

Fleisch und Wurst, ade! Fisch nur einmal pro Woche. Und ein einziges Ei im ganzen Monat. Schokolade verboten, Zucker verboten, Zigaretten verboten, Alkohol verboten, Cola verboten, Limonade verboten. Ansonsten Berge von Gemüse, Salat und Obst. Kleine Häufchen von Kartoffeln, Reis, Hirse und Nudeln. Manchmal Hülsenfrüchte. Und viel magere Milchprodukte.
Ist das Ihre Diät? Zum Glück nicht. Wenn Sie nach den Regeln dieses Buches vernünftig und mit Genuß essen und – was besonders wichtig ist – sich ausreichend körperliche Bewegung verschaffen, ist eigentlich alles im Lot. Dann sieht die Welt wieder ganz rosig aus.

Der österreichische Ernährungsmediziner Dr. Wolfgang Gruber, Leiter des Instituts für Mineralmedizin in Breitenfurt, bringt die neue, vernünftige Ernährungsform auf drei Punkte:

- Nahrungsmittel weglassen, die im Verhältnis zu den wertvollen Inhaltsstoffen zu fett oder zu energiereich sind.
- Viel Bewegung, um mehr Kalorien zu verbrennen.
- Möglichst gesunde, vollwertige Nahrungsmittel verwenden.

Zu drastische Umstellung der Ernährung, so hat Dr. Gruber erfahren, machen die Menschen einfach nicht mit. Das Ganze muß praktikabel, zumutbar sein.

Die zehn Gebote der Entsäuerungskur

Sie sollen vier Wochen lang eine Ernährungsweise praktizieren, die für Sie zumutbar ist, die Ihnen auch noch Spaß und Ihren Körper gesund macht. Zehn Gebote sollten Sie dabei beherzigen.

- Während der vier Wochen – aber nicht für immer – sollten Sie auf Alkohol verzichten. Das fördert den wichtigen Entgiftungsprozeß.
- Während der vier Wochen sollten Sie das Rauchen einstellen. Wenn Ihnen der vorübergehende Verzicht auf Alkohol oder Rauchen allzu schwer fällt, sollten Sie über eine medizinisch fundierte Entwöhnung nachdenken.
- Während der vier Wochen sollten Sie konsequent Sport treiben bzw. sich körperliche Bewegung durch geeignete Arbeit verschaffen. Wenn Sie Sport gewöhnt sind: dreimal wöchentlich 30 bis 60 Minuten Ausdauertraining. Öfter ist nicht verboten. Wenn Sie es aber nicht gewöhnt sind, sollten Sie mit dem schon beschriebenen Walkingprogramm beginnen, bis Sie sich fit genug fühlen. Anfänger sollten jeden Tag eine halbe Stunde Walking machen – und zwar mit allmählich ansteigendem Tempo (von 4,5 bis sieben oder acht Kilometer pro Stunde – also zweieinhalb bis vier Kilometer Tagespensum).
- Während der vier Wochen sollten Sie einmal pro Woche eine Sauna besuchen. Wenn Sie sich Massagen verschreiben lassen können, haben Sie einen zusätzlichen positiven Effekt.
- Sie sollten jeden Tag mindestens zweieinhalb Liter geeignete Flüssigkeit trinken (Sportler brauchen mehr!).
- Während der vier Wochen sollten Sie versuchen, möglichst vor 19 Uhr und nie nach 19.30 Uhr zu Abend zu essen.
- Sie sollten möglichst nicht nach 23 Uhr zu Bett gehen.
- Während der vier Wochen sollten Sie zur Unterstützung der Darmtätigkeit morgens einen schwachen Teelöffel Bit-

tersalz, Glaubersalz oder F. X.-Passagesalz in einem Viertelliter lauwarmem Wasser auflösen und trinken.
- Während der vier Wochen sollten Sie einmal wöchentlich ein Basenbad nehmen.
- Während der vier Wochen sollten Sie täglich dreimal zwei Basentabletten zur Entsäuerung einnehmen.

Wohlgemerkt, das alles ist kein Muß, sondern eine Empfehlung. Sie sind schließlich selbst für sich verantwortlich. Lassen Sie sich nicht gleich entmutigen. Probieren Sie einfach aus, welche der Gebote Sie leicht und welche Sie schwer einhalten können, und denken Sie an die positive seelische Wirkung von Bewegung.

Tips für den Einkauf

Was Sie im Haus haben sollten

Für welche der aufgeführten Mahlzeiten Sie sich auch entscheiden - ein paar Grundbestandteile sind dafür immer notwendig. Nachstehend die wichtigsten Dinge, die Sie für die Entsäuerungswochen brauchen.

Obst und Gemüse

Obst und Gemüse der Saison - greifen Sie nach allem, was Ihnen günstig oder verlockend erscheint.

Nährmittel

- Kartoffeln der allerbesten Qualität (nehmen Sie gleich eine größere Menge mit - Kartoffeln sind eines der Hauptnahrungsmittel)
- Naturreis (Sie wissen schon, wegen des Vitalstoffhäutchens)
- Vollkornnudeln (Spaghetti, breite Nudeln, Spiralen)
- Haferflocken (am besten die kernigen aus Vollkorn)

- Vollkornbrot, -brötchen, Roggenbrot, Pumpernickel, Knäkkebrot
- Getreideschrot (Weizen-, Roggen-, Dinkelschrot)
- Hülsenfrüchte wie Linsen, Bohnen, Erbsen (nur für eilige Köche aus der Dose)
- Vollkornmehl (Type 1700)
- Bindemittel (Stärke, Vollkornmehl, Saucenbinder)

Kräuter und Gewürze

- Stets frische Kräuter zum Würzen bzw. als Brotbelag
- Gemüsebrühe (als Brühwürfel oder gekörnt, in Reformläden oder gut sortierten Lebensmittelgeschäften) statt Fleischbrühe (die ist »sauer«)
- Süßstoff (Tabletten und flüssiger Süßstoff)
- Knoblauch (nur, wenn Sie ihn mögen)
- Tomatenmark (kleine Döschen)
- Chilipulver und Curry
- Cumin (Kreuzkümmel) und Kümmel (gemahlen)
- Rosmarin (gemahlen) und Safran (oder Kurkuma = Gelbwurz)
- Kräuteressig (Obstessig ist gut, aber Geschmackssache)

Fett und Öl

- Halbfettbutter oder -margarine (wegen der Kalorien) als Brotaufstrich
- Distelöl oder Leinöl (wegen der mehrfach ungesättigten Fettsäuren) zum Anrichten von Salat
- Olivenöl (wegen der einfach ungesättigten Fettsäuren) zum Anbraten und für Salat

Konserven

- Tofu = Sojaquark (Reformhaus)
- Bambussprossen
- Sojakeime

- Schwarze oder grüne Oliven
- Fettreduzierte Würstchen

Milch und Milchprodukte
- Milch, teilentrahmt (1,5 Prozent)
- Käse (halb- bis dreiviertelfett)
- Diätjoghurt (rechtsdrehende Milchsäure) mit Früchten
- Reibekäse (Parmesan)

Tiefkühlkost
- Spinat (durchpassiert)
- Blattspinat
- Gemüsemais
- Champignons
- Suppengemüse
- Erbsen
- Grüne Bohnen
- Brokkoli

Getränke
- Mineralwasservorrat (still)
- Naturbelassene Frucht- oder Gemüsesäfte
- Kräutertees (z.B. Pfefferminz, Kamille, Lindenblüten, besser kein Früchtetee, kein Malven- und kein Matetee)
- Schwarzer oder grüner Tee

Es ist auf alle Fälle günstig, wenn alkoholische Getränke erst gar nicht im Haus vorhanden sind, damit Sie nicht in Versuchung geraten. Sollte überraschend Besuch erscheinen, so kann man kurzfristig auch in Gaststätten oder an Tankstellen Bier oder Wein erhalten.

Rezepte für 28 gesunde Tage

Das 4-Wochen-Entsäuerungsprogramm

Das Entsäuerungsprogramm, das hier vorgeschlagen wird, ist kein strenger Diätplan. Die Tagesmenüs entsprechen einer Enährungsweise, bei der die Kalorien insgesamt knappgehalten sind, damit auch der Abbau von Übergewicht zur allgemeinen Gesundung beiträgt. Ansonsten ist die Zusammenstellung der Speisepläne so gewählt, daß vor allem vitamin- und vitalstoffreiche, kalzium-, magnesium- und kaliumhaltige Nahrungsmittel zum Zug kommen. Auch Eisen, Zink, Mangan und Selen sind gut vertreten. Auf diese Weise kann kein Vitaminmangel auftreten, und das Gleichgewicht zwischen Säurebildnern und Basenspendern bleibt gewahrt.
Die Rezepte sind jeweils für eine Person berechnet. Wenn Sie zu zweit oder zu mehreren mitmachen wollen, müssen Sie die angegebenen Mengen entsprechend multiplizieren.

Wählen Sie sich Ihre Diättage aus

Nun gibt es bekanntlich bei jedem Menschen Nahrungsvorlieben und bestimmte Abneigungen. Deshalb sollten Sie sich die angebotenen Menüpläne erst einmal durchsehen und dabei alle Tagesvorschläge ankreuzen, die Sie mögen.
Sie werden mit Sicherheit so viele Tagespläne finden, die Ihnen zusagen, daß Sie sich daraus Ihre 4-Wochen-Entsäuerungsdiät selbst und ganz individuell zusammenstellen können.

Schielen Sie nicht nur nach den Kalorien

Wenn Sie besonders auf Kalorien achten, können Sie auch nach den Kalorienangaben zu jedem vorgeschlagenen Entsäuerungstag vorgehen. Sie werden erstaunt sein, wenn Sie bemerken, daß an bestimmten Tagen rund 800 Kilokalorien, an anderen Tagen aber 1500 Kilokalorien und mehr vorgesehen sind. Das kommt daher, weil dieser Ernährungsplan

nicht als vordergründige Schlankheitskur zusammengestellt wurde. Er soll diesen Effekt eigentlich nur nebenbei haben, in erster Linie aber Ihrer Gesundheit dienen. Eine niedrige Kalorienanzahl bedeutet auch nicht automatisch einen schnellen Gewichtsverlust, da ein Organismus, der an reichliches Essen gewöhnt ist, zunächst einmal auf Spargang umschaltet und mit erstaunlich wenig Kalorien auskommt. Im Vordergrund stand das Bemühen, eine ausgewogene und abwechslungsreiche Säure-Basen-Diät zusammenzustellen, die auch noch Spaß macht.
Sie sollen körperlich aktiv sein und Ihre Energiereserven dadurch steigern. Sie sollen auch Ihrem Magen und Darm etwas zu tun geben, damit sie gesunden, und ihnen die Stoffe zuführen, die sie brauchen.

Warum nicht Borstenvieh und Schweinespeck?

Manch einer wird vielleicht einwenden, daß die Einführung von Schweinespeck, Schweinefleisch überhaupt, in diese Diätpläne doch jeglicher Vernunft widerspricht. Da haben Sie nicht recht.

- Erstens kann jeder die Specktage weglassen, wenn er etwas gegen Schweinefleisch hat.
- Zweitens ist Schweinefett reicher an einfach ungesättigten Fettsäuren als Maiskeimöl, Sonnenblumenöl und Sojaöl.
- Drittens sind die vorgeschlagenen Mengen in keinem Fall besorgniserregend.
- Viertens fällt es einem Menschen, der bisher recht ungesund gelebt hat, erheblich leichter, eine Diät einzuhalten, wenn sie wenigstens ein bißchen nach »normalem« Essen schmeckt.

Je weniger Diättage Sie finden, die Ihrem Geschmack entsprechen, desto öfter müssen Sie eben das gleiche essen. Wer nicht so wählerisch ist, kann sich ebensogut exakt nach den Plänen richten. Er kann aber auch ganze Tage beliebig vertauschen –

je nachdem, was an Resten von Nahrungsmitteln übriggeblieben ist, die er dadurch besser verwerten kann.
Hier soll ja schließlich nicht die teuerste, verschwenderischste oder an Nahrungsabfällen reichste Ernährungsform vorgestellt werden, sondern die gesündeste, rationellste, praktischste und preiswerteste.

Die vier Regeln für eine erfolgreiche Diät

Regel Nummer eins: Wann immer Sie essen, sollen Sie sich fröhlich zu Tisch setzen.
Regel Nummer zwei: Was immer Sie essen, soll Ihnen schmecken.
Regel Nummer drei: Absolute Verbote gibt es nicht. Es gibt nur den Appell, bestimmte Nahrungsmittel wegzulassen, weil sie eher schaden als guttun.
Regel Nummer vier: Sie haben immer die Möglichkeit, durch Einnahme zusätzlicher Basenpräparate einen Mangel oder eine kleine Sünde auszugleichen.
Wenn Sie diese vier Grundregeln für eine erfolgreiche Diät beachten, werden Sie sich nach einiger Zeit auf alle Fälle gesünder und fitter fühlen als vorher.

1. WOCHE

Montag, der Einstiegstag

Frühstück

200 g Obstsalat (je nach Saison, mit flüssigem Süßstoff süßen) • 1 Scheibe Vollkornbrot oder 1 Vollkornbrötchen • 2 Tassen Kräutertee (ca. 400 kcal)

Obstsalat: Die Früchte kleinschneiden, Zitrone auspressen, mit dem Saft und etwas flüssigem Süßstoff anmischen. Ein Hauch weißer Pfeffer gibt dem Obstsalat den rechten Pfiff.

Mittagessen

Waldkirchener Basensuppe (ca. 300 kcal)

300 g Gemüse, je nach Angebot: gemischt aus Karotten, Sellerie, Petersilienwurzel, Pastinaken, Zwiebel • 1 Knoblauchzehe (wer's nicht mag, läßt sie weg) • 1 Lorbeerblatt • 1 Nelke • etwas Muskatnuß • Meersalz • Gewürzkräuter wie Petersilie, Schnittlauch, Kerbel

Für den Obstsalat: *insgesamt 200 g Orange, Zitrone, Apfel oder Birne, Banane, Kiwi (auch Beeren, Kirschen möglich)*

Gemüse gut säubern, putzen, in kleine Würfelchen schneiden, mit 1/2 l Wasser aufgießen, würzen, aufkochen und 20 bis 30 Minuten ziehen lassen. Wer es gern sämig hat, passiert die Suppe durch ein Sieb. Mit Gewürzkräutern bestreuen.

Abendessen

Ofenkartoffeln mit Gorgonzola (ca. 450 kcal)

200 g Kartoffeln • 40 g Gorgonzola (Magerstufe) • 60 g Chinakohl (oder Endivien oder Kopfsalat) • Essig • Olivenöl • Kümmel

Kartoffeln waschen, bürsten, mit Kümmel bestreuen, in Alufolie einwickeln (nicht zu eng) und im Backrohr auf dem Rost 40 bis 50 Minuten bei 200 °C garen. Die Folie öffnen, Kartoffeln aufschneiden, Gorgonzola streifenweise in den Schnitt legen, im noch warmen Ofen 5 Minuten zerfließen lassen. Den Chinakohl streifig schneiden, mit Essig und Öl anmachen. Die Kartoffeln können Sie dann aus der Folie löffeln.

Dienstag, der Gewöhnungstag

Frühstück

1 Scheibe Vollkornbrot • 10 g Margarine, halbfett • 1 hartgekochtes Ei • 1 Apfel • 3 Tassen Schwarztee (ca. 410 kcal)

Das Ei in Scheiben schneiden, das Margarinebrot damit belegen.

Mittagessen

Kräutersuppe, Zucchini mit Schweinelendchen (ca. 540 kcal)

1/4 l Gemüsebrühe • 50 g Kräuter der Saison, z. B. Petersilie, Kerbel, Estragon • 100 g Kartoffeln • 100 g Zucchini • 80 g Schweinefilet • 200 g Wasser- oder Honigmelone

Kräuter hacken, mit etwas Jodsalz und Gemüsebrühe aufkochen, 10 Minuten ziehen lassen. Zucchini und Kartoffeln in Scheiben schneiden. Die Kartoffeln in etwas Salzwasser 10 Minuten garen, dann die Zucchini dazu, nochmals 15 Minuten kochen lassen. Wer mag, kann das Gemüse mit etwas angerührter Speisestärke oder einem schwachen Eßlöffel Mehl, in Wasser angerührt, binden. Nach der Zugabe von Mehl noch 5 Minuten kochen lassen. Die Schweinelende in etwa fingerdicke Scheiben schneiden, kurz in einer mit Olivenöl ausgewischten Pfanne rösten (jede Seite 3 Minuten), mit Pfeffer, Salz und Rosmarinpulver würzen. Zum Nachtisch erfrischt die Melone.

Abendessen

Borschtsch (russische Krautsuppe) mit Tofu (ca. 470 kcal)

100 g rote Bete (aus dem Glas oder aus der Dose; bei frischen roten Beten müssen Sie die Knolle vorgaren) • 80 g Sauerkraut • 1 Salz- oder Essiggurke • 100 g Tofu • Salz, weißer Pfeffer, Nelkenpfeffer (Nutmeg) • 1 EL Essig • 1/4 Ananas, frisch

Rote Bete und Gurke in Streifen oder Stifte schneiden, Sauerkraut mit der Schere etwas zerkleinern (die langen Fäden sind nicht gut in einer Suppe zu essen); in 1/3 bis 1/2 l Wasser aufkochen und 10 Minuten ziehen lassen. Während der letzten 2 bis 3 Minuten geben Sie den in Würfel geschnittenen Tofu dazu. Wenn Sie nicht so sehr auf die Linie achten müssen, können Sie pro Teller einen Eßlöffel saure Sahne zufügen. Hinterher gibt es noch die frische Ananas als Nachtisch.

Zu diesem – sehr vereinfachten – Leibgericht der Russen passen Vollkornbrot oder -brötchen.

Mittwoch, der Gemüsetag

Frühstück

200 g Obstsalat (je nach Saison, mit flüssigem Süßstoff süßen; Rezept siehe Seite 220) • 1 Scheibe Vollkornbrot oder 1 Vollkornbrötchen • 2 Tassen Kräutertee (ca. 400 kcal)

Mittagessen

Tomatensuppe, Reis mit Speckrosenkohl (ca. 550 kcal)
2 Tomaten (bzw. 1/2 Döschen Tomatenmark) • 1 EL Bindemittel (Stärke, Mehl) • 1/4 l Gemüsebrühe • 1 TL Oregano, getrocknet • 200 g Naturreis, gekocht (= ca. 50 g roh) • 150 g Rosenkohl (frisch oder tiefgekühlt) • 30 g magerer Speck • Olivenöl • 120 g Erdbeeren, frisch

Für die Suppe die beiden Tomaten achteln, sie in etwas Olivenöl anbraten, nach 5 Minuten mit der Gemüsebrühe aufgießen und 15 Minuten köcheln lassen. Dann das Bindemittel in etwas kaltem Wasser anrühren, Salz und Oregano zugeben, noch 5 Minuten kochen lassen.
Den Naturreis in gesalzenem Wasser oder Gemüsebrühe aufkochen und 30 Minuten gar ziehen lassen. Den geputzten Rosenkohl mit etwas Olivenöl und dem kleingeschnittenen Speck anbraten, dann mit 1/8 l Wasser aufgießen, geringfügig salzen und pfeffern, 15 Minuten garen. Die Röschen dürfen gern noch etwas bißfest sein. Sie werden (mit der Kochflüssigkeit) auf dem Reis angerichtet.
Die Erdbeeren kommen als Nachtisch. Zuckern ist nicht angebracht. Wenn Sie es unbedingt süß wollen, dann ein paar Spritzer flüssigen Süßstoff mit Zitronensaft vermischen, die halbierten Erdbeeren damit beträufeln. Wenn Sie frische Pfef-

ferminze bei der Hand haben, schneiden Sie sie in feine Streifen und mischen sie ebenfalls unter die Erdbeeren – ein aparter Geschmack.

Abendessen
Grüne Beef-Bohnen (ca. 370 kcal)
200 g grüne Bohnen (frisch oder tiefgekühlt) • 60 g Corned beef • 100 g gegarte Pell- oder Salzkartoffeln oder fettarm zubereitete Bratkartoffeln • 1 Pfirsich (oder 1 kleine Schüssel Kirschen, Schattenmorellen oder 2 Pflaumen)

Die Bohnen entfädeln, waschen (entfällt bei Tiefkühlware), in 2 EL Wasser gar dünsten (10 bis 15 Minuten). Dann das zerkleinerte Corned beef einfach darunter mischen. Dazu gibt es die Kartoffeln, als Nachspeise das Obst.

Donnerstag, der Eintopftag

Frühstück
2 Scheiben Pumpernickel (je 45 g) • 30 g Frischkäse, halbfett mit Kräutern • 1 Kiwi • 1 Orange • 2 Tassen beliebiger Kräutertee (ca. 350 kcal)

Mittagessen
Gemüse-Pichelsteiner mit Speck (ca. 640 kcal)
Je 50 g Weißkraut, Möhren, Sellerie, Zwiebeln • 100 g Kartoffeln • 40 g magerer Speck • Salz, weißer Pfeffer • Petersilie • Muskat • 1 Lorbeerblatt • 1/4 l Gemüsebrühe • 1 Joghurt, fettarm mit Früchten

Schneiden Sie Kraut, Möhren, Zwiebeln, Sellerie in Stückchen von 1 bis 2 cm (nicht in Scheiben!). Würzen Sie mit dem in kleine Würfelchen geschnittenen Speck, Salz, Petersilie, Pfeffer und Muskat. Dann das Ganze noch mit der Gemüsebrühe übergießen. Sie können den Topf auf dem Herd oder im Backrohr ca. 50 Minuten sanft kochen lassen. Dann geben Sie die in Scheiben geschnittenen, dünn geschälten Kartoffeln obendrauf und lassen sie in nochmals 30 Minuten gar werden. Der Früchtejoghurt rundet als Nachtisch dieses ideale Basenessen ab.

Abendessen

Spaghetti mit Tomatensauce (ca. 340 kcal)

300 g Spaghetti, gekocht (= ca. 100 g roh) • 2 Tomaten • 1/2 Döschen Tomatenmark • 100 g Salatgurke • 100 g Rettich • 1 EL Reibekäse (z. B. Parmesan) • 1 Birne

Für die Sauce Tomaten vierteln, in wenig Öl andünsten, mit 1/4 l Wasser 15 Minuten weiterdünsten. Tomatenmark darunterziehen, mit 2 TL Oregano, Pfeffer und Salz, eventuell etwas Cayennepfeffer, abschmecken, noch 5 Minuten ziehen lassen. Salatgurke und Rettich gleichermaßen raffeln (auf einer groben Reibe), so ist beides bekömmlicher. Mit Essig und Öl, frischen Kräutern wie Borretsch oder Schnittlauch und etwas Pfeffer anmachen. Die Spaghetti frisch kochen, Bißfestigkeit prüfen, abgießen und sofort servieren. Sauce und Käse drüber, fertig! Hinterher kommt noch die Birne.
Manche Nudelprodukte aus Vollkorn brauchen etwas längere Kochzeiten als die aus Weißmehl hergestellten Teigwaren. Das sollten Sie bei der Zubereitungszeit bedenken.

Freitag, der fleischlose Tag

Frühstück

1 Scheibe Vollkornbrot (80 g) • 50 g Radieschen • 80 g Tomate • 10 g Margarine, halbfett • 2 Tassen Kräutertee (ca. 300 kcal)

Mittagessen

Fenchel mit Käse und breiten Nudeln (ca. 410 kcal)

2 mittelgroße Fenchelknollen (ca. 200 g) • 2 EL (= 15 g) Parmesankäse • 180 g gekochte breite Nudeln • 1 Strauß Saisonkräuter • 1 Päckchen helle Sauce • 125 g frische Mango

Halbierten und geputzten Fenchel (ein bißchen von dem Grün darf dranbleiben) in wenig Salzwasser 15 Minuten garen, abtropfen lassen, auf einer Platte mit dem Parmesan bestreuen, kurz überbacken. Das Kochwasser füllen Sie auf einen $1/4$ l auf, quirlen den Inhalt des Saucenpäckchens hinein und kochen die Sauce auf. Erst dann die frischgehackten Kräuter (z.B. Dill, Estragon, Schnittlauch, Petersilie) unterziehen. Die inzwischen 8 Minuten gekochten Bandnudeln abgießen und alles sofort servieren. Die Mango schließt den Magen.

Abendessen

Butterbrot mit Obst (ca. 620 kcal)

1 Scheibe Vollkornbrot • 1 Vollkornbrötchen (darf ruhig vom Vortag sein) • $1/4$ Apfel • 1 Clementine • 2 Feigen, getrocknet

Das ideale Essen für Menschen, die sich nicht gern viel Arbeit machen: Brot und Brötchen mit der Butter dünn bestreichen. Frisches Obst und die Feigen dazu – fertig.

Samstag, der pikante Tag

Frühstück

4 EL Haferflocken • 80 g Milch • 80 g Wasser • 60 g Erdbeeren (oder andere Beeren) • 2 Tassen Kräutertee (ca. 280 kcal)

Die Haferflocken mit einer Prise Salz, der Milch und dem Wasser aufkochen, 5 Minuten ausquellen lassen, nach Bedarf mit Süßstoff süßen. Die Erdbeeren geschnitten untermischen.

Mittagessen

Curry-Weißkraut mit Kartoffeln (ca. 340 kcal)

150 g Weißkraut • 200 g Kartoffeln • 12 g Weizenkeim- oder Olivenöl • 80 g Zwiebeln • 50 g Tomatenmark • 1 EL Currypulver • 1 Prise Nelkenpfeffer • Kümmel, weißer Pfeffer • 1/2 l Gemüsebrühe

Weißkraut fein schneiden oder hobeln; Kartoffeln würfeln, Zwiebeln in feine Ringe schneiden. Im heißen Öl 5 Minuten unter ständigem Rühren alles anbraten. Gemüsebrühe, Currypulver, Tomatenmark und sonstige Gewürze dazugeben, mindestens 1 Stunde lang sanft kochen lassen. Ein pikanter und sättigender Eintopf, der auch gar nicht nach einer Nachspeise verlangt.

Abendessen

Linsen mit Kräutertofu (ca. 520 kcal)

120 g Linsen, roh • 1 Zwiebel • 1 Lorbeerblatt • 80 g Kräutertofu • 120 g Obstsalat

Wenn Sie keine gegarten Linsen aus der Dose verwenden (dann ca. 250 g), die rohen Linsen über Nacht einweichen, dann im Einweichwasser (sonst gehen Mineralien verloren!) mit der kleingeschnittenen Zwiebel, etwas Salz und dem Lorbeerblatt gar kochen (1 1/2 Stunden). Den Tofu (gibt es in Reformhäusern bereits fertig gewürzt) in kleine, appetitliche Würfel schneiden und unter die Linsen mischen. Zum Nachtisch Obstsalat nach dem Rezept auf Seite 261.
Sie können - müssen aber nicht - das Linsengericht mit einem Schuß Essig abschmecken. Das ist in vielen Gegenden Deutschlands die klassische Art, Hülsenfrüchte zu würzen.

Sonntag, der Schlemmertag

Frühstück

2 Scheiben Graubrot (90 g) • 30 g Chesterhalbfettkäse • 1 Pfirsich • 1/4 Ananas, frisch • 2 Tassen Kräutertee (ca. 370 kcal)

Mittagessen

Erbsensuppe, Gemüse-Lasagne (ca. 700 kcal)

8–10 grüne Lasagneteigblätter (je nach Größe) • 250 g Saisongemüse, z.B. Blumenkohl, Brokkoli, Möhren, Spargelabschnitte, grüne Bohnen, Porree, Gemüsemais, Paprikaschoten, Champignons • 1 Päckchen helle oder Béchamelsauce • 50 g geriebener Käse • 50 g Mozzarella • 1 EL Olivenöl

Gemüse putzen, waschen, in appetitliche Stückchen schneiden, in Salzwasser gemeinsam ca. 15 Minuten garen. Gleichzeitig die Lasagneblätter in Salzwasser »al dente« kochen – es macht nichts, wenn sie noch recht bißfest sind.
In der geölten Auflaufform abwechselnd Lasagneblätter und Gemüsestückchen, darüber etwas von der Béchamelsauce und dem geriebenen Käse einfüllen. Ganz oben sollte Gemüse sein, mit dem Rest Mozzarella bzw. Reibekäse garniert. Im Ofen 30 bis 40 Minuten bei mittlerer Hitze (180 bis 200 °C) backen.
Die Erbsensuppe zu diesem Menü nehmen Sie einfach aus der Fertigpackung, denn der Rest dauert noch lange genug.

Abendessen

Pfifferling-Rührei auf Roggenbrot (ca. 370 kcal)

100 g Pfifferlinge (aus der Dose oder frisch) • 1 Ei • 2 TL Olivenöl • frische Kräuter, vorrangig Petersilie • 1 Apfel

Geht nach dem aufwendigen Mittagessen ganz schnell: Ei verquirlen, Pfifferlinge mit dem Öl in die Pfanne, heiß werden lassen, das verquirlte Ei dazu, 5 Minuten garen lassen, dazwischen zweimal durchrühren. Vor dem Servieren die gehackten Kräuter drüber streuen, auf einer Scheibe Roggenbrot servieren. In den Apfel können Sie zum Nachtisch beißen, wie er ist.

2. WOCHE

Montag, der fernöstliche Tag

Frühstück
1 Scheibe Pumpernickel (45 g) • 30 g Frischkäse, halbfett mit Kräutern • 1 Kiwi • 1 Orange • 2 Tassen beliebiger Kräutertee (ca. 350 kcal)

Mittagessen
Ingwer-Spinat mit Mais (ca. 390 kcal)
150 g Blattspinat (tiefgekühlt) • 60 g Gemüsemais • 50 g Schalotten (oder Lauch oder Zwiebeln) • 1 TL Ingwer • 1 TL Currypulver • 1 Prise Cayennepfeffer (Chili) • 1 Vollkornbrötchen • 100 g Guave oder 6 Litschis

Der Spinat wird mit den feingeschnittenen Schalotten mit ½ Tasse Wasser in den Topf gegeben. 5 Minuten kochen. Dann kommt der bereits gare Mais mit den Gewürzen, etwas Zucker und Salz dazu. Nochmals 5 Minuten ziehen lassen – fertig. Dazu gibt es das etwas profane Vollkornbrötchen.
Sie können zu diesem Gericht auch ein oder zwei gebratene Kochbananen essen. Der exotische Geschmack verstärkt sich noch durch den Genuß von Guave bzw. Litschis.

Abendessen

Tofu Goreng mit Bambussprossen (ca. 480 kcal)

100 g Tofu • 2 Kartoffeln • 100 g Bambussprossen (Dose) • 1 Stück (1/4) Salatgurke • etwas Petersilie • 1 Messerspitze Chilipulver • 2 Knoblauchzehen • 2 EL Limonen- oder Zitronensaft • 2 EL milde Sojasauce • 2 EL Öl

Der Tofu wird gewürfelt, in dem feingeschnittenen oder gepreßten Knoblauch gewälzt (wenn Sie das mögen; ansonsten lassen Sie es weg). Danach die Würfel in wenig Öl allseitig anrösten. In einer zweiten Pfanne die in Scheiben geschnittenen Kartoffeln in etwas Öl braten. Wenn sie gar sind, die in Scheiben geschnittenen Bambussprossen und die Tofuwürfel untermischen, etwas salzen und wärmen. Aus dem restlichen Knoblauch, dem Chili, dem Limonensaft und der Sojasauce mischen Sie die feurige Sauce. Rohe Gurkenscheiben und die Happen aus dem Kartoffel-Tofu-Bambusgericht werden mit dieser Sauce nach Belieben beträufelt und verzehrt.

Dienstag, der italienische Nudeltag

Frühstück

1 Scheibe Vollkornbrot (80 g) • 50 g Radieschen • 80 g Tomate • 10 g Margarine, halbfett • 2 Tassen Kräutertee (ca. 300 kcal)

Mittagessen

Gemüsebrühe, Tagliatelle mit Erbsen (ca. 620 kcal)

Gemüsebrühwürfel • 100 g Tagliatelle • ein paar Streifchen Speck oder roher Schinken (20–30 g) • 125 g Erbsen (tiefgekühlt oder Dose) • 1/2 Zwiebel • 1 TL Basilikum (oder 4–5 frische Basilikumblätter) • 1/8 l Milch • Olivenöl • 1 Orange

Nehmen Sie für das Hauptgericht am besten gleich die doppelte Menge Nudeln – für den Nudelsalat am Abend.

Die Gemüsebrühe macht sich fast von selbst. Die Nudeln werden in Salzwasser nach Vorschrift gegart; inzwischen die Erbsen in dem Öl etwas anbraten. Dann Milch, Prise Salz und Basilikum dazugeben, aufkochen, 10 bis 15 Minuten ziehen lassen. Die Erbsensauce soll nicht zu flüssig sein – notfalls mit etwas Saucenbinder nachhelfen. Nudeln abgießen, heiß in eine Schüssel füllen: Erbsensauce darüber, mischen – fertig. Die Orange gibt's hinterher.

Abendessen
Roter Nudelsalat (ca. 520 kcal)
100 g vom Mittag aufgehobene Tagliatelle • alle roten Gemüse, insgesamt 200 g: rote Paprika, Tomaten, rohe Möhren, Radieschen, Chilis (Vorsicht, scharf), Radicchio (Vorsicht, bitter), gegarte rote Bete, rote Zwiebeln • 60 g beliebiger Hartkäse • 1 EL Öl • 3 EL Essig (sehr apart eine Mischung aus 2 EL Kräuteressig und 1 EL Aceto balsamico)

Gemüse bzw. Salat putzen, appetitlich kleinschneiden, den Käse in Stifte oder Würfelchen schneiden, die Nudeln mit der Küchenschere etwas handlicher kürzen, alles zusammen in Essig und Öl anrichten.

Mittwoch, der griechische Tag

Frühstück
4 EL Haferflocken • 80 g Milch • 80 g Wasser • 60 g Erdbeeren (oder Heidelbeeren etc.) • 2 Tassen Kräutertee (ca. 280 kcal)

Die Haferflocken mit einer Prise Salz, der Milch und dem Wasser aufkochen, 5 Minuten ausquellen lassen, nach Bedarf mit Süßstoff süßen. Die Erdbeeren geschnitten untermischen.

Mittagessen

Fassolia: Bohnen mit Tomaten (ca. 590 kcal)

200 g weiße Bohnenkerne, am Vortag eingeweicht • 100 g Zwiebeln • 150 g Tomaten • 1 Knoblauchzehe • etwas Minze, ersatzweise Petersilie • etwas Olivenöl • 100 g Trauben

Bohnen im Einweichwasser weich kochen (1/2 Stunden). Die geachtelten Tomaten mit Knoblauch, gehackter Zwiebel, Öl, einer Prise Zucker und der Minze anbraten, 10 Minuten kochen lassen. Die weichen Bohnen dazugeben, kräftig aufkochen – fertig. Dazu gibt es eine Scheibe Roggen- oder Dinkelbrot. Zum Abschluß die Trauben.
Fassolia schmeckt noch besser, wenn man die darin enthaltenen Tomaten vor dem Anbraten durch kurzes Überbrühen enthäutet.

Abendessen

Lahanosalata: Bunter Paprika-Kraut-Salat mit Ei (ca. 420 kcal)

150 g feingeschnittenes Weißkraut • je 1/2 gelbe, rote und grüne Paprikaschote • 1/2 feingehackte Zwiebel • je 1 Prise Zucker, Salz, Pfeffer • Essig, Öl • 1 hartgekochtes Ei

Die griechischen Experten bearbeiten das Weißkraut mit einem Holzhammer, bis es mürbe wird. Sie können das auch tun – oder es lassen. Wer Verdauungsprobleme hat, tut besser daran, das Kraut kurz aufzukochen, damit es geschmeidiger (und verdaulicher) wird. Paprika werden geputzt, die Zwiebel wird gehackt. Gewürze, Essig und Öl miteinander verschlagen, Kraut, Zwiebeln und Paprikastreifen untermischen, mit dem in Scheiben geschnittenen Ei garnieren. Dazu eine Scheibe Roggenbrot.

Donnerstag, der ungarische Tag

Frühstück

2 Scheiben Roggenbrot (90 g) • 30 g Chesterhalbfettkäse • 1 Pfirsich • 1/4 Ananas, frisch • 2 Tassen Kräutertee (ca. 370 kcal)

Mittagessen

Bohnen mit Letscho und Rosmarinkartoffeln (ca. 390 kcal)
120 g grüne Bohnen • 120 g Paprikaschoten • 2 Tomaten • 50 g Zwiebeln • 100 g Kartoffeln • 1 Debrecziner Würstchen • etwas Salz und gemahlener Rosmarin

Letscho ist ein ungarisches Nationalgericht: ein gedünstetes Gemüse aus Paprikaschoten, Tomaten, Zwiebeln und süßem Paprikapulver. In diesem Rezept wird es mit grünen Bohnen kombiniert, die mit den gewürfelten Kartoffeln gesondert gar gekocht werden. Paprika, Tomaten und Zwiebeln werden geputzt, mit dem Paprikapulver und dem Salz in etwas Öl gedünstet. Kurz bevor es gar ist, kommen Bohnen, Kartoffeln und das in feine Scheibchen geschnittene Würstchen hinzu. Debrecziner Würstchen stammen aus der alten ungarischen Stadt Debrecen. Sie bestehen aus einem Gemisch von Schweinefleisch und Speck, das recht herzhaft gewürzt wird.

Abendessen

Heiducken-Kartoffeln (ca. 460 kcal)
200 g Kartoffeln • 30 g Räucherspeck • 50 g Zwiebeln • 2 EL Petersilie • 1 TL Paprika, edelsüß • 1 EL Olivenöl (statt landesüblichem Schweineschmalz) • eingelegte Paprikaschoten • 1/4 Ananas als Nachspeise (vom Frühstück übrig)

Heiducken waren ursprünglich ungarische Hirten, die später das Land als Söldner gegen die morgenländischen Angreifer verteidigten. Ihnen ist dieses köstliche Basenrezept gewidmet. Eine Version mit Debreczinern gab es nur an hohen Feiertagen, Sie kochen für das Abendessen die Werktagsversion: Den Speck in winzige Würfel schneiden, in der Pfanne auslassen. Dann die kleingeschnittenen Zwiebeln dazu, bis sie goldblond werden. 1 EL Wasser dazu, Salz und Paprika hinein, Deckel drauf, bei ganz kleiner Hitze dünsten lassen. Die Kartoffeln roh in dünne Scheiben schneiden, in einer zweiten Pfanne in Öl knusprig braten. Die gehackte Petersilie darüber streuen. Dazu gibt es eingelegte Gurken sowie scharfe und milde Paprikaschoten. Wer zu scharfe erwischt, kann mit der Ananas die Schärfe mildern.

Freitag, der chinesische Tag

Frühstück

200 g Obstsalat (je nach Saison, mit flüssigem Süßstoff und Zitronensaft würzen) • 1 Scheibe Vollkornbrot oder 1 Vollkornbrötchen • 2 Tassen Kräutertee (ca. 400 kcal)

Mittagessen

Brokkoli, chinesisch, mit Pilzen und Reis (ca. 460 kcal)

200 g Brokkoli • 6 getrocknete chinesische Mu-Err-Pilze • 1/2 Zwiebel • 2 EL milde Sojasauce • 2 EL Olivenöl • etwas Gemüsebrühe • 3 TL Stärkemehl (oder Saucenbinder) • 70 g Naturreis • 1 Banane

Pilze in kleiner Schüssel mit lauwarmem Wasser 1/2 Stunde einweichen. Den Reis mit der gut doppelten Menge Wasser und etwas Gemüsebrühepulver aufkochen, 30 Minuten ausquellen lassen. Brokkoli putzen und mundgerecht schneiden, Zwiebel würfeln. Pilze abgießen, Stiele entfernen, in Viertel schneiden. Öl in der Pfanne erhitzen, Zwiebeln anbraten, Brokkoli und Pilze dazugeben, noch 3 Minuten unter Rühren braten. Stärkemehl mit Gemüsebrühe anrühren, zugeben und 1 Minute kochen. Zum Nachtisch eine Banane.

Brokkoli enthält wie fast alle anderen Kohlarten relativ viel Folsäure. Folsäure spielt im Zellstoffwechsel eine große Rolle. Sie wird vor allem für die Zellteilung und die Bildung von roten Blutkörperchen benötigt.

Abendessen

Sojakeime mit Stangensellerie (ca. 470 kcal)

120 g Sojakeime (Konserve oder frisch) • 1 Stangensellerie • 1/2 Zwiebel • Ingwerpulver • 1 EL Olivenöl (statt Erdnußöl) • etwas Stärke oder Saucenbinder • 1 Scheibe Graubrot • 1 Pfirsich

Sojakeime waschen bzw. abtropfen lassen, Selleriestaude in hübsche, schräge Stücke von 2 bis 3 cm schneiden. Zwiebelwürfel mit dem Ingwer in die geölte, erhitzte Pfanne geben, Bohnenkeime und Selleriechips dazu, unter Rühren 3 Minuten braten. Mit Stärke und etwas Gemüsebrühe binden, mit Zucker, Salz und Sojasauce abschmecken. Dann gibt es zum Abschluß etwas typisch Chinesisches: den Pfirsich.

Samstag, der amerikanische Tag

Frühstück

200 g Frischkornbrei (halb mit Wasser, halb mit Milch kurz aufkochen, 5 Minuten quellen lassen) • 150 g Früchte der Saison • 2 Tassen Kräutertee (ca. 370 kcal)

Mittagessen

Boston baked Beans (gebackene Bohnen; ca. 700 kcal)

100 g getrocknete Bohnen (weiß, rot oder marmoriert) • 1 Zwiebel etwas flüssiger Süßstoff • 1 EL Rübensirup (oder Ahornsirup) • 1 TL Senfpulver • 50 g magerer Speck • 2 Tomaten • 1 grüne Paprikaschote • Essig, wenig Öl • 2 Scheiben Vollkorntoast

Bohnen über Nacht einweichen, in dem Einweichwasser aufsetzen und mit dem kleingewürfelten Speck weich kochen (1/2 Stunden, je nach Alter etwas länger). Die halbe Portion in eine passende Auflaufform füllen, die in dünne Scheiben geschnittene Zwiebel, in heißem Wasser aufgelösten Sirup, Flüssigsüßstoff (nach Geschmack) und Senfpulver (oder 1 EL fertiger Senf) darüber, bis die Bohnen knapp bedeckt sind. Das Gericht soll nach dem ursprünglichen Rezept, ähnlich wie das französische Cassoulet, 5 bis 8 Stunden zugedeckt im 200 °C heißen Ofen backen (in eiligen Fällen reichen auch 2 Stunden). Für die letzte Viertelstunde den Deckel zum Überbräunen abnehmen. Servieren Sie dazu Tomaten-Paprika-Salat und Toast.

Abendessen

Waldorf-Salat (ca. 530 kcal)

2 Birnen (oder Äpfel) • 1/2 Stangensellerie • 50 g geraspelte Sellerieknolle • 40 g gehackte Walnüsse • Saft von 1 Zitrone • 2 Scheiben Vollkorntoast

Birnen (bzw. Äpfel) schälen und würfeln, sofort mit dem Zitronensaft beträufeln, sonst werden sie braun. Stangensellerie in feine Scheibchen schneiden, geraspelte Sellerieknolle und gehackte Walnüsse unter die Birnenwürfel mischen, mit flüssigem Süßstoff süßen, kalt stellen bis zum Servieren. Den Toast gibt es dazu.

Köche des berühmten Waldorf-Hotels in New York erfanden diesen Gaumenkitzel für den Hotelbegründer Johann Jakob Astor, der aus Waldorf bei Heidelberg stammte.

Sonntag, der französische Tag

Frühstück

1 Scheibe Vollkornbrot • 10 g Margarine, halbfett • 1 hartgekochtes Ei • 1 Apfel • 3 Tassen Schwarztee (ca. 410 kcal)

Das Ei in Scheiben schneiden, das Margarinebrot damit belegen.

Mittagessen

Wirsingkartoffeln à la Saint Fleur (ca. 510 kcal)

200 g Kartoffeln • 150 g Wirsing • 1/2 Zwiebel • 1 Knoblauchzehe • 60 g Schweinefilet • Pfeffer, Salz • 1 EL geriebener Käse • wenig Öl • 1/4 Honigmelone

Den Wirsing in Streifen schneiden, Kartoffeln schälen und in Scheiben schneiden, Zwiebel würfeln. Wirsing, gepreßten Knoblauch und Zwiebeln in dem Öl andünsten, bis der Wirsing geschmeidig ist. Dann abwechselnd Wirsing und Kartoffeln in Auflaufform geben, dazwischen die Filetscheibchen, lagenweise würzen, obendrauf den Reibekäse streuen. 1/4 l Gemüsebrühe darüber gießen, 1 Stunde bei 180 °C im Ofen backen. Die Honigmelone ist ein süß-sanfter Abschluß dieses kräftig schmeckenden Gerichtes.

Abendessen

Salat Niçoise (ca. 490 kcal)

1/2 grüne, 1/2 rote Paprikaschote • 2 Tomaten • 3–4 grüne Salatblätter • 5 Radieschen • 8 schwarze Oliven • 1 Sardellenfilet • 1/2 hartgekochtes Ei • Essig oder Zitronensaft, Öl • Salz • weißer Pfeffer • 100 g Baguette • 1 Kiwi

Auf dieses Gericht trifft der alte Spruch »Das Auge ißt immer mit« besonders zu:

Salatschüssel mit den gewaschenen grünen Salatblättern auslegen. Dann Paprika in kurze Streifen schneiden, Tomaten je nach Größe vierteln oder achteln, auf den Salatblättern dekorativ anrichten, mit den in Scheiben geschnittenen Radieschen und den schwarzen Oliven garnieren. Sardellenfilet mit Essig (Zitronensaft) und Öl zur Sauce verreiben (wer keine Sardellen mag, begnügt sich mit einer einfachen Sauce Vinaigrette) und über den Salat gießen. Als letzte Garnierung kommt das in Scheiben geschnittene Ei dazu. Zu diesem Salat gehört einfach ein Stück Baguette. Die Kiwi ergänzt als Nachspeise den hohen Vitamingehalt.

3. WOCHE

Montag, der Wurzelgemüsetag

Frühstück

1 Scheibe Vollkornbrot (80 g) • 50 g Radieschen • 80 g Tomate • 10 g Margarine, halbfett • 2 Tassen Kräutertee (ca. 300 kcal)

Mittagessen

Schwarzwurzeln mit Hühnerbrüstchen (ca. 285 kcal)

150 g Schwarzwurzeln (frisch oder aus der Dose) • 100 g Pellkartoffeln • 60 g Hühnerbrust • Zitronensaft • 1/4 l helle Sauce • 1 Birne

Schwarzwurzeln in wenig Salzwasser 20 bis 30 Minuten garen. Die aus der Dose sind schon weich, sollten also nur ganz kurz in heißem Wasser erhitzt werden.
In einem geräumigen Topf helle Sauce herstellen, die kleingeschnittene Hühnerbrust darin 4 Minuten gar ziehen lassen. Pellkartoffeln und Schwarzwurzeln dazugeben und gut warm werden lassen. Mit Zitronensaft, weißem Pfeffer und etwas Muskat abschmecken. Die Birne bildet den Nachtisch.

> Nicht nur wegen der viel kürzeren Garzeiten, sondern auch wegen der schonenden Behandlung der Vitamine ist der Dampfkochtopf besonders für die Zubereitung von bestimmten Gemüsesorten geeignet.

Abendessen
Möhrenauflauf (ca. 450 kcal)
200 g Möhren • 1 Ei • 1 Prise Muskat • Salz, weißer Pfeffer • 1 Sträußchen Petersilie • 1/2 Zwiebel • 2 EL Walnüsse, gerieben • 1/8 l Milch • 1/4 Honigmelone

Möhren raffeln (am besten mit der Küchenmaschine), mit geschlagenem Ei, Milch, Gewürzen und Nüssen vermischen. In den ungelochten Einsatz des Dampftopfes oder in die Auflaufform für Wasserbad füllen. Im Dampftopf 8 Minuten, im Wasserbad 30 bis 40 Minuten garen. Mit der frischgehackten Petersilie bestreuen und servieren. Die Honigmelone bildet den Nachtisch.

Dienstag, der Kichererbsentag

Frühstück
4 EL Haferflocken • 80 g Milch • 80 g Wasser • 60 g Erdbeeren (oder andere Beeren) • 2 Tassen Kräutertee (ca. 280 kcal)

Die Haferflocken mit einer Prise Salz, der Milch und dem Wasser aufkochen, 5 Minuten ausquellen lassen, nach Bedarf mit Süßstoff süßen. Die Erdbeeren geschnitten untermischen.

Mittagessen
Kichererbsenreis mit Tofu (ca. 460 kcal)
100 g Kichererbsen (Dose) • 120 g Naturreis, gekocht (= 35 g roh) • 1/2 l Gemüsebrühe • 1 TL Oregano • Salz, schwarzer Pfeffer • 2 Tomaten • 1 EL Stärke • 1 Naturjoghurt mit Früchten

Kichererbsen aus der Dose haben den Vorteil, daß sie schon gegart sind. Die Stärke in dem kalten Wasser für die Gemüsebrühe anrühren, mit dem Brühwürfel heiß (aber nicht kochend) werden lassen. Gekochten Reis und Kichererbsen in einer Kasserolle vermischen, Gemüsebrühe und die Hälfte des Oregano darunter ziehen, im Ofen 30 Minuten zugedeckt bei mittlerer Hitze bakken. Die beiden Tomaten in Scheiben schneiden, mit Essig, Olivenöl und dem Rest vom Oregano anmachen. Heute ist Joghurt der Nachtisch.
Aus Kichererbsen läßt sich – vermischt mit einer Packung passierter Tomaten und etwas Gemüsebrühe – auch eine hervorragende Suppe herstellen.

Abendessen
Auberginen mit Kichererbsen (ca. 450 kcal)
120 g Kichererbsen (Dose) • 150 g Auberginen • 1 Zwiebel • 3 Tomaten • 1 EL Olivenöl • Pfeffer, Salz, Kreuzkümmel (Cumin) • 1 Scheibe Roggenbrot • 1 Feige, frisch (oder 2 getrocknete)

Kichererbsen im Sieb gut abwaschen, Backofen auf 200 °C vorheizen. Auberginen würfeln, in einer Pfanne mit den geschnittenen Zwiebeln in wenig Öl 5 Minuten unter Rühren braten. Kichererbsen in einen Kochtopf füllen, der auch für das Rohr geeignet ist. Falls vom Mittagessen Reis übrig ist, hinzufügen. Auberginen-Zwiebel-Gemisch darüber geben, würzen, mit Tomatenscheiben abdecken, etwas Wasser ($^1/_8$ bis $^1/_4$ l) dazugeben. Auf der Herdplatte zum Kochen bringen, dann zugedeckt im vorgewärmten Rohr 40 Minuten weich werden lassen. Dazu wird das Brot gereicht. Hinterher eine frische oder zwei getrocknete Feigen.

Mittwoch, der Sauerkrauttag

Frühstück

2 Scheiben Graubrot (90 g) • 30 g Chesterhalbfettkäse • 1 Pfirsich • 1/4 Ananas, frisch • 2 Tassen Kräutertee (ca. 370 kcal)

Mittagessen

Sauerkraut mit weißen Bohnen (ca. 390 kcal)

200 g Sauerkraut • 120 g Bohnen (Dose) • 1/2 Zwiebel • Kümmel, gemahlen • Salz, Pfeffer • 1 Apfel

Gewürfelte Zwiebel in etwas Öl kurz anbraten. Kraut und Bohnen in einen Topf schichten, Zwiebel darüber, würzen, umrühren, aufkochen und 15 Minuten garen lassen. Dazu gibt es ein Vollkornbrötchen, als Nachtisch einen Apfel.
An diesem Tag tun Sie vor allem Ihrem Darm etwas Gutes. Sie sollten aber darauf achten, daß Sie das Sauerkraut ausreichend kauen.

Abendessen

Sauerkrautsalat mit Würstchen und Schwarzbrot (ca. 600 kcal)

200 g rohes Sauerkraut • 1 fettarmes Würstchen • 1 EL Olivenöl • 1/2 Zwiebel • 1 Prise Pfeffer • etwas flüssiger Süßstoff • 1 Scheibe Schwarzbrot • 1 Apfel

Das Würstchen in feine Scheiben schneiden, mit dem Öl, der gewürfelten Zwiebel und den Würzstoffen unter das Kraut mischen – fertig. Den Apfel können Sie als Nachtisch essen oder auch kleinschneiden und in den Salat mischen. Essig zum Anmachen brauchen Sie nicht, das Kraut ist sauer genug.

Donnerstag, der Reistag

Frühstück

1 Scheibe Vollkornbrot • 10 g Margarine, halbfett • 1 hartgekochtes Ei • 1 Apfel • 3 Tassen Schwarztee (ca. 410 kcal)

Das Ei in Scheiben schneiden, das Margarinebrot damit belegen.

Mittagessen

Reis mit Champignons (ca. 320 kcal)

50 g roher Reis (für Mittag- und Abendessen nehmen Sie die doppelte Menge) • etwas Öl • 50 g Zwiebeln • doppelt soviel Wasser oder Gemüsebrühe wie Reis • Salz • 100 g Champignons • ½ Salatgurke • Essig, Öl • 80 g Beeren (tiefgekühlt oder frisch)

Gehackte Zwiebeln im Öl anrösten, Reis dazugeben, rösten, bis er glasig ist. Dann mit heißer Flüssigkeit auffüllen, nach Bedarf würzen, 25 Minuten ziehen lassen, Portion für das Abendessen wegnehmen. Dann kommen die blättrig geschnittenen Champignons dazu. Vorsichtig umrühren. Noch 10 Minuten garen lassen.
Die Gurke hobeln (ungeschält hat sie, wenn nicht bitter, wertvolle Bestandteile) und anmachen. Die Beeren (falls zu sauer, mit flüssigem Süßstoff würzen) bilden den Nachtisch.

Abendessen

Bratreis mit Schinken (ca. 455 kcal)

180 g gekochter Reis • 60 g magerer gekochter Schinken • ½ Zwiebel • 2 EL Sojasauce • je 1 Prise Salz, Pfeffer • 1 EL Olivenöl • 1 EL Stärkemehl • 2 Mandarinen

Zwiebeln und Schinken im Öl anbraten, den Reis mit dem in kaltem Wasser angerührten Stärkemehl vermischen und glattrühren. Dann zu Zwiebeln und Schinken in die Pfanne geben, noch 3 Minuten unter Rühren durchbraten. 2 EL Sojasauce dazugeben. Die Mandarinen ergänzen das Mahl.

Freitag, der Kartoffeltag

Frühstück

1 Scheibe Pumpernickel (45 g) • 30 g Frischkäse, halbfett mit Kräutern • 1 Kiwi • 1 Orange • 2 Tassen beliebiger Kräutertee (ca. 350 kcal)

Mittagessen

Kartoffelgulasch mit Zitrone (ca. 450 kcal)

60 g Zwiebeln • 1 EL Olivenöl • 1 TL Paprika, edelsüß • 2–3 Streifchen Zitronenschale • Saft von $1/2$ Zitrone • $1/8$ l Gemüsebrühe • $1/4$ Ananas

Am besten setzen Sie gleich ein Kilogramm Pellkartoffeln auf, sie verbrauchen sie rasch.

Für das Kartoffelgulasch brauchen Sie 200 g der Pellkartoffeln (den Rest stellen Sie zugedeckt – so lassen sie sich später besser schälen – und kühl, aber nicht in den Kühlschrank). Kartoffeln pellen, in Würfel schneiden, die Zwiebeln würfeln und kurz im Öl anbräunen, etwas Gemüsebrühe dazugeben, kleingeschnittene Zitronenschale, Gewürze, Zitronensaft und die Kartoffelwürfel daruntermischen. 30 Minuten bei sanfter Hitze ziehen lassen. Notfalls mit Saucenbinder sämig machen.

Abendessen

Garnierter Kartoffelsalat (ca. 470 kcal)

200 g Pellkartoffeln • 2 Tomaten • 1 Stück Salatgurke • $1/2$ gelbe Paprikaschote • $1/2$ gekochtes Ei • einige Salatblätter • 1 EL Leinöl • 2 EL Essig • $1/8$ l Gemüsebrühe • 1 TL Salz • 1 Prise Rosamarin oder Majoran • Pfeffer • $1/4$ Ananas

Kartoffeln schälen und in dünne Scheiben schneiden. Tomaten und Gurke in dicke Scheiben, Paprika in Streifen schneiden. Kartoffelscheiben mit Rosmarin, Pfeffer und Salz würzen, mit heißer Gemüsebrühe übergießen, Essig und Öl dazugeben, gut mischen und 10 Minuten ziehen lassen. In der Schüssel auf den geputzten und gewaschenen Salatblättern anrichten. Garnieren mit Tomaten, Gurken, Paprikastreifen und dem in Scheiben geschnittenen halben Ei. Die Ananas versüßt abschließend den Abend.

Samstag, der Pilztag

Frühstück

200 g Obstsalat (je nach Saison, z.B. den Rest der gestrigen Ananas, mit flüssigem Süßstoff süßen) • 1 Scheibe Vollkornbrot oder 1 Vollkornbrötchen • 2 Tassen Kräutertee (ca. 400 kcal)

Mittagessen

Försterpfanne (ca. 530 kcal)

200 g Steinpilze (auch Mischpilze, Pfifferlinge, Rotkappen, Birkenpilze, Maronen etc.) • 80 g mageres Rinderhack • 1 EL Olivenöl • Rosmarin, Salz, Pfeffer, Zwiebel • 1 Scheibe Roggenbrot (oder Restkartoffeln vom Vortag in Scheiben schneiden, mit etwas Rosmarinpulver in wenig Öl braten) • 1 Diätjoghurt mit Früchten

Pilze putzen, blättrig schneiden, in der Pfanne mit Öl 5 Minuten anschmoren, dann die Zwiebel dazu, das Hackfleisch und die Gewürze. 10 Minuten unter Rühren braten (bis die Flüssigkeit verdampft ist). Sofort mit Brot servieren. Zum Abschluß den Joghurt.
Pilze, vor allem Mischpilze, sollten Sie nicht wieder erwärmen, da dabei schädliche Stoffe entstehen können.

Abendessen

Wiener Pilzpfannkuchen (ca. 510 kcal)
120 g Champignons (auch andere Pilze) • 1 Ei • 3–4 EL Vollkornmehl • 1/8 l Milch • 1 EL Butter oder Margarine • gehackte Petersilie • Pfeffer, Salz • 1/4 Salatgurke • 1/2 Paprikaschote • Zitronensaft • Öl

Ei mit Milch verquirlen, Vollkornmehl und Gewürze hineinrühren (soll einen fast flüssigen Teig ergeben). Pilze mit Fett von allen Seiten kurz braten (3 bis 4 Minuten), Teig darübergießen, auf jeder Seite 3 Minuten backen. Aus Gurke und Paprika Salat zubereiten.

Sonntag, der Hähnchentag

Frühstück

200 g Obstsalat (je nach Saison) • 1 Scheibe Vollkornbrot oder 1 Vollkornbrötchen • 2 Tassen Kräutertee (ca. 400 kcal)

Mittagessen

Hähnchenbrust Languedoc mit Bandnudeln (ca. 550 kcal)
1 Hähnchenbrust • 3 Tomaten • 50 g Pilze (Steinpilze, Champignons) • 100 g Auberginen • Salz, Pfeffer • 1 EL Olivenöl • 1/8 l Gemüsebrühe • 100 g Bandnudeln (roh) • 1/2 Grapefruit

Sollten Sie vom Freitag noch Kartoffeln übrig haben, so können Sie selbstverständlich diese statt der Nudeln verwenden. Hähnchenbrust in Streifen schneiden, salzen, pfeffern. Auberginen in Scheiben, Pilze in Blättchen schneiden, Tomaten achteln. Pilze, Tomaten und Auberginen im Öl anbraten, Gemüsebrühe und Hähnchenstreifen dazugeben, 12 bis 15 Minuten garen lassen. Eventuell mit Saucenbinder etwas andicken. Nudeln gar kochen, heiß mit dem Gemüse-Hähnchen-Ragout übergießen. Die Grapefruit erfrischt als Nachtisch.

Abendessen

Huhn mit Reis und Paprika (ca. 420 kcal)

80 g Hähnchenbrust • 50 g Reis (roh) • 50 g Zwiebeln • 100 g Paprikaschote • 5–8 Champignonköpfe • 1 EL Olivenöl • Salz, weißer Pfeffer • 1/2 TL Safran (oder 1 TL Kurkuma = Gelbwurz) • 80 g Kopf- oder Eissalat • Essig, Öl

Gehackte Zwiebeln und in Streifen geschnittene Paprikaschoten im Öl in einer Pfanne anbraten, Reis, Safran und Salz und ca. 1/4 l Gemüsebrühe dazu, bei geringer Hitze 1/2 Stunde gar ziehen lassen. Die Hähnchenbrust pfeffern und salzen.
Kurz bevor der Reis gar ist, grillen oder am Stück in der Pfanne braten. Das Fleisch macht mengenmäßig nicht viel her, schmeckt aber gut. Dazu gibt es eine Portion Kopfsalat.

4. WOCHE

Montag, der Ananastag

Frühstück

2 Scheiben Graubrot (90 g) • 30 g Chesterhalbfettkäse • 1 Pfirsich • 1/4 Ananas, frisch • 2 Tassen Kräutertee (ca. 370 kcal)

Mittagessen

Haferflockensuppe, überbackener Blumenkohl mit Kartoffelbrei (ca. 500 kcal)

200 g Blumenkohl • 1/2 Würfel Gemüsebrühe • 2 EL Haferflokken • 1 Scheibe (ca. 25 g) Käse • 100 g Kartoffelbrei • 1/4 Ananas, frisch • 1/2 TL Salz

Blumenkohl in ca. 20 Minuten in wenig Salzwasser bißfest dünsten. Das Blumenkohlwasser auf einen 1/4 l auffüllen, 1/2 Würfel Gemüsebrühe darin auflösen, Haferflocken (kernig) darin aufkochen.

Inzwischen den Blumenkohl mit einer Scheibe Gouda, Edamer oder Emmentaler (ca. 25 g) im Rohr oder in der Mikrowelle überbacken. Kartoffelbrei ist frisch zubereitet am besten – am praktischsten und schönsten dosierbar ist solcher aus der Fertigpackung. Sparen Sie aber mit Fett!

Abendessen

Kartoffelpfanne mit Putenbrust (ca. 490 kcal)

200 g Pellkartoffeln • 1/2 Zwiebel • 80 g Putenbrust • 1/2 EL Olivenöl • 1 Prise Rosmarin, gemahlen • 2 Gewürzgurken • 2 Tassen Pfefferminztee • 1/4 Ananas, frisch

Kartoffeln dünn scheibeln, Zwiebel in feine Ringe schneiden. Zuerst die Zwiebel für 5 Minuten in die geölte Pfanne, dann die Kartoffeln mit dem Rosmarin und etwas Salz. Nach 10 Minuten hauchdünn geschnittene Putenbrust hinzugeben, unter Rühren 5 Minuten braten. Geben Sie auf den Teller die Gewürzgurken dazu. Als Nachtisch nochmals Ananas: Das bringt Enzyme!

Frische Ananas teilen Sie am besten, indem Sie den Stielansatz abschneiden, die Frucht dann der Länge nach vierteln, sechsteln oder achteln. Danach den holzigen Mittelstrunk herausschneiden, das Fruchtfleisch vorsichtig von der Schale lösen. Wenn Sie es darauf liegenlassen und quer in etwa fingerdicke Stücke schneiden, ist die Ananas ein geradezu poetischer Anblick und Genuß.

Dienstag, der Auflauftag

Frühstück

200 g Obstsalat (je nach Saison, mit flüssigem Süßstoff süßen) • 1 Scheibe Vollkornbrot oder 1 Vollkornbrötchen • 2 Tassen Kräutertee (ca. 400 kcal)

Mittagessen

Brokkoli-Kartoffel-Auflauf (ca. 600 kcal)

120 g Pellkartoffeln • 100 g gedünsteter Brokkoli • 100 g gedünstete Möhren • 1 Ei • 40 ml Milch • 1/2 Grapefruit

Brokkoli-Kartoffel-Auflauf ist eine schnelle Delikatesse. Wichtigste Regel: Die Zutaten müssen möglichst frisch sein, dann schmeckt's am besten.
Brokkoli und in handliche Streifen geschnittene Möhren gemeinsam 10 Minuten dünsten. Pellkartoffeln schälen, in Scheiben schneiden. Das Kochwasser der Gemüse mit der Milch mischen, das Ei darin verrühren, salzen, pfeffern. Abwechselnd Kartoffelscheiben und Gemüse in eine Auflaufform geben, Eiermilch darüber gießen und 20 Minuten im Rohr überbakken. Falls das Ei noch nicht fest ist, 5 oder 10 Minuten dazugeben. Die Grapefruit ist der Nachtisch.

Abendessen

Barsch in Alufolie mit Petersilienkartoffeln (ca. 520 kcal)

100 g Gold- oder Rotbarsch • 200 g Pellkartoffeln • 20 g Petersilie • Saft von 1 Zitrone • 80 g Champignons • 1 Feige, frisch

Das Filet mit etwas Zitronensaft beträufeln, leicht salzen und pfeffern, mit einem Teil der gehackten Petersilie bestreuen, locker in Folie packen, aber den Falz gut zukneifen. Für 15 Minuten in das gut vorgeheizte Backrohr geben. Kleine Pellkartoffeln kochen, schälen, halbieren, in einer Pfanne mit wenig Leinöl kurz schwenken, dabei den Rest der Petersilie zugeben. Champignons mit dem Rest des Zitronensaftes und etwas Wasser aufkochen, eine Prise weißen Pfeffer und Salz dazu, mit 1 EL in Wasser angerührtem Mehl auffüllen und einige Minuten bei schwacher Hitze durchkochen lassen. Zum Nachtisch belohnen Sie sich mit der dekorativ in Viertel geschnittenen Feige.

Mittwoch, der Zwiebeltag

Frühstück

1 Scheibe Vollkornbrot • 10 g Margarine, halbfett • 1 hartgekochtes Ei • 1 Apfel • 3 Tassen Schwarztee (ca.410 kcal)

Das Ei in Scheiben schneiden, das Margarinebrot damit belegen.

Mittagessen

Zwiebelsuppe, Kartoffelomelette mit Ratatouille, Apfelsalat (ca. 620 kcal)

2 schöne Zwiebeln • etwas Öl (Oliven-, Lein- oder Distelöl) • 1/4 l Gemüsebrühe • je 1/2 grüne, rote und gelbe Parikaschote • 1/2 Aubergine • 1/2 Zucchini • 1 Tomate • 1 Zwiebel • 120 g Pellkartoffeln • 1 Prise Majoran • etwas Provencegewürz • 1 Apfel • Saft von 1 Zitrone

Zwiebeln halbieren, in feine Scheiben schneiden, mit etwas Öl im Suppentopf erhitzen, bis sie schön glasig sind. Mit der Gemüsebrühe aufgießen, 12 bis 15 Minuten köcheln lassen. Für die Ratatouille die Paprika, Aubergine, Zucchini und Tomate kleinschneiden, mit dem Provencegewürz, etwas weißem Pfeffer und Salz würzen. In 15 Minuten in wenig Wasser gar dünsten. Wer mag, kann die Ratatouille binden, aber originaler ist sie suppig.
Für das Omelett die Kartoffeln in feine Scheiben schneiden, mit Majoran und etwas Salz würzen. Das Ei mit der Milch verrühren, über die Kartoffeln gießen, gleichmäßig verteilen und 5 Minuten zugedeckt braten lassen. Dann wenden und nochmals 3 Minuten garen. Der Apfelsalat ist fix gemacht: Apfel waschen, mit Schale (wegen des Pektins) kleinschneiden, Gehäuse vorher entfernen. Saft der Zitrone und etwas flüssigen Süßstoff dazu, mischen, genießen.

Abendessen

Spaghetti mit Tomaten-Zwiebel-Sauce (ca. 340 kcal)

300 g Spaghetti, gekocht (= ca. 100 g roh) • 2 Tomaten • 2 Zwiebeln • 1/2 Döschen Tomatenmark • 100 g Salatgurke • 100 g Rettich • 1 EL Reibekäse (z.B. Parmesan) • 1 Birne

Mit diesem Essen bereiten Sie Ihren Kindern auf alle Fälle eine Freude. Frisch zubereitete Tomatensauce schmeckt natürlich besser als die Sauce aus der Packung.
Für die Sauce Tomaten vierteln, Zwiebeln in Ringe schneiden, in wenig Öl andünsten, mit 1/4 l Wasser 15 Minuten weiterdünsten. Tomatenmark darunterziehen, mit 2 TL Oregano, Pfeffer, Salz und eventuell etwas Cayennepfeffer abschmekken, noch 5 Minuten ziehen lassen.
Salatgurke und Rettich gleichermaßen raffeln (auf einer groben Reibe), so ist beides bekömmlicher. Mit Essig und Öl, frischen Kräutern wie Borretsch oder Schnittlauch und etwas Pfeffer anmachen. Die Spaghetti frisch kochen, Bißfestigkeit prüfen, abgießen und sofort servieren. Sauce und Käse drüber, guten Appetit! Hinterher kommt noch die Birne.

Donnerstag, der deftige Tag

Frühstück

1 Scheibe Vollkornbrot (80 g) • 50 g Radieschen • 80 g Tomate • 10 g Margarine, halbfett • 2 Tassen Kräutertee (ca. 300 kcal)

Mittagessen

Weiße Bohnen mit Lachsschinken (ca. 520 kcal)

180 g weiße Bohnen, gegart • 50 g Lachsschinken (ohne Speckrand) • 1 Vollkornbrötchen • 125 g Mirabellen (frisch oder tiefgekühlt)

Über Nacht eingeweichte Bohnen mit dem in kleine Würfel geschnittenen Lachsschinken und etwas Rosmarin, Thymian und

Majoran etwa für 2 Stunden kochen. Essen Sie zu dieser dicken Suppe das Vollkornbrötchen – und wenn Sie noch können, hinterher die Mirabellen als Nachtisch. Bohnen aus der Dose haben weniger Mineralstoffe, sind aber schon vorgegart.

Abendessen

Rettich mit Butterbrot (ca. 370 kcal)

150 g Rettich (oder Radieschen) • 1 Scheibe Vollkornbrot • 1 Scheibe Roggenbrot • 20 g Butter

Schneiden Sie den Rettich in dünne Scheiben. Wenn Sie können, machen Sie den kunstvollen Korkenzieherschnitt, seien Sie aber vorsichtig mit Salz. Das Salz hemmt nur die entwässernde Wirkung. Butterbrot dazu – das Einfachste ist wirklich oft das Beste.

Freitag, der Reis-Nudel-Tag

Frühstück

200 g Obstsalat • 1 Scheibe Vollkornbrot oder 1 Vollkornbrötchen • 2 Tassen Kräutertee (ca. 400 kcal)

Mittagessen

Gemüsesuppe, Steinpilze mit Tomaten (ca. 560 kcal)

80 g tiefgekühltes Suppengemüse • 1/4 l Gemüsebrühe • 60 g Steinpilze (oder Champignons) • 2 kleine Tomaten • 35 g Naturreis • 50 g Endiviensalat • 20 g Schnittlauch • 10 g Petersilie • 1 Orange

Als erstes den Reis mit ca. der zweieinhalbfachen Wassermenge und einer Prise Salz aufkochen, dann 30 Minuten bei sanfter Hitze quellen lassen. Wenn Sie die doppelte Menge Reis kochen, haben Sie gleich die Grundlage für Ihr morgiges Mittagessen. Setzen Sie das Suppengemüse mit der Gemüse-

brühe (Würfel) auf, und lassen Sie es 10 bis 12 Minuten köcheln. Die in feine Scheibchen geschnittenen Steinpilze mit den in Würfel geschnittenen Tomaten, etwas Pfeffer und Salz mit etwas Olivenöl in der Pfanne anbraten, dann Deckel drauf und 20 Minuten garen lassen.
Den Endiviensalat in feine Streifen schneiden, waschen, mit frischem Zitronensaft und etwas Leinöl anmachen.

Abendessen
Nudelauflauf mit Blattspinat (ca. 440 kcal)
200 g Nudeln, gekocht (Bandnudeln, Spaghetti, Spiralen) • 70 g Blattspinat • 1 Päckchen weiße Sauce (1/4 l) • 1/8 l Milch • 1/8 l Wasser • Muskat, Pfeffer, Salz • 70 g Salatgurke • ein paar Stengel Borretsch (oder Petersilie oder Schnittlauch) • 1 Banane

Kalte gekochte Nudeln abwechselnd mit dem Blattspinat in eine passende Kasserolle einfüllen, leicht mit Pfeffer, Salz, Muskat bestäuben; weiße Sauce im Gemisch aus Milch und Wasser anrühren, über Nudeln und Spinat gießen, im Ofen 30 Minuten bei 175 °C backen. Inzwischen Gurke hobeln, mit Essig-Öl-Marinade und den Kräutern mischen, ziehen lassen. Die Banane gibt's als Betthupferl hinterher.

Samstag, der Brotzeittag

Frühstück
1 Scheibe Pumpernickel (45 g) • 30 g Frischkäse, halbfett mit Kräutern • 1 Kiwi • 1 Orange • 2 Tassen Kräutertee (ca. 350 kcal)

Mittagessen
Bean-Burger mit Salatschüssel (ca. 560 kcal)
100 g abgetropfte, weiße Bohnen (Dose) • 2 EL Weizenschrot (oder Dinkel) • etwas Semmelbrösel • Saft von 1 Zitrone • 1 Knoblauchzehe • 1 TL Kreuzkümmel (Cumin) • Salz, Ca-

yenne-, schwarzer Pfeffer • etwas Petersilie • 200 g Frischsalate der Saison • Vollkornbrötchen

Weizenschrot in einer Schüssel mit kaltem Wasser bedecken, 1 Stunde quellen lassen. Restliches Wasser abgießen.
Die Bohnen mit dem Zitronensaft, Knoblauch und den Gewürzen zerdrücken (noch besser in der Küchenmaschine zu einem Püree verarbeiten). Gequollenen Weizenschrot und so viele Semmelbrösel dazumischen, bis ein formbarer Teig entsteht. (Vorsicht bei den Semmelbröseln, sie brauchen eine Weile, bis sie quellen, der Teig kann leicht zu trocken werden!)
Aus diesem Teig flache Frikadellen formen, in der Pfanne beidseitig braun braten. Wie einen Hamburger in die Brötchen klemmen, mit Salatblatt, Gurkenscheibe, Zwiebelringen, eventuell Tabasco (für besonders Scharfe) garnieren.
Damit das Ganze nicht zu trocken wird, Saisonsalate mit Zitrone, wenig Öl und frischen Kräutern anmachen.

Abendessen

Spargeltoast mit Sellerie-Apfel-Salat (ca. 460 kcal)

2 Scheiben Vollkorntoast • 10 Stangen Spargel aus der Dose • 2 dünne Scheiben Edamer, Dreiviertelfettstufe (insgesamt 50 g) • etwas Schnittlauch • 100 g Sellerie • Saft von 1/2 Zitrone • 1/2 Apfel

Sellerie waschen, bürsten, Stielansatz und Wurzelenden abschneiden und schälen. In einem Topf mit etwas Wasser und 2 TL Zitronensaft 15 Minuten lang kochen. Wenn sich der Sellerie leicht mit einer Gabel oder Nadel einstechen läßt, ist er gar. (Den rohen Rest der Knolle können Sie für den Gemüse-Pichelsteiner am Sonntag aufheben.)
Gegarten Sellerie und Apfel in kleine Stifte schneiden, mit dem Rest Zitronensaft, einer Prise weißem Pfeffer, etwas flüssigem Süßstoff anmachen.
Während der Sellerie kocht, können Sie schon die Toasts vor-

bereiten: Spargelstangen aus der Dose gut abtropfen lassen, auf die Toasts legen, gehackten Schnittlauch darüberstreuen, die Scheibe Edamer darauf – und kurz im Ofen, im Tischgrill oder in der Mikrowelle überbacken. Dazu gibt's den Sellerie-Apfel-Salat.

Sonntag, der Obst-Gemüse-Tag

Frühstück

4 EL Haferflocken • 80 g Milch • 80 g Wasser • 60 g Erdbeeren (oder andere Beeren) • 2 Tassen Kräutertee (ca. 280 kcal)

Die Haferflocken mit einer Prise Salz, der Milch und dem Wasser aufkochen, 5 Minuten ausquellen lassen, nach Bedarf mit Süßstoff süßen. Die Erdbeeren geschnitten untermischen.

Mittagessen

Gemüse-Pichelsteiner mit Speck (ca. 640 kcal)

50 g Weißkraut • 50 g Möhren • 50 g Sellerie • 50 g Zwiebeln • 100 g Kartoffeln • 40 g magerer Speck • Salz, weißer Pfeffer • Petersilie • Muskat • 1 Lorbeerblatt • 1/4 l Gemüsebrühe • 1 Joghurt, fettarm mit Früchten

Schneiden Sie Kraut, Möhren, Zwiebeln, Sellerie in Stückchen von 1 bis 2 cm (nicht in Scheiben!). Sie würzen mit dem in kleine Würfelchen geschnittenen Speck, Salz, Petersilie, Pfeffer und Muskat, mischen das Ganze, übergießen es mit der Gemüsebrühe. Sie können den Topf auf dem Herd oder im Backrohr knapp 1 Stunde sanft kochen lassen. Dann geben Sie die in Scheiben geschnittenen, dünn geschälten Kartoffeln obendrauf und lassen es nochmals 30 Minuten gar werden. Der Joghurt rundet als Nachtisch dieses Basenessen ab.

Abendessen
Butterbrot mit Obst (ca. 620 kcal)
1 Scheibe Vollkornbrot • 1 Vollkornbrötchen (darf ruhig vom Vortag sein) • 1/2 Apfel • 1 Clementine • 2 Feigen, getrocknet

Das ideale Essen für Menschen, die sich nicht gern viel Arbeit machen: Brot und Brötchen mit der Butter dünn bestreichen. Frisches Obst und die Feigen dazu – fertig. Getrocknete Feigen haben eine stark sättigende und den Darm reinigende Wirkung.

Adressen

Labors, die Analysen nach Sander vornehmen:

Labor Karl O. Glaesel
Am Ergatshauser Hof 1
78467 Konstanz

Laboratorium Dr. Bayer GmbH
Bopserwaldstraße 26
70184 Stuttgart

Im Handel erhältliche Basenpräparate
Acidovert Tabletten
Alkala N Pulver
Basica Pulver/Basica Sport
Basofer N Dragees und Granulat
Basofer forte N Tabletten
Bullrich Salz Tabletten und Pulver
Bullrich Vital Basentabletten und Pulver
Entsäuerungssalz nach Dr. Bösser
Flügge Basenmischung Pulver und Tabletten
Gelum Tropfen
Kaiser Natron Tabletten und Pulver
Metz Aktiv-Kalk Pulver

Neukönigsförder Mineraltabletten
Ottingers Blutsalzkur
Ovocalcin forte
Dragees
Presselin Osmo Pulver
Rebasit Pulver
Stoffwechseldragees Molitor
Uricedin Granulat
Ventracid N Dragees

Literatur

Carper, Jean: Nahrung ist die beste Medizin. Econ Verlag. Düsseldorf 1995

Hellmiß, Margot: Heilfasten nach F. X. Mayr. Südwest Verlag. 6. Auflage, München 1997

Kneipp, Sebastian: So sollt ihr leben. Ehrenwirth Verlag. München 1983

Sander, Friedrich F.: Der Säure-Basen-Haushalt des menschlichen Organismus und sein Zusammenspiel mit dem Kochsalzkreislauf und dem Leberrhythmus. Hippokrates Verlag. Stuttgart 1985

Segger, Gottfried: Latente Azidose – die heimliche Krankheit. HP aktuell 3/1995

Worlitschek, Michael: Der Säure-Basen-Haushalt – Gesund durch Entsäuerung. Karl F. Haug Verlag. Heidelberg 1994

Worlitschek, Michael: Praxis des Säure-Basen-Haushaltes. Karl F. Haug Verlag. Heidelberg 1991

Sachregister

Rezeptregister